全国卫生职业教育康复治疗类应用技能型
人才培养"十三五"规划教材

供康复治疗技术、药学、中药学、中医学、护理等专业使用

中医学基础

主　编　张志明　梁丽英　胡鸿雁

副主编　辛增辉　何　静　唐鼎丰

　　　　　闫凌云　焦　磊

编　委　（以姓氏笔画排序）

朱宝利　乌兰察布医学高等专科学校

闫凌云　鹤壁职业技术学院

江　璇　肇庆医学高等专科学校

许照艳　邢台医学高等专科学校

李春梅　随州职业技术学院

吴建沙　邢台医学高等专科学校

何　静　皖西卫生职业学院

辛增辉　广东岭南职业技术学院

张志明　顺德职业技术学院

赵树理　乌兰察布医学高等专科学校

胡鸿雁　随州职业技术学院

唐鼎丰　鄂州职业大学

梁丽英　邢台医学高等专科学校

焦　磊　邢台医学高等专科学校

廉春雨　周口职业技术学院

U0345141

华中科技大学出版社
http://www.hustp.com
中国·武汉

内 容 简 介

本书是全国卫生职业教育康复治疗类应用技能型人才培养"十三五"规划教材。

本书包括绪论、阴阳五行学说、藏象学说、经络腧穴、中医诊法、辨证、中医防治原则、中医用药技术、针灸推拿技术等内容。本书配套网络增值服务。

本书适合康复治疗技术、药学、中药学、中医学、护理等相关专业以及其他中医爱好者使用。

图书在版编目(CIP)数据

中医学基础/张志明,梁丽英,胡鸿雁主编. —武汉:华中科技大学出版社,2018.7(2025.2重印)
全国卫生职业教育康复治疗类应用技能型人才培养"十三五"规划教材
ISBN 978-7-5680-4289-5

Ⅰ.①中…　Ⅱ.①张…　②梁…　③胡…　Ⅲ.①中医医学基础-高等职业教育-教材
Ⅳ.①R22

中国版本图书馆 CIP 数据核字(2018)第 132761 号

中医学基础　　　　　　　　　　　　　　　　张志明　梁丽英　胡鸿雁　主编
Zhongyixue Jichu

策划编辑：罗　伟
责任编辑：张　琴　罗　伟
封面设计：原色设计
责任校对：张会军
责任监印：周治超
出版发行：华中科技大学出版社(中国·武汉)　　　电话：(027)81321913
　　　　　武汉市东湖新技术开发区华工科技园　　　邮编：430223
录　　排：华中科技大学惠友文印中心
印　　刷：武汉市籍缘印刷厂
开　　本：880mm×1230mm　1/16
印　　张：13.75
字　　数：312 千字
版　　次：2025 年 2 月第 1 版第 7 次印刷
定　　价：48.00 元

全国卫生职业教育康复治疗类
应用技能型人才培养"十三五"规划教材

编委会

网络增值服务使用说明

欢迎使用华中科技大学出版社医学资源服务网 yixue.hustp.com

1.教师使用流程

（1）登录网址：http://yixue.hustp.com （注册时请选择教师用户）

（2）审核通过后，您可以在网站使用以下功能：

管理学生

建立课程　　　　　　　布置作业

下载教学资源　　　　　查询学生学习记录等

教师

2.学员使用流程

建议学员在PC端完成注册、登录、完善个人信息的操作。

（1）PC端学员操作步骤

①登录网址：http://yixue.hustp.com （注册时请选择普通用户）

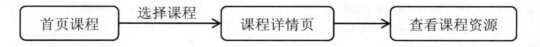

② 查看课程资源

如有学习码，请在个人中心-学习码验证中先验证，再进行操作。

首页课程 → 选择课程 → 课程详情页 → 查看课程资源

（2）手机端扫码操作步骤

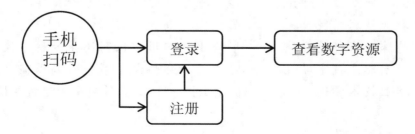

手机扫码 → 登录 → 查看数字资源

注册

随着我国经济的持续发展和教育体系、结构的重大调整,职业教育办学思想、培养目标随之发生了重大变化,人们对职业教育的认识也发生了本质性的转变。我国已将发展职业教育作为重要的国家战略之一,高等职业教育成为高等教育的重要组成部分。作为高等职业教育重要组成部分的高等卫生职业教育也取得了长足的发展,为国家输送了大批高素质技能型、应用型医疗卫生人才。

康复医学现已与保健医学、预防医学、临床医学并列成为现代医学的四大分支之一。现代康复医学在我国发展已有30多年历史,是一个年轻但涉及众多专业的医学学科,在我国虽然起步较晚,但发展很快,势头良好,在维护人民群众身体健康、提高生存质量等方面起到了不可替代的作用。

2017年国务院办公厅发布的《关于深化医教协同进一步推进医学教育改革与发展的意见》中明确指出,高等医学教育必须"坚持质量为上,紧紧围绕人才培养质量要素,深化教育教学改革,注重临床实践能力培养","以基层为重点,以岗位胜任力为核心,围绕各类人才职业发展需求,分层分类制定医学教育指南,遴选开发优质教材"。高等卫生职业教育发展的新形势使得目前使用的教材与新形势下的教学要求不相适应的矛盾日益突出,加强高职高专医学教材建设成为各院校的迫切要求,新一轮教材建设迫在眉睫。

为了更好地顺应我国高等卫生职业教育教学与医疗卫生事业的新形势和新要求,贯彻落实《国家中长期教育改革和发展规划纲要(2011—2020年)》中"以服务为宗旨,以就业为导向"的思想精神,以及国家《职业教育与继续教育2017年工作要点》的要求,充分发挥教材建设在提高人才培养质量中的基础性作用,同时,也为了配合教育部"十三五"规划教材建设,进一步提高教材质量,在认真、细致调研的基础上,在全国卫生职业教育教学指导委员会专家和部分高职高专示范院校领导的指导下,我们组织了全国近 40 所高职高专医药院校的近 200 位老师编写了这套以医教协同为特点的全国卫生职业教育康复治疗类应用技能型人才培养"十三五"规划教材,并得到了参编院校的大力支持。

本套教材充分体现新一轮教学计划的特色,强调以就业为导向、以能力为本位、以岗位需求为标准的原则,按照技能型、服务型高素质劳动者的培养目标,坚持"五性"(思想性、科学性、先进性、启发性、适用性)和"三基"(基本理论、基本知识、基本技能)要求,着重突出以下编写特点:

(1)紧扣最新专业目录、教学计划和教学大纲,科学、规范,具有鲜明的高等卫生职业教育特色。

(2)密切结合最新高等职业教育康复治疗技术专业教育基本标准,紧密围绕执业资格标准和工作岗位需要,与康复治疗师资格考试相衔接。

(3)突出体现"医教协同"的人才培养模式,以及课程建设与教学改革的最新成果。

(4)基础课教材以"必需、够用"为原则,专业课程重点强调"针对性"和"适用性"。

(5)内容体系整体优化,注重相关教材内容的联系和衔接,避免遗漏和不必要的重复。

(6)探索案例式教学方法,倡导主动学习,科学设置章节(学习情境),努力提高教材的趣味性、可读性和简约性。

(7)采用"互联网＋"思维的教材编写理念,增加大量数字资源,构建信息量丰富、学习手段灵活、学习方式多元的立体化教材,实现纸媒教材与富媒体资源的融合。

这套新一轮规划教材得到了各院校的大力支持和高度关注,它将为新时期高等卫生职业教育的发展作出贡献。我们衷心希望这套教材能在相关课程的教学中发挥积极作用,并得到读者的青睐。我们也相信这套教材在使用过程中,通过教学实践的检验和实际问题的解决,能不断得到改进、完善和提高。

**全国卫生职业教育康复治疗类应用技能型人才培养
"十三五"规划教材编写委员会**

前言

随着我国经济的飞速发展,康复医学发展迅速,特别是进入老龄化社会后,各类医疗机构、康复机构、养老机构对康复治疗技术人才的需求日益增加,全国两百余所高职院校开设了以高素质应用技能型人才为培养目标的康复治疗技术专业。

教材作为教学内容的重要载体,是体现人才培养理念的具体方式,必须紧跟课程改革的步伐。"中医学基础"作为康复治疗技术专业的基础课程,是学习中国传统康复技术的理论基础。本教材打破原有教材的编写体例,区别于"本科压缩"模式,体现康复治疗技术专业应用技能型人才培养的理念。具有以下特色:

1. 全书力求突出重点,简明扼要,深入浅出,不但适用于高职康复治疗技术专业,也可供药学、中药学、中医学、护理等医药相关专业,以及其他中医爱好者使用。

2. 编写思路:本教材以培养学生职业能力为核心,首先明确学习任务,再用案例引导,激发学生学习的兴趣,每章内容结束后再对案例进行分析讨论,学以致用,最后每章加上习题便于复习自测。

3. 配套网络增值服务。本教材中的 PPT、视频等数字化资源,主要对书中重点、难点进行解析,或知识拓展,并运用多媒体技术展示,实现"纸数融合"。

本教材由全国 10 所高职院校老师编写完成,历经多次讨论,但由于时间仓促,水平有限,不足之处在所难免。殷切希望同行及读者提出宝贵意见,以利于今后的修订完善。

本教材中方剂组成尽量与原方保持一致,但需关注国家重点保护野生药材的应用,此类药物在临床应用中应灵活处理,不可照搬照抄原方。

编 者

目　录

MULU

绪　论

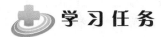

学习任务

1. 掌握中医学理论体系的基本特点。
2. 熟悉中医学理论体系的形成与发展概况。

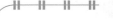

本章课件

中华文明源远流长，中医学作为中华文明的精髓之一，是我们中华民族的瑰宝与骄傲，几千年来为民族的医疗健康事业做出了巨大的贡献。

中医学具有独特的理论体系，概括地说，它是在阴阳学说和五行学说的指导下，以脏腑经络理论为核心，运用整体观和辨证论治进行综合分析来认识疾病和治疗疾病；同时强调养生预防，提倡"不治已病治未病"。

一、中医学理论体系的形成与发展概况

（一）中医学理论体系的形成

中医学理论体系的形成时期是从先秦至汉末。中医学理论体系形成的标志是《黄帝内经》《难经》《神农本草经》《伤寒杂病论》这四大经典著作的出现，它标志着中医学理、法、方、药的学术体系已经建立起来，在人体结构、生理、病因、病机、诊法、辨证、治则、治法、方剂和中药等各个领域都形成了相对完整的理论体系，并为后世的中医学发展奠定了基础。

1.《黄帝内经》 成书于春秋战国至汉末，分为《素问》《灵枢》两个部分，各 9 卷、81 篇。该著作系统地阐述了人体的结构、生理、病因、病理，以及疾病的诊断、预防和养生等问题，在内容上包括藏象、经络、病因、病机、诊法、辨证、治则、针灸和汤液治疗等方面。《黄帝内经》奠定了中医学的理论基础。

2.《难经》 约成书于战国时期，作者不详，托名秦越人（扁鹊）。该书以问答的形式阐述人体结构、生理、病理、病因、病机、诊断和治疗等问题。在脉诊、经络、命门和三焦等论述方面有所发展。

3.《伤寒杂病论》 成书于东汉末年，为张仲景所著。经宋代林亿等整理后，分为《伤寒论》和《金匮要略》。《伤寒论》以《黄帝内经》为基础，确立了六经辨证的纲领。《金匮要略》则以脏腑病机理论对内伤杂病进行证候分类。《伤寒杂病论》将中医基础与临床实践紧密地结合起来，首创辨证论治诊疗法则，为中医临床医学的发展奠定了基础。该著作融理、法、方、药于一体，又被称作"方书之祖"。

4.《神农本草经》 约成书于汉代，作者不详，托名神农。这部著作是中医学最早

Note

1

的药物学专著，为后世的中药学理论奠定了基础。全书载药 365 种，将药物分上、中、下三品，并分寒、热、温、凉四性，及酸、苦、甘、辛、咸五味。

中医学四大经典著作的问世，是中医史上划时代的大事，此后的中医学在其理论体系的指导下蓬勃发展，历朝历代卓有成就的医家无不重视对于四大经典的研习。

（二）中医学理论体系的发展概况

汉代以后的中医学发展，主要分为四个阶段。

1. 魏、晋、隋、唐时期　在这一时期里，中医学的理论与技术得到不断的发展与提高，出现了许多名医名著。其中比较有代表性的是：晋代皇甫谧著《针灸甲乙经》，为现存最早的针灸学专著。晋代葛洪著《肘后备急方》，收集了大量救急用方。南北朝时期，梁代陶弘景在整理古籍《神农本草经》的基础上，吸收魏晋间药物学的新成就，撰有《本草经集注》7 卷，所载药物凡 730 种，极大地丰富了中医本草学。南北朝时北齐医学家徐之才撰有《雷公药对》及《徐王效验方》等著作，创立发明宣、通、补、泻、轻、重、滑、涩、燥、湿十剂，是最早对方剂做系统归纳者。隋朝巢元方主持编撰《诸病源候论》50卷，分 67 门、1720 论，是中医学第一部专论疾病病因和证候的专书，几乎囊括了隋以前病源学说之大成，对于导引养生以及针灸亦有涉及。唐朝王冰对于《素问》有深入研究，他著成《重广补注黄帝内经素问》(24 卷、81 篇)，对整理、保存古医籍做出了突出的贡献。唐朝孙思邈博学贯通，通晓"儒、释、道、医"等学问，为当世名士，从学者甚多，著作《千金要方》30 卷、《千金翼方》30 卷，他在书中记录了 800 多种药物和 5300 多条药方，被后世誉为"药王"，其为中医学的发展做出了卓越的贡献。唐朝王焘博采众家之长著作《外台秘要》，引用以前的医家医籍达 60 部之多，可谓"上自神农，下及唐世，无不采摭"，许多古方失传者，皆赖此书得以保存。孙思邈的《千金要方》、《千金翼方》与王焘的《外台秘要》可以说是集唐以前医药学之大成，是国际著名的医典。另外，在唐朝显庆四年颁布了由苏敬等主持编写的《新修本草》，又称《唐本草》，是世界上最早的一部药典。

2. 宋、金、元时期　宋、金、元时期是中国学术文化创新与百家争鸣的时期，在宋代，比较有代表性的是：陈无择著《三因极一病证方论》，其把复杂的病因归纳为内、外、不内外三因，使中医学病因学说进一步系统化、理论化。钱乙是著名的中医儿科专家，著有《小儿药证直诀》等著作，后世《四库全书总目提要》称赞"钱乙幼科冠绝一代"。陈自明辑成《妇人大全良方》，对妇科证治方法，收集较为详备。唐慎微编成《经史证类备急本草》，简称《证类本草》，后世李时珍尤重此书，对它的评价是：使诸家本草及各药单方，垂之千古，不致沦没者，皆其功也。宋太平兴国三年，宋太宗赵光义命王怀隐、王佑、陈昭遇、郑奇等编修《太平圣惠方》(简称《圣惠方》)，全书共 100 卷，分 1670 门(类)。宋徽宗时期，徽宗赵佶诏令征集当时民间及医家所献大量医方，又将内府所藏的秘方合在一起，由圣济殿御医整理汇编而成，编著《圣济总录》，全书包括内、外、妇、儿、五官、针灸、养生、杂治等，共 66 门，并把运气内容列于全书之首。宋代太平惠民和剂局编写了《太平惠民和剂局方》，载方 788 首，其中记载有许多名方：如至宝丹、牛黄清心丸、苏合香丸、紫雪丹、四物汤、逍遥散等。这是一部流传较广、影响较大的临床方书。王惟一，集宋以前针灸学之大成，著有《铜人腧穴针灸图经》一书，并铸针灸铜人两座。

金元时期,学术争鸣,其中涌现了许多各具特色的医学流派,其中有代表性的有四位,其医术精湛且各有所长,被后人称为"金元四大家"。金河间人刘完素主张六气过甚皆能化火的理论,并在治法上多用寒凉药,为"寒凉派"之代表,著有《素问玄机原病式》、《黄帝素问宣明论方》(简称《宣明论方》)、《素问病机气宜保命集》等。李杲主张"内伤脾胃,百病由生",十分强调脾胃在人体的重要作用,五行当中,脾胃属于中央土,因此他的学说也被称作"补土派",著有《脾胃论》、《内外伤辨惑论》、《兰室秘藏》、《活法机要》、《医学发明》、《东垣试效方》等。张子和主张祛邪以扶正,邪去则正安,治病善用汗、吐、下三法,并于下法尤为注重,后世称"攻下派",著《儒门事亲》14卷。朱丹溪主张"阳常有余,阴常不足",治疗上注重滋阴降火,被称为"滋阴派",著有《格致余论》、《局方发挥》、《丹溪心法》、《金匮钩玄》等。

3. 明、清时期 这一时期主要是中医学理论的综合汇通发展阶段,出现了许多综合性的医学著作。比较有代表性的是:明朝张景岳是杰出的医学家、温补学派的代表人物,著有《类经》、《类经图翼》、《类经附翼》、《景岳全书》。明朝医家李中梓,博采众长而不偏执一家,并且提出"先后天根本论",治疗疾病当固其先后天之根本,著作有《内经知要》、《医宗必读》等。明朝李时珍历时27年,编写了《本草纲目》,收载药物1892种,附药图1000余幅,阐发药物的性味、主治、用药法则、产地、形态、采集、炮制、方剂配伍等,并载附方10000余方,是一部具有世界性影响的著作。明朝吴又可对瘟疫病的研究富有创见,提出"戾气"学说,著有《瘟疫论》。清代的叶天士,提出"卫、气、营、血辨证",并著《温热论》、《临证指南医案》等。清代吴鞠通提出"三焦辨证",著有《温病条辨》、《吴鞠通医案》等。在乾隆四年,吴谦负责编修《医宗金鉴》,全书采集了上自春秋战国,下至明清时期历代医书的精华,网络各科,图、说、方、论俱备,并附有歌诀,便于记诵,尤切临床实用,为后世习医者提供了极大方便。

4. 近现代时期 辛亥革命以后,西方医学大量传入中国。由于中西医两种医学体系有所不同,难免产生争论,此时期中医学理论的发展呈现继承与创新并存的趋势。继承方面:在20世纪30年代曹炳章主编《中国医学大成》,辑录魏、晋至明、清历代重要医著及少数日本医家著作,对继承保存祖国中医学遗产起了积极的作用。创新方面:以张锡纯为代表,主张衷中参西、中西互通的学派,其著有《医学衷中参西录》。中华人民共和国成立后,党和政府都十分重视中医学事业的发展,号召国人继承发扬中医学的文化遗产,并相继在全国各地成立了中医院校,大力培养中医药人才。在研究方面,一些学者应用传统的研究方法,对阴阳、五行、藏象、气血、经络、体质、病因、病机、治则等中医基本理论进行了系统研究,出版了大量中医理论研究专著;一些学者应用现代科学技术和方法对中医药基础理论进行探索,促进了中医药学与现代科学的沟通,这些都进一步地丰富了中医药的理论体系,促进了中医药学的发展。

二、中医学理论体系的基本特点

中医学理论体系有两个基本特点:一是整体观念,二是辨证论治。

(一)整体观念

整体是指统一性和完整性。整体观念,即认为事物是一个整体,事物内部的各部分是互相联系、不可割裂的,并且事物与事物之间也有着密切的联系。中医学认为人体是一个统一的整体,故非常重视人体本身的统一性、完整性,人体的各个组成部分之间在结构上不可分割,在功能上相互协调、互为补充,在病理上则相互影响;同时人与自然界及其社会环境同样密不可分,它们的变化随时影响着人体。整体观念是中医学重要的思想理念,它贯穿于中医学的生理、病理、诊法、辨证、养生、治疗和康复等各个方面。

1. 人体是一个有机的整体 中医学认为,人体是以脏腑为核心的经络的联系使其构成有机整体。人体各个组成部分之间,在结构上是不可分割的,在生理上是相互联系、相互支持而又相互制约的,在病理上也是相互影响的。人体的这种统一性,是以五脏为中心,配以六腑,通过经络系统"内属于腑脏,外络于肢节"的作用而实现的。五脏代表着整个人体的五个系统,人体所有器官都包括在这个系统之中。人体以五脏为中心,通过经络系统,把六腑、五体、五官、九窍、四肢百骸等全身组织器官联系成有机的整体,并通过精、气、血、津液的作用,完成机体统一的机能活动。具体来讲,人体包括五脏:肝、心、脾、肺、肾。六腑:胆、小肠、胃、大肠、膀胱、三焦。五体:筋、脉、肉、皮、骨。五官:目、舌、口、鼻、耳。这里每个部分都是一个独立的器官,各有其独特的生理功能,但是这些器官并不是孤立的,它们可以通过经络的沟通联系组成有特殊规律的活动系统,即一脏、一腑、一体、一窍构成一个有紧密联系的活动系统。比如心、小肠、脉与舌构成心系统,肝、胆、筋与目构成肝系统,脾、胃、肉与口构成脾系统,肺、大肠、皮与鼻构成肺系统,肾、膀胱、骨与耳构成肾系统。由此说明了在生理上,机体每个脏器都不是孤立的,每一个脏器的生理活动都与其他脏器相互资生、相互依存、相互制约,所以是相互关联的有机整体。在病理方面,中医学在认识和分析疾病的病理状况时,也是首先从整体出发,将重点放在局部病变引起的整体病理变化上,并把局部病理变化与整体病理反应统一联系起来。比如:肝开窍于目,对于出现目赤,且兼有面红、胁肋灼痛、急躁易怒、头痛眩晕等可以判断属于肝火上炎,所以可用清肝泻热的方法进行治疗。又如:人体肝气郁滞,常可见到恶心、呕吐、脘腹作胀等症状,这就是肝的病变影响到脾胃的功能,所以在临床上要考虑到整体上的联系,考虑到密切的相互关系,防患于未然,如《金匮要略》云:夫治未病者,见肝之病,知肝传脾,当先实脾,四季脾旺不受邪,即勿补之;中工不晓其传,见肝之病,不解实脾,唯治肝也。

2. 人与外界环境的整体性

人与自然界相统一:人类在自然界中生活,自然界中存在着并给予人类赖以生存的必要条件,如《素问·宝命全形论》中"人以天地之气生,四时之法成"及《素问·六节藏象论》中"天食人以五气,地食人以五味"所言。同时,自然界的变化又直接或间接地影响人体。季节对人体的影响:春温、夏热、长夏湿、秋燥、冬寒表示一年中气候变化的一般规律,生物在这种气候变化的影响下,就会有春生、夏长、长夏化、秋收、冬藏等相应的适应性变化,人体自然地亦与之相应,故有《素问·五癃津液别》中"天暑衣厚则腠理开,故汗出……天寒则腠理闭,气湿不行,水下流于膀胱则为溺",说明春夏阳气发泄,气血易趋于体表,表现为皮肤松弛、腠理开、汗多;而秋冬季阳气收藏,气血易趋于里,表现为皮肤致密、少汗多尿的变化。人体的脉象也有春弦、夏洪、秋浮、冬沉的不同。另外,许多疾病的发生、发展和变化也与季节变化密切相关,如春季常见温病,夏季多发中暑,秋季常见燥症,冬季多有伤寒。

在昼夜晨昏的交替变化过程中,人体也受其影响。白昼为阳,夜晚为阴,人体也是早晨阳气初生,中午阳气隆盛,到了夜晚则阳气内敛,便于人体休息,恢复精力。不同的地域存在差异,人们的生活习惯和身体状况也有很大不同。如江南多湿热,人体腠理多疏松;北方多燥寒,人体腠理多致密。因此每个地区也各有其特有的地方病,甚至不同地区人们的平均寿命也有很大的差别。

中医学从整体观出发,重视人与自然环境之间的关系,强调人与自然环境的和谐统一。

3. 人与社会环境的整体性 人既有自然属性,又有社会属性。人生活在社会环境之中,故社会变化与人的生理和病理息息相关。

首先,随着人们生活水平的提高,人的意识形态、精神状态都会发生相应的改变。从大的环境来看,在安定的社会状态下,人们丰衣足食,生活规律,抗病力强,患病较少并可以及时就医,生活质量高,故寿命较长。若社会动乱,战火纷飞,疾病丛生,缺医少食,民不聊生,则死亡人数较多;生活质量差,故寿命较短。一般情况下,社会进步后,人们的生存质量得以提高,寿命得以延长。当然,社会进步也带来了许多损害机体的"副产品",比如因工厂违规生产导致的空气污染、水污染;道路上过多机动车产生的尾气和噪声污染;畜牧业的过量养殖导致温室效应的加剧;过量的电子产品带来的辐射等均能影响人体健康。

其次,社会角色、地位的不同,对人的身心状况也有影响,在临证治疗上也有所不同。如《医宗必读·富贵贫贱治病有别论》所载:大抵富贵之人多劳心,贫贱之人多劳力。富贵者,膏粱自奉;贫贱者,藜藿苟充。富贵者曲房广厦;贫贱者陋巷茅茨。劳心则中虚而筋柔骨脆;劳力则中实而骨劲筋强。膏粱自奉者脏腑恒娇;藜藿苟充者脏腑恒固。曲房广厦者玄府疏而六淫易客;茅茨陋巷者腠理密而外邪难干。故富贵之疾,宜于补正,贫贱之疾,易于攻邪。由此可见,处在不同环境的人其各自的身心状况是不一样的。

总之,中医学从整体观念出发,认为人体自身、人与自然、人与社会均是相互影响、不可分割的,故在临床治疗时要全面考虑,适当兼顾,正如《医学源流论》中所说:不知天地人者,不可以为医。

（二）辨证论治

辨证论治是中医学认识疾病和治疗疾病的基本原则,是中医学对疾病的一种独特的研究和处理方法。

证,是机体在发病过程中的某一阶段病机本质的概括。它包括了病变的部位、原因、性质及邪正关系,揭示出疾病发展过程中某一阶段的疾病的本质。

辨证,就是对四诊（望诊、闻诊、问诊、切诊）所收集的资料（症状和体征）进行分析综合,辨清疾病的病因、性质、部位及邪正之间的关系,从而将其概括、判断为某种性质的证的过程。

论治,又称为"施治",即根据辨证的结果,确定相应的治则治法。辨证是确定治疗的前提和依据,论治是辨证的目的和结果,是治疗疾病的措施和方法。辨证的准确与否决定治疗效果的好坏,通过论治的效果可以检验辨证的正确与否。辨证论治的过程,就是认识疾病和治疗疾病的过程。

中医诊断疾病以辨证论治为重点,同时也十分重视辨病。这里,辨证是对证候的辨析,以确定证候为目的;辨病则是对疾病的辨析,以确定疾病的诊断为目的。辨证的重点是认识现阶段疾病的本质,辨病的重点是认识疾病的全过程的本质,因此辨证与辨病是从不同角度对疾病的本质进行认识。两者的有机结合,可以使诊断更加全面而准确,治疗更有针对性和全局性。对于辨病与辨证的不同,可以从"同病异治"和"异病同治"加以体会。同病异治,是指同一种疾病,表现的证不同,采用的治疗方法也不同。比如,患者出现恶寒发热、头痛、鼻塞、咳嗽等症状,辨病为感冒(病),感冒常见的是外感风热和外感风寒两种证型,若是外感风热的证要用辛凉解表法,若是外感风寒的证则要用辛温发散法。异病同治,是指不同的疾病,表现出的证相同,可用同一种方法治疗。比如久泻脱肛,属中气下陷证。产后失调,子宫下垂,也属中气下陷证。这两种不同的疾病的证是相同的,所以都可以用提升中气、升阳举陷的方法治疗。

学习检测

选择题

1. 四大经典中不包括(   )。

A.《黄帝内经》　　　　　　　　B.《难经》　　　　　　　　C.《针灸甲乙经》

D.《伤寒杂病论》　　　　　　　E.《神农本草经》

2.《伤寒杂病论》的作者是(   )。

A. 华佗　　　　B. 张仲景　　　　C. 孙思邈　　　　D. 扁鹊　　　　E. 葛洪

3. 不属于"金元四大家"的是(   )。

A. 刘完素　　　　B. 李杲　　　　C. 张从正　　　　D. 孙思邈　　　　E. 朱丹溪

4. 从中医学的特点来看,中医诊治疾病过程中,主要着眼于患者的(   )。

A. 证　　　　B. 病　　　　C. 病因　　　　D. 症　　　　E. 体征

5. 人体内外环境的统一性、机体自身整体性的思想叫作(   )。

A. 唯物观念　　B. 辨证观念　　C. 形体观念　　D. 整体观念　　E. 科学观念

6. "同病异治,异病同治"说明中医具有(   )。

A. 唯物观念　　　　　　　　B. 辨证论治观念　　　　　　　　C. 整体观念

D. 预防为主观念　　　　　　E. 阴阳观念

(张志明)

第一章 阴阳五行学说

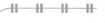

本章课件

学习任务

1. 掌握阴阳学说、五行学说的基本概念。
2. 掌握阴阳学说、五行学说的基本内容。
3. 了解阴阳学说、五行学说在中医学中的应用。

案 例 引 导

　　汤某,女,46岁,工人。患者自诉:咳嗽2年余,经市中心医院和市中医院多次治疗,反反复复,至今未见好转,迁延日久,异常苦恼。通过四诊与辨证见其经常气逆胁痛,咳嗽阵发性加剧,咽干少痰,咳嗽时面红目赤,伴见口苦、心烦,甚至痰中带血,舌苔黄薄少津,脉弦数,左侧关脉尤甚。

　　问题:请尝试运用阴阳五行学说来解释这个病例的发病病机。

　　阴阳五行学说是我国古代朴素的唯物论和辩证法,是人们当时用来认知自然与解释自然的方法论和世界观,它是我国古代哲学的内容。阴阳五行学说对中医学的形成和发展产生了相当深刻的影响,也是中医学理论体系的重要组成部分。

　　阴阳五行学说被运用到中医学以后,从始至终一直贯穿于中医理论体系中,成为中医学的精髓和重要组成内容,并用作分析和归纳人体生理学及病理学的工具,是用来预防、诊断和治疗疾病的依据,是理解和掌握中医学理论体系的一把钥匙。

第一节　阴阳学说

　　阴阳,是我国古代哲学的一对范畴,它起源于商周,成熟于春秋战国和秦汉之际,是古人认识自然与解释自然的一种世界观和方法论。阴阳学说是以自然界运动变化的现象和规律来探讨人体的生理功能和病理变化,从而说明人体的机能活动、组织结构及其相互关系的学说。古代医家将阴阳学说与中医学有机结合,形成了颇具特色的

Note

中医阴阳学说,用以解释医学上的诸多问题以及人与自然界的各种关系,使其成为中医学的重要组成部分。

一、阴阳的基本概念

阴阳,是对宇宙中相关联的某些事物和现象对立双方属性的概括。它是对自然界两级现象的高度概括,既可以代表两个互相对立的事物,也可以代表同一个事物内部互相对立的两个面。因此《类经·阴阳类》曰:阴阳者,一分为二也。

阴阳最初的含义非常朴素,是根据日光的向背来划分的,向日者为阳,背日者为阴。后来,随着社会的进步及生产、生活知识与经验的积累,阴阳的含义被进一步延伸和扩展。一般来说,凡属于运动的、温热的、外在的、上升的、机能亢奋的、明亮的、功能的等属于阳的范畴;静止的、寒凉的、内在的、下降的、机能抑制的、晦暗的、物质的等属于阴的范畴。由此可见,阴阳的基本特性,是用以划分事物和现象阴阳属性的主要依据。

事物的阴阳属性,并不是绝对的,而是相对的。也就是说,随着时间的推移或所运用范围的不同,事物的性质或对立面改变了,则其阴阳属性也就要随之而改变。阴阳的相对性有两个意思:一是阴阳在一定条件下可以发生转化,阴可以转化成阳,阳也可以转化成阴;二是阴阳具有再分性,即阴阳当中还可以再分阴阳。例如白天为阳,夜晚为阴;白天之中的上午是阳中之阳,白天之中的下午却是阳中之阴;晚上的前半夜为阴中之阴,晚上的后半夜却为阴中之阳。

二、阴阳学说的基本内容

1. 阴阳的对立制约　　阴阳的对立制约,又称"阴阳相反",是指阴阳双方在一个统一体中的相互对抗、相互排斥、相互消长、相互制约和相互斗争,阴与阳相互制约和相互斗争的结果取得了统一,即取得了动态平衡。例如一年四季的更替与转换,春夏季节的温热是上升的阳气抑制了秋冬的寒凉之气;秋冬季节的寒冷是上升的阴气抑制了春夏的温热之气;这是自然界中阴阳之间相互对立、相互制约和相互斗争的结果。

自然界只有维持阴阳这种对立制约的关系,事物才能正常发展变化,人体才能维持正常的生理状态;否则,事物的发展变化规律就会遭到破坏,人体就会出现疾病。

2. 阴阳的互根互用　　相互对立的阴阳双方,具有相互依存、相互为用的联系。即是说阴阳任何一方都不能脱离另一方而单独存在,任何一方都是以对方的存在为己方存在的前提和条件。例如美与丑,没有美也就无所谓丑;当然没有丑,也就无所谓美。

在相互依存的基础上,阴阳双方还具有相互促进、相互资生、相互助长的关系。比如自然界云雨的形成过程、人体的兴奋与抑制过程等都充分说明了阴阳的互用关系。人体的阴津损伤会累及阳气使之损伤,阳气损伤会累及阴津使之损伤,也是基于阴阳互根互用的原理。

3. 阴阳的消长平衡　　消长平衡,是事物运动变化的形式,是一个量变的过程。消,意为减少、消耗。长,意为增多、增长。平衡是平和、协调和相对稳定的态势。阴阳的消长平衡是指阴阳双方在彼此不断的消长运动之中保持着动态的平衡。例如自然界中的四季更替:春夏二季温热,秋冬二季寒凉,四季在温热与寒凉的相互消长中维持着动态平衡。

4. 阴阳的互相转化　互相对立的阴阳双方,在一定的条件下彼此可以向其各自相反的方面转化,即阳可以转化为阴,阴也可以转化为阳。阴阳的互相转化是一个质的改变,一般都发生在事物变化的"物极"阶段,即"物极必反"。如果说阴阳的消长是一个量变过程的话,那么阴阳的转化便是在量变基础上发生的质的改变。

综上所述,阴阳双方既对立制约,又互根互用,既可以相互转化,又能维持消长平衡,说明阴和阳二者之间不是孤立的、静止不变的,而是互相联系、互相影响、相反相成的。

三、阴阳学说在中医学中的运用

1. 说明人体的组织结构　人体各组织结构之间虽然关系复杂,但都能够用阴阳来加以概括。如人体的上部属于阳,下部属于阴;五脏属于阴,六腑属于阳;体表属于阳,体内属于阴等。人体是一个有机的统一体,人体内部既对立又统一。

2. 说明人体的生理功能　阴阳学说认为人体正常的生命活动是阴阳双方保持着对立统一的协调关系的结果。如用功能活动与营养物质相对来说,则功能活动属于阳,营养物质属于阴。吸入清气等脏腑功能活动属于阳,营养物质如水谷精微等属于阴。功能活动与营养物质之间也始终处于阴阳消长的发展变化中,并维持一种动态的平衡。

3. 说明人体的病理变化　中医学认为任何疾病的发生,都是人体阴阳失去平衡的结果。所以阴阳失衡(阴阳失调)是发生疾病的前提和基础。能够破坏人体的阴阳平衡并出现偏盛偏衰的因素,主要有两个:正气与邪气。正气与邪气相互作用、相互斗争的关系,都可以用阴阳来进行概括说明。

邪气有阳邪与阴邪之分,正气则含有阳气与阴精两部分。因此,病理上的阴阳失调,主要表现为阴阳某一方面的偏盛偏衰,具体情况如图 1-1:

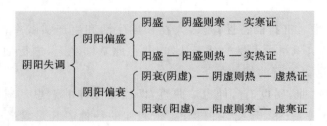

图 1-1　阴阳失调的表现

4. 指导疾病的诊断与治疗　因为疾病发生发展的基本病机是阴阳失调,所以任何疾病无论其临床表现多么复杂,都能够用阴阳来进行解释说明。中医诊断疾病,应首先区分清楚阴和阳,然后再用阴阳对疾病进行诊断和治疗。例如望诊时面色鲜明红润,听诊时语声高亢有力者属于阳证;望诊时面色晦暗苍白,听诊时语声低微无力者属于阴证;这是阴阳在疾病诊断方面的应用。另外,在临床用药和治疗方面,中医学也是用阴阳学说来作为指导的。比如阳邪过盛所致的实热证,根据热则寒之的原则,临床上选用寒凉性质的药物来进行清热治疗;阴邪过盛所致的实寒证,根据寒则热之的原则,临床上选用温热性质的药物来进行治疗。对于虚证,依据虚则补之的治疗原则,临床上多选用相应的补益药。

5. 指导养生和防病 作为生命之根的阴阳,对于养生和防病十分重要。这就需要我们依据自然界的法则和阴阳变化规律来调理阴阳,以维持人与自然界的协调平衡,从而取得祛病长寿的目的。"春夏养阳、秋冬养阴"就是阴阳在防病养生方面的具体体现。

第二节 五 行 学 说

和阴阳学说一样,五行学说也属于古代哲学,是我国古代朴素的辩证唯物的哲学思想。它是中国古代用以认识世界,解释和探索宇宙规律的一种学说。五行学说认为,世界上的所有事物,都是由木、火、土、金、水五种基本物质所生成的。五种物质之间相互作用、不断运动,催生了世间万物的发展和变化。

五行学说作为一种思维方法被应用到了中医学的各个方面,用以分析和归纳人体的形体结构及其功能,说明人体的生理病理,并指导疾病的诊治和预防,成为中医学的重要组成部分。

一、五行的概念

五行是中国上古原始的科学思想。五,是指木、火、土、金、水五种物质、五种材料(五材);行,是行动、运动的古义,即运动变化、运行不息的意思。五行,是指木、火、土、金、水五种物质以及它们的运动变化。

二、五行学说的基本内容

1. 五行的特性 五行的特性,是古人在长期生活和生产实践中,悉心观察木、火、土、金、水五种物质,积累了大量的朴素认知,并在此基础之上,进行抽象外延而逐步形成的五行特性理论。五行的特性如下。

(1)木曰曲直:曲,屈也;直,伸也。曲直,即能屈能伸的意思。树木本身及其引申属性具有生长、舒展、条达、升发、柔和与能屈能伸的特性。凡是具备这类特性的现象或事物,都能够归属于"木"。

(2)火曰炎上:炎,火焰,热也;上,向上,上升。火本身及其引申属性具有发热、明亮、温暖、热烈、茂盛、升腾、向上的特性。凡是具备这类特性的现象或事物,都能够归属于"火"。

(3)土爱稼穑:农作物的播种与收获。土本身及其引申属性具有载物、受纳、承载、生化的特性,凡是具备这类特性的现象或事物,都能够归属于"土"。

(4)金曰从革:从,服从、顺从;革,改革、革除、变革。金本身及其引申属性具有能柔能刚、变革、潜能、肃杀、清洁的特性。凡是具备这类性能的现象或事物,都能够归属于"金"。

（5）水曰润下：润，滋润、湿润；下，向下。水本身及其引申属性具有滋润、向下、寒凉和闭藏的特性。凡是具备这类特性的现象或事物都能够归属于"水"。

由此可见，医学上所说的五行，不仅仅指木、火、土、金、水这五种具体物质本身，而是对五种物质不同属性的抽象概括及延伸。

2. 事物属性的五行分类　五行学说将自然界的各种事物或现象与五行相类比，采取归类类比与推演络绎等方法，将其分成五大类。具体如表1-1所示。

表1-1　事物属性的五行归类表

自然界							五行	人体						
五音	五味	五色	五化	五气	五方	五季		五脏	五腑	五官	五体	五志	五液	五脉
角	酸	青	生	风	东	春	木	肝	胆	目	筋	怒	泪	弦
徵	苦	赤	长	暑	南	夏	火	心	小肠	舌	脉	喜	汗	洪
宫	甘	黄	化	湿	中	长夏	土	脾	胃	口	肉	思	涎	缓
商	辛	白	收	燥	西	秋	金	肺	大肠	鼻	皮	悲	涕	浮
羽	咸	黑	藏	寒	北	冬	水	肾	膀胱	耳	骨	恐	唾	沉

3. 五行的生克乘侮　正常关系：相生、相克。异常关系：相乘、相侮。

（1）五行的相生：五行相生是指五行中的某一个事物对另外一个事物具有促进、资生和助长的作用。五行相生的顺序是：木→火→土→金→水→木。

（2）五行的相克：五行相克是指五行中的某一个事物对另外一个事物的生长和功能具有制约和克制的作用。五行相克的顺序是：木→土→水→火→金→木。

具体的五行生克关系见图1-2。

（3）五行的相乘：五行相乘是指五行中的某"一行"对被克的"一行"克制太过，又叫倍克、过克。五行相乘的顺序与相克顺序相同，即木→土→水→火→金→木。

（4）五行的相侮：五行相侮是指五行中的某"一行"对原本"克我"的"一行"进行反向克制与制约，又叫反侮、反克。五行相侮的顺序恰恰与相克的顺序相反，即木←土←水←火←金←木。具体的五行乘侮关系图例见图1-3。

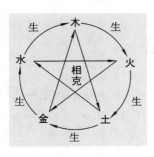

图1-2　五行生克关系

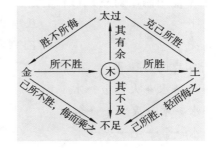

图1-3　五行乘侮关系图例

三、五行学说在中医学中的应用

1. 阐释人体脏腑的生理功能以及脏腑间的相互关系　五行学说将人体的脏腑分别归属于相应的五行，还依据五行的特性来阐释脏腑的功能。例如：水有滋润的特性，肾阴有滋养濡润的作用，因此肾脏属于"水"。因为肝脏属于"木"，所以肝有类似于

Note

"木"的舒展、升发和条达功能。另外,根据五行的生克制化规律,可以推理并说明脏腑之间的相互关系。比如肾水养肝木的相生关系,以及心火与肾水的相克关系等。

2. 解释脏腑间的病理影响 如肝病传脾,即木乘土;而脾病及肝,即土侮木;而肝脾之间在病理影响方面则表现为木郁土虚或土壅木郁。

3. 指导疾病的诊疗和预防 中医四诊所获取的病情资料均有相应的五行归属,这种五行归属关系可以用来诊断疾病。例如,患者面色嫩红,口中苦咸,脉象细数,可诊断为心火旺于上、肾水亏于下的心肾不交证。利用水能克火的原理,临床上多采用滋肾水、泻心火的治疗方法。

五行学说不仅可以治病,还能够防病。比如《难经》所论述的:见肝之病,则知肝当传之于脾,当先实脾。这说明在治疗疾病时,不仅要考虑发生病变的脏腑本身,还要根据脏腑之间的生克关系,对疾病的传变加以控制。

案例分析

《黄帝内经》曰:五脏六腑皆令人咳,非独肺也。根据五行学说来进行判断的话,汤某的咳嗽实际上属于木火刑金,即肝火炽盛,反克肺金,令其咳嗽。

在五行学说中,金能克木,即肺金克肝木,然而现在肺金反被肝木所克,咳嗽不止。因此,只要清肝火,则肺火自降;疏肝理气,则上逆之肺气肃降,咳嗽自愈。

市中心医院大多采用抗生素治疗,市中医院用止咳平喘的方法,未动肝火,皆不能解除其病痛。利用五行理论对其进行治疗,至今五年有余,未曾再发。

学习检测

选择题

A_1/A_2 型题

1. 以下不能用阴阳对立来形容的是( )。

A. 上与下   B. 光明与黑暗   C. 五与六

D. 水与火   E. 寒冷与温热

2. 五行相克的规律是( )。

A. 木→土→水→火→金→木   B. 木→水→土→火→金→木

C. 金→水→木→火→土→金   D. 水→火→土→金→木→火

E. 木→水→金→土→火→木

3. 五行中具有生化、承载、受纳作用的为( )。

A. 木   B. 火   C. 土   D. 金   E. 水

4. 下列哪一项不属于阴的特性?( )

A. 无形的   B. 晦暗的   C. 抑制的   D. 运动的   E. 寒冷的

5. 下列哪一项属于阳中之阴?( )

A. 下半夜   B. 上半夜   C. 上午   D. 下午   E. 均不是

B 型题

（6～10 题共用选项）

A. 金　　　　　　B. 木　　　　　　C. 水　　　　　　D. 火　　　　　　E. 土

6. 胃属（　　）。

7. 小肠属（　　）。

8. 大肠属（　　）。

9. 胆属（　　）。

10. 膀胱属（　　）。

（11～15 题共用选项）

A. 火　　　　　　B. 木　　　　　　C. 金　　　　　　D. 土　　　　　　E. 水

11. 五味的五行属性:咸属（　　）。

12. 五味的五行属性:苦属（　　）。

13. 五味的五行属性:甘属（　　）。

14. 五味的五行属性:辛属（　　）。

15. 五味的五行属性:酸属（　　）。

X 型题

16. 下列现象或事物中,属于"火"者是（　　）。

A. 五化中的长　　　　　　　　　　　B. 五色中的赤

C. 五味中的辛　　　　　　　　　　　D. 五方中的南

E. 五季中的长夏

17. 五行之间非正常的关系是（　　）。

A. 相侮　　　　　　B. 相克　　　　　　C. 相乘

D. 相生　　　　　　E. 以上都不是

（廉春雨　辛增辉）

第二章 藏象学说

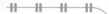
学习任务

1. 掌握藏象的基本概念,五脏、六腑的生理功能,气、血、津液的基本概念、生成、运行、生理功能。

2. 了解五脏与形体、官窍、神志、体液之间的关系。

案例引导

李某,男,32岁,农民。2014年12月16日初诊。主诉:结婚12年不育。病史:患者出生时为7个月早产儿,自幼体弱多病,发育迟缓,身材矮小(身高1.60 m,体重46 kg)。18岁结婚,性功能低下,阳痿早泄,至今未育(女方生殖系统功能正常)。平日头晕、耳鸣、健忘、头发早秃、神疲、腰酸膝软、怕冷、四肢不温,进行稍重体力劳动则气促。时有盗汗,手足心热。大便不实,夜尿频繁。诊见面色㿠白,舌体瘦小,舌质淡红,少苔,脉沉细。

问题:

1. 该病的病位在哪一脏?

2. 该脏的哪些功能发生了病理变化?

藏象学说,是研究藏象的概念内涵,各脏腑的形态结构、生理功能、病理变化及其与精、气、血、津液之间的相互关系,以及脏腑之间、脏腑与形体、官窍及脏腑与自然社会环境之间的相互关系的学说。藏象学说是中医学特有的关于人体生理病理的系统理论,也是中医学理论体系的核心部分。

Note

第一节 概　论

一、藏象的概念

"藏"，是指隐藏于体内的脏腑器官，即内脏。象，其义有二：一是指脏腑器官的形态结构，二是指脏腑的生理功能活动和病理变化表现于外的现象。所以说，藏象是指人体内脏腑的生理功能活动和病理变化表现于外的现象，故张景岳在《类经》中曰：象，形象也。藏居于内，形见于外，故曰藏象。

二、藏象学说的主要内容

藏象学说研究的对象是脏腑、经络等组织器官，以及精、气、血、津液、神的生理功能，病理变化及其相互关系。

脏腑是内脏的总称，包括五脏、六腑和奇恒之腑三类。五脏，即心、肝、脾、肺、肾；六腑即胆、胃、小肠、大肠、膀胱、三焦；奇恒之腑，即脑、髓、骨、脉、胆、女子胞。五脏多为实体性脏器，分别位于胸腔和腹腔之中，共同的生理功能特点是化生和储藏精气。六腑多为中空的管腔性脏器，主要位于腹腔之中，三焦则分布于胸腹腔，共同的生理功能特点是受盛、传化水谷糟粕，《素问·五藏别论》曰：所谓五藏者，藏精气而不泻也，故满而不能实。六腑者，传化物而不藏，故实而不能满也。奇恒之腑，其形态结构多为中空，与腑相似，其功能又多主藏精气，又类似于脏，似脏非脏，似腑非腑，故称之为"奇恒之腑"。

形体、官窍与五脏密切相关而分别从属于五脏。形体，其广义者，泛指具有一定形态结构的机体组织，包括头、躯干和脏腑在内；其狭义者，指皮、肉、筋、骨、脉五种组织结构，又称五体。官窍：官指机体有特定功能的器官，如耳、目、口、唇、鼻、舌，又称五官，它们分属于五脏，为五脏的外候。窍，有孔穴、苗窍之意，是指机体的孔窍，即人体与外界相通的部位。官必有窍，窍多成官，故官窍并称。窍有七窍，七窍指头面部七个孔窍（眼二、耳二、鼻孔二、口舌合一）。七窍加上前阴和后阴又称为九窍。形体、官窍为相对独立的组织或器官，具有各自的生理功能，形体、官窍都从属于五脏，分别为某一脏腑功能系统的组成部分。形体器官依赖脏腑、经络的正常生理活动为之提供气、血、津液等营养物质而发挥正常的生理作用，其中与五脏的关系尤为密切。

三、藏象学说的特点

藏象学说的主要特点是以五脏为中心的整体观。整体观主要体现在以五脏为中心的人体自身的整体性及五脏与自然环境的统一性两个方面。

（一）以五脏为中心的人体自身的整体性

藏象学说从整体观念出发，认为人体是一个极其复杂的有机整体，人体各组成部分之间,结构上不可分割,功能上相互为用,代谢上相互联系,病理上相互影响。人体以心为主宰,以五脏为中心,通过经络系统"内属于脏腑,外络于肢节",将六腑、五体、五官、九窍、四肢百骸等全身脏腑形体官窍联结成有机整体,形成人体的五大功能系统。五脏,代表人体的五个生理系统,人体所有的组织器官都可以包括在这五个系统之中,即肝系统(肝-胆-筋-目-爪),心系统(心-小肠-脉-舌-面),脾系统(脾-胃-肉-口-唇),肺系统(肺-大肠-皮-鼻-毛),肾系统(肾-膀胱-骨髓-耳-发)。这五个系统相互之间并非孤立,而是通过经脉的络属沟通和气血的流贯相互联系。五脏机能的协调共济,相互为用,是维持人体生理平衡,脏腑功能活动正常的重要保证。

（二）五脏与自然环境的统一性

人体不仅本身是一个有机整体,而且与自然环境保持着统一性。人的生存依赖于自然环境,人的生命活动规律必然受自然环境的制约和影响,机体对自然环境的影响必然要做出相应的反应,故《灵枢·岁露》曰:人与天地相参也,与日月相应也。人体五大功能系统在生理和病理方面受四时阴阳的影响,并与自然环境变化息息相关。如自然界的五时、五方、五气、五化等与人体五大功能系统密切联系,构成了人体内外环境相应的统一体。以季节气候而言,"五脏应四时,各有收受"(《素问·金匮真言论》),五脏与五时之气是相互通应的,如"心通于夏气,肺通于秋气,肾通于冬气,肝通于春气,脾通于土气"(《素问·六节藏象论》),故有"应春温之气以养肝,应夏热之气以养心,应长夏之气以养脾,应秋凉之气以养肺,应冬藏之气以养肾"的养生原则。将人体与天地置于同一体系中考察研究,强调内外环境的统一性,这是藏象学说的第二个特点。

藏象学说是中医理论体系的核心内容,贯穿在中医学的解剖、生理、病理、诊断、治疗、方剂、药物、预防、养生等各个方面,具有普遍的指导意义,在中医学理论体系中,处于十分重要的地位。

第二节 五 脏

一、心

心为五脏之一,位于胸中,两肺之间,膈膜之上,外有心包卫护。其外形呈尖圆形,如未开的莲花,色红,中有孔窍。心主血脉,主神志,为五脏六腑之大主、生命之主宰,故有"君主之官"之称。

（一）心主血脉

心主血脉即指心脏推动和调节血液在脉管中运行,流注全身,发挥营养和滋润作用。

主,有主持、管理之意。血,指血液,是人体重要的营养物质。脉,指脉管,是血液运行的通道,亦称脉道,为血之府。心主血脉包括心主血和主脉两个方面,指心脏推动血液在脉管中运行的生理功能。心脏和脉管相连,形成一个密闭的系统,成为血液循环的枢纽。心脏不停地搏动,推动血液在全身脉管中循环无端,周流不息,成为血液循环的动力。所以说:人心动,则血行于诸经,……是心主血也(《医学入门·脏腑》)。心脏、脉管和血液所构成的这个相对独立系统的生理功能,都属于心所主,都有赖于心脏的正常搏动。

心、脉、血三者密切相连,构成一个血液循环系统。心要完成主血脉的生理功能,必须具备三个基本条件,即心气充沛,血液充盈,脉道通利。首先,心脏的正常搏动,主要依赖于心之阳气的推动和温煦作用,心的阳气充沛,才能维持正常的心力、心率和心律,血液才能正常运行,通达全身;心阳与心阴相互协调,相互制约,构成了心脏自身的矛盾运动,从而能维持心脏的正常生理功能,即心血充足,心有所主,输应于肺,盛行正常。此外,脉道滑利通畅也使血液正常循行,血液运载着营养物质以供养全身,使五脏六腑、四肢百骸、肌肉皮毛等全身的组织器官都获得充分的营养,从而维持其正常的生命活动。胃肠消化吸收的水谷精微,通过脾的运化和升清散精的作用,上输给心肺,在肺部吐故纳新之后,贯注心脉,经心的化赤作用而成为血液,故有"心生血"(《素问·阴阳应象大论》)。

(二)心主神志

心主神志又称心藏神或心主神明,是指心有统帅本身脏腑、经络、形体、官窍的生理活动和主司精神、意识、思维、情志等心理活动的功能。《素问·灵兰秘典论》曰:心者,君主之官也,神明出焉。

神,有广义与狭义之分。广义之神,是指整个人体生命活动及其外在表现,即指心主宰人体五脏六腑、形体官窍的一切生理活动;狭义之神,是指人的精神、意识、思维、情感活动及性格倾向等。心所藏之神,既是主宰人体生命活动及其外在表现广义之神,又包括精神、意识、思维、情感的狭义之神。

心主神志的生理作用有二:其一,主思维、意识、精神。在正常情况下,神明之心接受和反映客观外界事物,进行精神、意识、思维等活动。这种作用称之为"任物"。任,是接受、担任、负载之意;物,是外界客观事物。心具有接受和处理外来信息的作用。有了这种"任物"的作用,才会产生精神和思维活动,对外界事物做出判断。其二,主宰生命活动。神明之心为人体生命活动的主宰。五脏六腑、形体官窍必须在心的统一指挥下,才能进行统一协调的正常的生命活动。心为君主而脏腑百骸皆听命于心,所以说"心者,五脏六腑之大主也,精神之所舍也"(《灵枢·邪客》)。

心主神志的生理功能正常,则精神振作,神志清晰,思考敏捷,对外界信息的反应灵敏而正常。反之,如果心主神志的生理功能异常,就可出现精神意识思维活动的异常,如失眠、多梦、神志不宁或出现反应迟钝、健忘、精神萎靡,甚则昏迷、不省人事等临床表现;而且还可以影响其他脏腑的功能活动,甚至危及整个生命。

心主神志与心主血脉的功能是密切相关的。血液是神志活动的物质基础,心主血脉的功能异常,则会导致神志功能的改变。反过来,心主神志,主宰整个生命活动,心主血脉的功能也受心神的主宰。所以心的这两方面的功能是互相影响的。

(三)心与形、窍、志、液的关系

1. 在体合脉,其华在面　心在体合脉,是指全身的血脉统属于心,即是指全身血脉都属于心。心气的强弱、心血的盛衰，可从脉象反映出来。内在脏腑的精气盛衰、功能强弱，可以显露在体表组织器官上，称为荣华外露。五脏各有其华。心其华在面，是说心血的盛衰和心神的变化，可以显露于面部色泽的变化上，所以望面色常作为推断心脏气血盛衰的依据。若心气旺盛，心血充盈，则面色红润有光泽。若心的气血不足，可见面色㿠白、晦滞；心血瘀阻，则面部青紫；如血分有热，则面色红赤；心血暴脱，则面色苍白或枯槁无华。十二经脉、奇经八脉及全身脉络的血气皆上养于面。

2. 心在窍为舌 心开窍于舌，是指舌为心之外候，又称舌为心之苗。舌主司味觉，表达语言。心的功能正常，则舌质柔软，语言清晰，味觉灵敏。若心有病变，可以从舌上反映出来。故临床上常通过观察舌的形态、色泽的变化，来推断心的病理变化。例如心血不足，则舌质淡白；心火上炎，则舌尖红赤，甚至舌质糜烂生疮；心血瘀阻，则舌质紫暗或有瘀斑；热入心包或痰迷心窍，则可见舌强语謇。

3. 心在志为喜 心在志为喜是指心的生理功能与精神情志的"喜"有关。一般来说，对外界信息的反应，喜是属于良性的刺激，有益于心主血脉等生理功能。心主喜、血养神正常，则喜而不过。若喜乐过度，则又可使心神受伤。

4. 心在液为汗 由于汗为津液所化生，血与津液又同出一源，因此有"汗血同源"之说。而血又为心所主，心藏神，心神可以启闭汗孔，调节汗出。反之汗出太多则心慌。

附：心包络

心外面有一层包膜，称心包络，简称心包，为心脏的外围组织，其经络与手少阳三焦经相连而成为表里关系。在生理功能方面，心包能通行气血，保护心脏免受伤害。

由于心包裹护心脏，为心之屏障，所以中医学认为邪气伤心时，必首先伤害心包，其代心受邪。如温病学将外感温热病中因热邪引起的神志昏迷、谵语等神志症状称为"热入心包"、"痰蒙心窍"。实际上，心包受邪所出现的病证，就是心的病证。因此，一般认为心包不是一个独立的器官，它是附属于心的。

二、肺

肺位于胸腔，左右各一。由于肺位最高，故称"华盖"。因肺叶娇嫩，不耐寒热，易被邪侵，故又称"娇脏"。肺的主要生理功能是：主气，司呼吸；主宣发和肃降；通调水道；朝百脉，主治节。肺与大肠相表里。

（一）主气，司呼吸

肺主气，司呼吸，包括肺主一身之气和主呼吸之气。

肺主一身之气，是指一身之气都归属于肺，由肺所主，是指肺有主司一身之气的生成和运行的作用。肺主一身之气体现于气的生成方面，特别是宗气的生成，主要依靠肺吸入的清气与脾胃运化的水谷精气相结合。因此，肺的呼吸功能健全与否，直接影响着宗气的生成，也影响着全身之气的生成。其次，肺主一身之气，还体现于对全身的气机具有调节作用。肺的呼吸运动，即是气的升降出入运动。肺有节律地一呼一吸，对全身之气的升降出入运动起着重要的调节作用。

　　肺主呼吸之气,是指肺是体内外气体交换的场所,通过肺的呼吸,吸入自然界的清气,呼出体内的浊气,实现体内外气体的交换。肺通过呼浊吸清,吐故纳新,促进气的生成,调节气的升降出入运动,从而保证人体新陈代谢的正常进行。

　　肺主一身之气和主呼吸之气,实际上都隶属于肺的呼吸功能。肺的呼吸均匀和调,是气的生成和气机调畅的根本条件。反之,呼吸功能失常,必然影响宗气的生成和气的运动,肺主持一身之气和呼吸之气的作用也就减弱;如果肺丧失了呼吸的功能,清气不能吸入,浊气不能排出,则人的生命活动也就终结了。所以说,肺主一身之气的作用,主要取决于肺的呼吸功能。

(二) 主宣发和肃降

　　所谓"宣发",即是升宣和布散,也就是肺气向上的升宣和向外周的布散作用。所谓"肃降",即是清肃、洁净和下降,也就是肺气向下的通降和使呼吸道保持洁净的作用。

　　肺主宣发的生理作用,主要体现于三个方面。一是通过肺的气化,排出体内的浊气。二是将脾所转输的津液和水谷精微,向上布散,外达于皮毛,即是《灵枢·决气》所说的"上焦开发,宣五谷味,熏肤、充身、泽毛,若雾露之溉,是谓气"。三是宣发卫气,调节腠理之开合,将代谢后的津液化为汗液,排出体外。因此,肺失于宣散,即可出现呼气不利、胸闷、咳喘,以及鼻塞、打喷嚏和无汗等病理现象。

　　肺主肃降的生理作用,主要体现于三个方面:一是吸入自然界的清气;二是由于肺位最高,为华盖之脏,故将肺吸入的清气和由脾转输至肺的津液和水谷精微向下布散;三是肃清肺和呼吸道内的异物,以保持呼吸道的洁净。因此,肺失肃降,即可出现呼吸短促或表浅、咳痰、咯血等病理现象。

　　肺的宣发和肃降,是相反相成的矛盾运动。在生理情况下相互依存和相互制约;在病理情况下,则又常常相互影响。宣发与肃降正常,则气道通畅,呼吸调匀,体内外气体得以正常交换。如果二者的功能失去协调,就会发生"肺气失宣"或"肺失肃降"的病变,而出现喘、咳、肺气上逆之症。

(三) 通调水道

　　通,即疏通;调,即调节;水道,是水液运行和排泄的道路。肺的通调水道功能,是指肺的宣发和肃降对体内水液的输布、运行和排泄起着疏通和调节的作用。肺主宣发,不但将津液和水谷精微宣发至全身,而且主司腠理的开合,调节汗液的排泄;肺气肃降,不但将吸入之清气下纳于肾,而且也将体内的水液不断地向下输送,而成为尿液生成之源,经肾和膀胱的气化作用,生成尿液而排出体外。这就是肺在调节水液代谢中的作用,也就是肺的通调水道的生理功能。所以说"肺主行水","肺为水之上源"。如果肺的通调水道功能减退,就可发生水液停聚而生痰、成饮,甚则出现水泛为肿等病变。

(四) 朝百脉,主治节

　　朝,即聚会的意思;肺朝百脉,即是指全身的血液,都通过经脉而聚会于肺,通过肺的呼吸,进行气体的交换,然后再输布到全身。《素问·经脉别论》曰:食气入胃,浊气归心,淫精于脉,脉气流经,经气归于肺,肺朝百脉,输精于皮毛。

全身的血和脉,均统属于心。心脏的搏动,是血液运行的基本动力。而血的运行,又依赖于气的推动,随着气的升降而运行至全身。肺主一身之气:由于肺主呼吸,调节全身的气机,所以血液的运行,亦有赖于肺气的输布和调节。

(五)肺与形、窍、志、液的关系

1. 肺在体合皮,其华在毛　所谓"合",即配合之意。皮毛,包括皮肤、汗腺、毫毛等组织,为一身之表,是抵御外邪侵袭的屏障。肺与皮毛的相合关系主要体现在下述两个方面:一是肺主气,属卫,具有宣发卫气,输津于皮毛等生理功能,从而滋润、温养皮毛;二是皮毛与肺配合,协调肺的呼吸作用。皮毛汗孔的开合,具有宣散肺气和调节呼吸的作用,《黄帝内经》称汗孔为"气门",即气体出入之门。

因为肺与皮毛在生理方面具有相互配合的密切关系,所以在病理方面,也常相互影响。例如,外界邪气伤人,常先从皮毛而入,首先影响到肺的生理功能,出现恶寒、发热、鼻塞、咳嗽等症状;若肺气虚弱,宣发功能失职,卫气、精津布散障碍,则肌肤苍白、憔悴,皮毛枯槁;若卫气机能虚弱,则自汗出,易于感受外邪;若肺气闭塞,毛窍闭敛,则可出现无汗而喘等症状。

2. 肺在窍为鼻　鼻是肺之门户,为气体出入之通道,其生理功能包括通气和嗅觉,而鼻的功能主要依赖肺气的作用。肺气调和,则鼻窍通畅,呼吸通利,嗅觉灵敏。正因为鼻为肺窍,肺与鼻有密切联系,所以若肺或者鼻发生病变时,常相互影响。例如邪气犯肺,肺气失宣,则鼻的功能失常,可见鼻塞、流涕、不闻香臭等。另外,外邪伤人,多从口鼻而入,可直接影响到肺,特别是温热邪气,多首先侵犯肺脏,从而出现发热、口渴、咳嗽、痰黄、鼻翼煽动等症状;而鼻的症状亦多从治肺入手。

3. 肺在志为忧(悲)　以五志分属五脏来说,肺之志为忧(悲)。忧愁和悲伤,均属非良性刺激的情绪反应,它对于人体的主要影响是使气不断地消耗。由于肺主气,所以忧(悲)易于伤肺;反之,在肺气虚时,机体对外来非良性刺激的耐受性下降,而易于产生忧(悲)的情绪变化。

4. 肺在液为涕　涕是由鼻黏膜分泌的黏液,并有润泽鼻窍的功能。鼻为肺窍,正常情况下,鼻涕润泽鼻窍而不外流。若肺寒,则鼻流清涕;肺热,则涕黄浊;肺燥,则鼻干。

三、脾

脾位于中焦,在膈之下。脾的主要生理功能是:主运化,主统血,脾气主升。脾与胃相表里。

(一)主运化

脾主运化就是将水谷消化成为精微物质并将其运输、布散到全身。"运"有运输、布散之意,例如体内各种精微物质的运输、布散等。"化",有变化、消化、化生之意,主要指饮食物的消化和水谷精微的吸收等。脾的运化功能可分为运化水谷和运化水液两个方面。

一是运化水谷。水谷,泛指各种饮食物。运化水谷,即是指对饮食物进行消化和吸收。脾运化水谷精微,维持着五脏、六腑、四肢百骸和皮毛筋骨等脏腑、组织、器官的

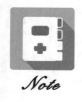

生理功能。

二是运化水液。运化水液是指脾对水液的吸收、转输、布散和排泄的作用,说明脾在调节水液代谢、维持水液代谢平衡方面,发挥着重要作用。脾的运化水液功能,可以概括为两个方面。一是摄入到体内的水液,需经过脾的运化转输、气化成为津液,并输布于肺,通过心肺而布达周身脏腑器官,发挥其濡养、滋润作用。二是将全身各组织器官利用后多余的水液及时地输送到相应的器官(如肺、肾、膀胱、皮毛等),变成汗和尿液而排出体外。因此,在水液代谢的全部过程中,脾都发挥着重要的作用。运化功能,主要依靠脾气的作用,若脾气健运,则饮食水谷的消化、吸收,精微物质的运输、布散等功能才能旺盛,水液输布、排泄才能正常,体内的水液才能保持着相对的平衡状态。反之,若脾失健运,不但会出现腹胀、便溏、倦怠等消化失常症状,而且还会引起水液代谢失常,进而产生多种水湿停滞的病变,如水肿、痰饮、泄泻等。

饮食水谷是机体所需营养的主要来源,也是化生气血的主要物质基础,是生命的根本。而饮食物的消化,水谷精微的吸收、布散,主要靠脾的运化功能才能完成。所以说脾为"后天之本"、"气血生化之源"。

（二）主统血

统,是统摄、控制的意思。脾主统血是指脾能统摄、控制血液,使之正常地在脉内循行而不溢出脉外。脾统血的机理:实际上是脾气对血液的固摄作用。因为脾为气血生化之源,脾气旺盛,就能保证体内气血充足,气能摄血,这样,生成之血就能在脉管内运行,不致溢出脉外。若脾气虚弱,统血功能失职,血液运行将失其常规而溢出脉外,以致出血,如便血、尿血、皮下出血等。中医学将这种因脾虚而引起的出血称为"脾不统血"。这种出血的特点是:出血时间较长,血的颜色浅淡,出血多在身体下部等。

（三）脾气主升

所谓"升",即上升之意。脾气主升,即脾气的功能特点以向上升腾为主,它包括两个方面的内容。

其一是脾主升清。所谓"清",是指水谷精微营养物质,而"升清"即指精微物质的上升布散。经过脾、胃和小肠等消化后生成的精微物质是在脾的升清作用下,上输于肺,并通过心肺,分布到周身各处。因此,脾的升清功能正常,则各脏腑、组织、器官得到足够的营养物质,功能才能强健。若脾的升清作用失职,则会出现头晕、目眩等症状。若清阳不升,清浊不分,混合下注,可发为遗精、带下、腹胀、腹泻。久泻不愈,常可伴有身倦无力、气短、懒言等症状。

其二是维持人体内脏的正常位置。人体的脏腑,在体内都有固定的位置,脏腑之所以能固定于一定的部位,全赖脾气主升的生理作用。若脾气不升,反而下陷,则可出现胃、肾、子宫等内脏的位置下移或脱肛等。

（四）脾与形、窍、志、液的关系

1. 脾在体合肌肉,主四肢,其华在唇　《素问·痿论》曰:"脾主身之肌肉",这是由于脾胃为气血生化之源,全身的肌肉都需要依靠脾胃所运化的水谷精微来营养,才能发达丰满,臻于健壮,正如《素问集注·五脏生成篇》所说:脾主运化水谷之精,以生养肌肉,故主肉。因此,人体肌肉的壮实与否,与脾胃的运化功能相关,脾胃的运化功能障碍，必致肌肉瘦削，软弱无力，至萎弱不用。这也是《素问·痿论》所说"治痿独取阳明"的主要理论依据。

四肢与躯干相对而言，是人体之末，故又称"四末"。人体的四肢，同样需要脾胃运化的水谷精微等营养，以维持其正常的生理活动。四肢的营养输送，全赖于清阳的升腾宣发，故《素问·阴阳应象大论》曰"清阳实四肢。"说明四肢的功能正常与否，与脾的运化水谷精微和升清功能是否健旺密切相关。口唇的色泽，与全身的气血是否充盈有关。由于脾为气血生化之源，所以口唇的色泽是否红润，不但是全身气血状况的反映，而且实际上也是脾胃运化水谷精微的功能状态的反映。所以《素问·五脏生成篇》曰：脾之合肉也，其荣唇也。

2. 脾在窍为口　脾开窍于口，指饮食口味等与脾运化功能有密切关系。口味的正常与否，全赖于脾胃的运化功能，也即是脾的升清与胃的降浊是否正常。脾胃健运，则口味正常，食欲增进。所以《灵枢·脉度》曰：脾气通于口，脾和则口能知五谷矣。若脾失健运，则可出现口淡无味、口甜、口腻、口苦等口味异常的感觉，从而影响食欲。

3. 脾在志为思　思，即思考、思虑，是人体精神意识思维活动的一种状态。如《灵枢·本神》曰：因志而存变谓之思。思为脾之志，亦与心主神明有关，故有"思出于心，而脾应之"之说。若思虑过度、所思不遂，则伤脾，导致气滞和气结，《素问》曰：思则气结。脾气结滞，则见不思饮食，脘腹胀闷，影响运化升清和化生气血的功能，从而出现头目眩晕、烦闷、健忘、手足无力等。

4. 脾在液为涎　涎为口津，唾液中较清稀的称作涎。它具有保护口腔黏膜，润泽口腔的作用，有助于食物的吞咽和消化。《素问·宣明五气篇》曰：脾为涎。在正常情况下，涎液上行于口，但不溢于口外。若脾胃不和，则往往导致涎液分泌急剧增加，出现口涎自出等。

四、肝

肝位于腹腔，膈膜之下，右胁之内。肝的主要生理功能为：主疏泄，主藏血。肝与胆相表里。

（一）主疏泄

"疏泄"，即指疏通、畅达、排泄。主疏泄，是指肝气具有疏通全身气机，进而促进精血津液的运行输布、脾胃之气的升降、胆汁的分泌排泄以及情志的舒畅作用。肝主疏泄的生理功能主要体现在以下三个方面的内容。

1. 调节情志活动　肝的疏泄功能正常，气机调畅，方能保持精神乐观，心情舒畅，气血和平，五脏协调。反之，若肝主疏泄功能障碍，气机失调，就会导致精神情志活动的异常。若肝的疏泄功能减退，导致人体气机阻滞不畅，不但出现胸胁、两乳的胀闷疼痛，同时还可出现郁郁寡欢，闷闷不乐，情绪低沉，多疑善虑等病理现象，中医称之为"肝郁"，或"肝气郁结"；若肝的疏泄功能太过，情志亢奋，则头胀头痛，面红目赤，急躁易怒，甚至出现不能卧寐的症状。

2. 助消化吸收　肝助消化的作用主要体现在两个方面：肝能促进生成胆汁和排泄胆内储藏的胆汁，具有较强的消化饮食物的作用。胆汁依靠肝之余气，通过疏泄作用，溢入于胆,聚合而成。肝疏泄正常,气机调畅,胆道畅通,胆汁方能顺利排入消化道,以起到帮助消化作用。若疏泄失职,胆汁分泌和排泄异常,则可出现黄疸,口苦,呕吐黄水,胁肋胀痛,食欲减退等症。肝助消化作用还表现在协调脾胃的正常升降方面。而脾胃的正常升降不仅与脾胃本身的生理活动相关,而且还和肝主疏泄的功能活动有密切联系。若肝的疏泄功能异常,则不但影响胆汁的生成和排泄;而且还会导致胃的升降功能紊乱。如脾不升清,在上发为眩晕,在下发为飧泄;如胃不降浊,在上则发为呕逆嗳气,在中则为脘腹胀满疼痛,在下则为便秘。前者称为"肝脾不和",后者称为"木旺乘土"。

3. 促进气、血、津液的正常运行　气、血、津液等物质在体内处于不停的流行状态,气、血、津液流行通利状态和肝的生理功能有密切的关系。气的正常运行,要依靠肝的疏泄功能,因为疏泄功能直接影响气机的调畅。肝主疏泄,气的运行通利,气的升降出入才能正常。肝气疏泄失常的两种表现是肝气郁结和肝气上逆。若肝的疏泄功能失职,气机不畅,气的运行则发生障碍,导致气滞不行的病理变化,出现胸、胁、乳房胀痛等症状。气是血的运行动力,气行则血行,气滞则血瘀。若疏泄正常,则血液循环保持通利状态。若疏泄失职,通利作用失常,则出现血瘀,如胸胁刺痛、癥积肿块、月经不调等。肝的疏泄通利作用在促进水液代谢方面也发挥着重要作用。肝调节水液代谢,主要体现在调畅三焦气机,维持三焦水道通畅等方面。肝的疏泄失职,气机失调,不仅会影响三焦水道的通利,使水液的输布排泄障碍,而且气滞则血瘀,瘀血阻滞脉道,气机受阻,还可导致水湿停留于人体某些部位,留而为饮,凝而为痰,痰气互结,又可形成痰核、瘰疬。若水湿停留于胸腹腔,则形成胸水和腹水。

（二）主藏血

肝主藏血是指肝具有储藏血液和调节血量的功能。人体的血液由脾胃消化吸收来的水谷精微所化生。血液生成后,一部分运行于全身,被各脏腑、组织、器官所利用,另一部分则流入肝脏而储藏之,以备应急的情况下使用。在一般情况下,人体各脏腑、组织、器官的血流量是相对恒定的,但又必须随人体的机能状态及气候变化的影响,而发生适应性调节。例如,人体在睡眠、休息等安静状态下,机体各部位对血液的需求量减少,一部分血液可回归于肝而藏之。当活动量增加时,人体对血液的需求量相对增加,肝脏就把其储藏的血液排出,从而增加有效循环血量,以适应机体对血液的需要。

因为肝有储藏血液和调节血量的生理功能,故又有"肝为血海"的说法。所以人体各部位的生理活动皆与肝有密切关系。肝脏有病,藏血功能失常,不仅会出现血液方面的改变,还会影响到机体其他脏腑、组织、器官的生理功能。藏血功能失常,主要有两种病理变化:一是若藏血不足,血液虚少,则分布到全身其他部位的血液减少,不能满足身体的生理需要,因而出现肢体麻木,月经量少,甚至闭经等;二是肝不藏血,则可导致各种出血,如吐血、咳血、衄血、崩漏等。若肝血不足,心血亏损,则魂不守舍,可见惊悸多梦,夜寐不安。

另外,女性月经的来潮、周期、经量等正常与否,男子的排精等,均与肝的疏泄功能关系密切。肝气畅达,血脉流通,则月经通调,表现为周期、经量均正常。男子精液的储藏与施泄,女子的按时排卵,是肝肾闭藏与疏泄等作用相互协调的结果。由于妇女月经及生育与肝的功能关系密切,所以古人有"女子以肝为先天"的说法。

（三）肝与形、窍、志、液的关系

1. 肝在体合筋,其华在爪　筋附着于骨而聚于关节,是连接关节、肌肉的一种组织,故《素问·五脏生成篇》曰:诸筋者,皆属于节。筋和肌肉的收缩和弛张,即是肢体、关节运动的屈伸或转侧。《灵枢·九针论》说的"肝主筋"和《素问·痿论》说的"肝主身之筋膜",主要是由于筋膜有赖于肝血的滋养。肝的血液充盈,才能养筋;筋得其所养,才能运动有力而灵活。如果肝的气血衰少,筋膜失养,则表现为筋力不健,运动不利。此外,肝的阴血不足,筋失所养,还可以出现手足震颤、肢体麻木、屈伸不利等症。故《素问·至真要大论》曰:诸风掉眩,皆属于肝。爪,即爪甲,包括指甲和趾甲,乃筋之延续,故称:爪为筋之余。肝血的盛衰,可影响爪甲的荣枯。《素问·五脏生成篇》曰:肝之合筋也,其荣爪也。肝血充足,则爪甲坚韧明亮,红润光泽。若肝血不足,则爪甲软薄,枯而色夭,甚至变形脆裂。

2. 肝在窍为目　目又称"精明",是视觉器官。《素问·脉要精微论》曰:夫精明者,所以视万物、别白黑、审短长。肝的经脉上联于目系,目的视力,有赖于肝气之疏泄和肝血之营养,故曰"肝开窍于目"。如《素问·五脏生成篇》曰:"肝受血而能视。"由于肝与目的关系非常密切,因而肝的功能是否正常,往往可以从目上反映出来。肝之阴血不足,则两目干涩,视物不清或夜盲;肝经风热,则可见目赤痒痛;肝火上炎,则可见目赤生翳;肝阳上亢,则头目眩晕;肝风内动,则可见目斜上视。目虽为肝之窍,但五脏六腑之精气皆上注于目,因此,目与五脏六腑都有内在联系,其他脏腑之精气盛衰亦可从目上反映出来。

3. 肝在志为怒　由于肝主疏泄,阳气升发,为肝之用,故说肝在志为怒。如大怒,则势必造成肝的阳气升发太过,故又曰"怒伤肝"。反之,肝的阴血不足,肝的阳气升泄太过,则稍有刺激,即易发怒。如《素问·脏气法时论》曰:肝病者,两胁下痛引小腹,令人善怒。

4. 肝在液为泪　肝开窍于目,泪从目出,故《素问·宣明五气篇》曰:肝为泪。肝、目的功能正常,泪濡润而不外溢:若肝的阴血不足,则两目干涩;如肝经湿热,则目眵增多,迎风流泪。

五、肾

肾位于腰部,在脊柱两旁,左右各一,肾的主要生理功能是:藏精,主生长发育和生殖;主水;主纳气。肾与膀胱相表里。

（一）藏精,主生长发育和生殖

肾精肾气主机体的生长发育,肾精肾气主司人体的生殖功能,推动和调节脏腑气化。肾藏精的生理功能,即是肾对于精气具有闭藏作用。肾所藏的精,包括"先天之精"和"后天之精"两部分。所谓"先天之精",即禀受于父母的生殖之精,它是构成胚胎发育的原始物质,具有生殖、繁衍后代的基本功能,并决定着每个人的体质、生理、发育,在一定程度上还决定着寿命。在出生离开母体后,先天之精藏于肾,成为肾精的一部分,它是代代相传、繁殖、生育的物质基础。"后天之精"来源于饮食水谷,依赖于脾胃所化生的精微物质。它是维持人体生命活动的营养物质,用来营养五脏、灌溉六腑、滋养濡润皮毛筋骨。所余部分藏之于肾。

后天之精的化生,依赖于先天之精的资助,先天之精亦依赖于后天之精的补充,才不致耗尽。先天之精与后天之精是相互依存、相互补充、相互促进的,二者相辅相成,从而保证了肾精的充盛。先天之精与后天之精的来源虽然有异,但均藏于肾,二者是不能截然分开的。所以肾精的盛衰,除了和先天条件有关外,还和后天营养是否充盛有密切关系。

肾藏精的生理功能十分重要,是生养身体的根本。而肾所藏之精属于物质,这种物质又可转化为功能,即行精能化气,肾精所化之气,称为肾气。肾气保证了人体的健康功能。肾中精气的盛衰,决定着人体的生长、发育过程和生殖机能的旺盛与衰减。

肾主生殖。人体的生殖机能包括两个方面,即性功能和生殖能力,它是繁衍后代、代代相传的根本保证。人体的生殖机能,主要和肾有关。一方面,肾藏精,肾精是人体胚胎发育的基本物质,是生命起源的物质基础。另一方面,肾精又能促进生殖器官发育,使生殖机能成熟并维持生殖机能旺盛不衰。

肾主生长发育。人体的整个生长、发育过程均和肾中精气的盛衰存在极其密切的内在联系。人从幼年开始,肾中精气开始充盛,人体生长、发育迅速,生机活泼,在七八岁时,由于肾中精气的逐渐充盛,出现了齿更发长的生理变化。到了青壮年,肾中精气更加充盛,不仅具备了生殖能力,而且身体强壮,筋骨坚强,精神饱满,牙齿坚固,头发黑亮,处于人生中身体最强壮的时期。进入老年,由于肾中精气开始衰减,人的形体逐渐衰老,不仅生殖机能丧失,而且头发斑白,牙齿动摇,弯腰驼背,步履不稳,耳聋失聪,面憔无华。肾中精气的盛衰,决定着人体的生长、发育。若肾中精气不足,则出现生长发育方面的异常。如在幼年时期,肾中精气不足,则可致生长、发育迟缓,智力低下,甚至出现"五迟"(立迟、行迟、齿迟、语迟、发迟)、"五软"(手足软、头软、颈软、肌肉软、口软);在成年时期,如肾中精气亏损过度,则未老先衰,表现为发脱齿摇,头晕耳鸣,记忆力减退,性功能衰弱。

肾藏精,肾精化生肾气。肾精充足,则肾气旺盛;肾精亏损,则肾气衰弱。肾精与肾气相互为用,故有时将二者合称为精气。肾中精气是机体生命活动的根本,对机体各种生理活动均起着极为重要的作用,故肾被看作"先天之本"。从阴阳属性来分,精属有形,为阴;气属无形,为阳。所以亦称肾精为肾阴,称肾气为肾阳,又称"元阴"和"元阳"。肾阴是一身阴液的本源,对机体各脏腑、组织、器官起着滋润、濡养作用。肾阳是一身阳气的根本,它对机体各脏腑、组织、器官起着温煦和推动作用。肾之阴阳是人体各脏腑阴阳的根本。由于阴阳同居肾中,故肾又被称为"水火之宅"。

（二）主水

肾主水,主要是指肾脏具有主持和调节人体水液代谢的生理机能。

肾主水功能主要是通过肾的气化作用来实现的。具体来说,肾主水的作用主要表现在以下三个方面。

首先是升清降浊。在水液代谢过程中,水液有清浊之分。所谓"清者",即指含有营养成分的部分水液;所谓"浊者",即指含有各种代谢废物的水液。清者上升,浊者下

25

降,是水液在体内气化的基本规律。水液代谢,首先是脾胃受纳、消化和运化,其精微部分转输于肺,通过宣发肃降,使清者上升,浊者下降归于肾。归于肾的水液虽名为浊,但其中仍含有清的部分,故在肾阳蒸腾气化作用下,浊中之清进一步蒸腾气化,复上升于肺,再次布散周身;而其中的浊中之浊,则注入膀胱为尿。因此,在肾的气化作用下,清升浊降,促进着体液的代谢,维持着人体水液代谢的平衡。

其次是司膀胱开合。膀胱的主要功能是储尿、排尿,与肾的气化作用密切相关。储尿要依靠肾气的固摄能力,排尿也要依靠其控制能力,故称此作用为肾司膀胱开合。开,则使尿液顺利排出体外;合,则使水津保留于体内,维持体内水液量的相对恒定。若肾不主水,则会影响水液代谢,出现尿少、水肿等病理表现。若肾阳不足,失去温化蒸腾作用,则表现为小便清长或尿量明显增多等症。

(三)主纳气

肾主纳气,是指肾具有摄纳肺所吸入之清气而调节呼吸的功能,防止呼吸表浅,保证体内外气体的正常交换。人体的呼吸虽然由肺来主司,但必须有肾的参与才能维持正常。具体来说,由肺吸入之清气必须下达于肾,由肾来摄纳,方能保持呼吸运动的深沉和平稳,从而保证体内外气体得以正常交换。只有肺肾协调一致,呼吸功能才会正常。实际上肾主纳气是肾的封藏作用在呼吸运动中的具体体现。因此,肾的纳气功能正常,则呼吸均匀和调。如果肾的纳气功能减退,摄纳无权,则肺吸入之清气上逆而不能下行,即可出现呼吸表浅,动则气喘,呼多吸少,或呼吸困难等。

(四)肾与形、窍、志、液的关系

1.肾在体为骨,主骨生髓,其华在发 肾主骨、生髓的生理功能,实际上是肾中精气具有促进机体生长发育的功能。骨的生长发育,有赖于骨髓的充盈及其所提供的营养。《素问·阴阳应象大论》说的"肾生骨髓",《素问·六节藏象论》说的肾"其充在骨",都是指肾中精气充盈,才能充养骨髓。小儿囟门迟闭、骨软无力,老年人的骨质脆弱、易于骨折等,都与肾中精气不足、骨髓空虚有关。

髓,有骨髓、脊髓和脑髓之分,这三者均属于肾中精气所化生。因此,肾中精气的盛衰,不仅影响骨的生长和发育,而且也影响脊髓和脑髓的充盈和发育。脊髓上通于脑,髓聚而成脑,故称脑为"髓海"。肾中精气充盈,则髓海得养,脑的发育就健全,就能充分发挥其"精明之府"的生理功能;反之,肾中精气不足,则髓海失养,而形成髓海不足的病理变化。

"齿为骨之余"。齿与骨同出一源,牙齿也由肾中精气所充养,牙齿的生长与脱落,与肾中精气的盛衰密切相关。肾中精气充沛,则牙齿坚固而不易脱落;肾中精气不足,则牙齿易于松动,甚至早期脱落。

发的生长,全赖于精和血。肾藏精,发的生长与脱落、润泽与枯槁,依赖于肾中精气和血的充养和濡养,故称"发为血之余"。青壮年时,由于精血充盈,则发长而光泽;老年人的精血多虚衰,毛发变白而脱落。若未老先衰,头发枯槁,早脱早白者,则与肾中精气不足和血虚有关。

2.肾在窍为耳及二阴 耳是听觉器官。听觉的灵敏与否,与肾中精气的盈亏有密切关系,肾中的精气充盈,髓海得养,则听觉灵敏,分辨力较高,故《灵枢·脉度》曰:肾气通于耳,肾和则耳能闻五音矣。反之,肾中精气虚衰时,则髓海失养,而可见听力减退,或见耳鸣,甚则耳聋。人到老年,肾中精气多见衰退,听力每多减退。

二阴,包括前阴和后阴。前阴是排尿、生殖器官,后阴即肛门,是排泄粪便的通道。尿液的排泄虽在膀胱,但须依赖肾的气化才能完成。因此,尿频、遗尿、尿失禁、尿少或尿闭,均与肾的气化功能失常有关。人的生殖功能,亦为肾所主。粪便的排泄,本是大肠的传化糟粕功能,但亦与肾的气化有关。如肾阴不足时,可致肠液枯涸而便秘;肾阳虚损时,则气化无权而致阳虚便秘或阳虚泄泻;肾的封藏失司时,则可见久泄滑脱。

3. 肾在志为恐　恐是人们对事物惧怕的一种精神状态。恐与惊相似,但惊为不自知,事出突然而受惊;恐为自知。惊恐属肾,恐为肾之志,但总与心主神明相关。心藏神,神伤则心怯而恐。《素问·举痛论》曰:恐则气下,惊则气乱。"恐则气下"是指人在恐惧的状态中,上焦的气机闭塞不畅,气迫于下焦,则下焦胀满,甚至遗尿。"惊则气乱"是指机体的正常生理活动遭到一时性的扰乱,出现心神不定、手足无措的现象。

4. 肾在液为唾　唾为口津,唾液中较稠厚的称作唾。唾为肾精所化,咽而不吐,有滋养肾中精气的作用。若多唾或久唾,则易耗损肾中精气。

第三节　六　　腑

中医对六腑的认识,达到了形态与功能的统一。从形态看,六腑中空有腔,多为管状器官,这就是其功能活动的基础;从功能看,六腑传导、运化水谷和糟粕,必在管道内进行。它们共同的生理功能是"传化物",其生理特点是"泄而不藏"、"实而不能满"。六腑以通为用、以降为和,所以六腑病变多以通、降的障碍为患。六腑病变的治疗,则以恢复通、降之性而设。因此学习六腑的功能,也要从形态和功能的角度来进行理解。

一、胆

胆位于右胁下,附于肝。主要生理功能是储存和排泄胆汁。

胆汁由肝之精气溢于胆而形成,储存在胆囊内的胆汁又在肝气疏泄的推动作用下进入小肠,帮助饮食物的消化吸收。若肝疏泄下行,胆液泄于小肠,可以促进食物消化。若胆汁泌泄失常,则出现厌食、腹胀、腹泻;若湿热蕴结肝胆,胆汁不循常道,则出现面目、肌肤黄染;若胆气不利,气机上逆,则出现口苦、吐黄绿苦水。此外,胆汁助脾胃消化是木疏土的重要内容之一,胆汁排泄异常往往是脾胃运化失调的重要因素。

胆汁清纯,为肝之精气所化生,故称为"精汁"。胆虽为六腑之一,它储藏精汁而不接受水谷和糟粕,与其他五腑不同,故又归属于奇恒之腑。作为奇恒之腑的胆,它的主要生理功能是主决断。胆主决断,指胆有判断事物并做出决定的功能。

《黄帝内经》中称胆为"中正之官"。有关"判断"、"果断"、"决断"都与人的勇怯相联系,胆的这两个功能对于防御和消除某些精神刺激的不良影响,维持气血运行,确保脏腑功能的协调有重要作用。若胆气足,则人善断、言行准确、勇敢;若胆气虚,则人寡断、言行失误、胆小。

二、胃

胃位于腹腔上部,上连食管,下通小肠。胃腔称为胃脘,分为上、中、下三部:胃的上部为上脘,包括贲门;胃的下部为下脘,包括幽门;上、下脘之间的部分称为中脘。主要生理功能是主受纳、腐熟水谷。

食物首先纳于胃,后进行初步消化,所以称"胃为水谷之海"。胃内腐熟的饮食水谷是化生气血的物质基础,所以又称"胃为水谷气血之海"。胃受纳、腐熟水谷功能与脾运化功能相结合,统称为胃气。中医非常重视胃气在人体生命活动中的重要作用,认为"人以胃气为本",在判断疾病时认为"有胃气则生,无胃气则死",在治疗疾病时认为"留得一分胃气,便存一分生机"。在养生时注重保胃气。若胃受纳失职则出现纳呆、厌食、胃脘胀闷;若腐熟无能,食滞胃脘,则出现胃脘胀痛,嗳腐食臭;若受纳、腐熟功能亢进,则出现消谷善饥,胃中嘈杂。

胃有主通降的生理特性。胃的通降是相对脾的升清而言的,这是胃的生理特性,胃气降食物于小肠,故称胃气以降为顺,贵在畅通。胃失和降则出现纳呆脘闷,胃脘胀痛,大便秘结;胃气上逆则出现恶心、呕吐、呃逆、嗳气。

三、小肠

小肠位于腹中,其上口与胃在幽门相接,下口与大肠在阑门相连。主要生理功能是:主受盛化物,泌别清浊。

小肠受盛化物是指盛纳胃初步消化的饮食物,进一步消化饮食物,将食糜变为水谷精微和糟粕。"小肠者,受盛之官,化物出焉"。若小肠受盛失职,食糜留滞,则出现腹部疼痛;化物失常,消化吸收障碍,则出现腹胀、腹泻、便溏。

小肠泌别清浊的功能,是对由胃转输来的食糜进行处理功能的概括,它体现在三个方面:将受盛的饮食物进一步消化,分为清浊两部分,将食糜中的精微(清)吸收后由脾输往全身,食糜中的糟粕(浊)下输大肠;同时将食糜中水液吸收、代谢后渗入膀胱。小肠功能正常则精微、水液、糟粕各行其道。水谷精微由脾输往全身,糟粕下输大肠;水液之清者,由脾上输于肺,再由肺宣发肃降于全身;水液之浊者,渗入膀胱,再由膀胱排出体外。若清浊不分,水谷混杂而下,则出现小便短少,便溏泄泻。故中医治疗有"利小便即所以实大便"的理论。

四、大肠

大肠上连小肠,下接肛门。主要生理功能是传化糟粕。

传化糟粕是指大肠接受小肠的食物残渣,经过处理变为大便经肛门排出体外。大肠接受小肠的食物残渣,再吸收其中多余的水分,使粪便成形,谓之"主津",可见大肠还参与津液的代谢过程。若大肠虚寒,无力吸收水分则出现肠鸣、腹痛、溏泻;若大肠实热,肠道失润,则出现大便干结难解;若湿热蕴结大肠,则出现腹痛、下痢脓血、里急后重。

大肠传导大便一定以通降为前提。大肠的功能都与肺、脾、胃等脏的功能密切相关,肺气肃降、胃气下行是大肠传导大便的动力,脾气主升、运化水液,保证大肠的"主津"。此外,肾主封藏与肺、胃之降互相协调,保证大肠藏泄有度。综合上述,大肠的功能与肺、胃、脾、肾等脏腑的功能密切相关。

五、膀胱

膀胱又称"脬",位于下腹部,是一个中空的囊状器官,上有输尿管与肾相连,其下有尿道,开口于前阴。膀胱的主要生理功能是储尿、排尿。

膀胱储存尿液:机体代谢的水液下输膀胱。膀胱排泄尿液:膀胱气化、排尿有序与肾的气化功能密切相关。若膀胱气化失常,则出现小便不利,尿少,癃闭;膀胱不约,则出现尿频、尿多、尿失禁;湿毒下侵膀胱,则出现尿急、尿痛、尿淋涩。

六、三焦

三焦遍布全身,经历五脏六腑,是通行气与水的道路。三焦是人体上、中、下三个部位及其功能的概括:上焦即膈上的心、肺;中焦即膈下脐上的脾、胃、肝、胆;下焦即脐下的肾、膀胱、大肠、小肠。六腑之一的三焦的主要生理功能是通行元气,运行水液。通行元气是指源于肾中的元气通过三焦运行于全身;运行水液是指三焦为水液运行的通道。

案例分析

中医认为肾主藏精,主生长发育、生殖,患者出生时为早产儿,自幼体弱多病,属于先天肾精不足,导致发育迟缓,身材矮小。后天失调,又致性功能低下,阳痿早泄等。肾精亏虚,肾阳虚,致头晕、耳鸣、健忘、头发早秃、神疲、腰酸膝软、怕冷、四肢不温,进行稍重体力劳动则气促;肾阴虚,致盗汗,手足心热等。

学习检测

一、选择题

1. 肾在液为(　　)。

A. 汗　　　　　　B. 涕　　　　　　C. 涎　　　　　　D. 唾　　　　　　E. 泪

2. 以调节气机升降为主要关系的两脏是(　　)。

A. 肺与肾　　　B. 肾与肝　　　C. 肝与肺　　　D. 肾与脾　　　E. 心与肾

3. "肝肾同源"的理论依据是(　　)。

A. 同居下焦　　　B. 藏泄互用　　　C. 精血互化　　　D. 阴液互补　　　E. 阴阳承制

4. 与"气虚"关系最大的两个脏腑是(　　)。

A. 心与肺　　　B. 肺与脾　　　C. 脾与胃　　　D. 肝与肺　　　E. 肺与肾

5. "血之余"是指(　　)。

A. 脉　　　　　　B. 齿　　　　　　C. 髓　　　　　　D. 发　　　　　　E. 爪

6. 肾对于气的主要生理作用是(　　)。

A. 生气　　　　　B. 纳气　　　　　C. 调气　　　　　D. 散气　　　　　E. 呼气

7. 四肢肌肉的壮实主要取决于（　　）。

A.心主血脉　　　　　　　　B.脾主运化　　　　　　　　C.肝主藏血

D.肾主藏精　　　　　　　　E.肺主宣发肃降

8. 对汗液的排泄有重要调节作用的是（　　）。

A.肝　　　　　B.肾　　　　　C.脾　　　　　D.肺　　　　　E.心

9. 使血液运行于血脉之内而不外溢的脏腑是（　　）。

A.心　　　　　B.肺　　　　　C.肝　　　　　D.脾　　　　　E.肾

10. 具有"体阴用阳"特点的是（　　）。

A.心　　　　　B.肺　　　　　C.肝　　　　　D.肾　　　　　E.脾

二、问答题

1. 简述脾的生理功能及与形、窍、志、液的关系。

2. 简述肝主疏泄的具体表现。

（何　静　辛增辉）

Note

第三章 精、气、血、津液

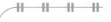

本章课件

学习任务

1. 掌握精的基本概念、分类及功能。
2. 掌握气的基本概念、生成、运行、功能及分类。
3. 掌握血的基本概念、生成、循行和功能。
4. 掌握津液的基本概念、代谢和功能。
5. 了解精、气、血、津液之间的关系。

 案例引导

> 患者，女，37岁。产后失血过多，身有微热，面色苍白，头晕眼花，心悸少寐，恶露或多或少，色淡质稀，小腹绵绵作痛、喜按，面色不华，舌淡，脉细弱。
>
> 问题：如何为患者实施治疗？

精、气、血、津液是构成人体和维持人体生命活动的基本物质。精、气、血、津液既是人体生理活动的产物，又是脏腑经络及组织器官生理活动的物质基础。因此，无论是生理还是病理状态，这些物质与脏腑、组织、器官之间都存在着互为因果的密切关系。精、气、血、津液学说是阐述人体生命活动基本物质的生成、输布代谢、生理功能、相互关系及其与脏腑、组织、器官联系的学说，是中医理论体系的重要组成部分。

一、精

（一）精的基本概念

精也称精气，精是由禀受于父母的生命物质与后天水谷精微相融合而形成的一种精华物质，是人体生命的本源，也是人体生长发育及各种功能活动的物质基础。故《素问·金匮真言论》中曰：夫精者，身之本也。精一般呈液态，储藏于脏腑之中或脏腑之间。如《灵枢·本神》曰：是故五脏者，主藏精。

中医的精有多种含义。精的本始含义：具有繁衍后代作用的生殖之精，此称为狭义之精，如《素问·上古天真论》曰：二八……精气溢泻，阴阳和，故能有子。人体之内的血、津液、髓以及水谷精微等一切精微物质均属于广义之精范畴。但从具体物质的

Note

生成与功能而言,精与血、津液的概念是有区别的。一般说来,精的概念范畴仅限于先天之精、水谷之精、生殖之精及脏腑之精,并不包含血、津液。

（二）人体之精的代谢

1. 精的生成　人体之精由先天之精与后天之精相融合而生成。

1）先天之精　禀受于父母,是构成胚胎的原始物质。如《灵枢·决气》曰:两神相搏,合而成形,常先身生,是谓精。《灵枢·本神》曰:生之来,谓之精。先天之精具有生殖、繁衍后代的基本功能,并决定着每个人的体质、生理、发育,在一定程度上还决定着寿命的长短。在出生离开母体后,先天之精就藏于肾,成为肾精的一部分。

2）后天之精　来源于水谷,又称“水谷之精”。它是胎儿出生后,通过脾胃运化摄取而来的精微物质,是维持脏腑、组织、器官功能的物质,具有滋养脏腑的功能,故又称为“脏腑之精”。

先天之精与后天之精虽然来源与功用不同,但均归藏于肾,相互依存,相互为用。先天之精有赖于后天之精的不断充养,而后天之精也有赖于先天之精的激发和推动。这种关系,可概括为“先天生后天,后天养先天”。

2. 精的储存与施泄

1）精的储存　人体之精分藏于脏腑,但主要藏于肾中。后天之精,来源于水谷,由脾胃化生的精微物质,经脾气的转运输送至各脏腑组织,化为脏腑之精,在供给脏腑生理活动需要的同时,又将剩余部分输送于肾中,以充养肾藏的先天之精。《素问·上古天真论》曰:肾者主水,受五脏六腑之精而藏之。在其所藏先天之精的基础上,经后天的不断充养,肾所藏之精逐渐充盛起来。由于先天之精主要藏于肾,并在后天之精的资助下化为生殖之精以繁衍生命,因而称肾为“先天之本”。

2）精的施泄　精的施泄有两种形式:一是分藏于各个脏腑之中,濡养脏腑,并化气以推动和调控各脏腑的机能。二是化为生殖之精而有度地排泄以繁衍生命。

生殖之精,由先天之精在后天水谷之精的资助下化生,女子“二七”、男子“二八”之时,若先天之精无缺陷,后天之精能滋养,肾中所藏之精充盛,肾气充沛,天癸则按时而至。肾精的一部分在天癸的作用下,可化生为生殖之精以施泄。如男子“二八,肾气盛,天癸至,精气溢泻,阴阳和,故能有子”。生殖之精的化生与施泄有度,还与肾气封藏、肝气疏泄以及脾气的运化功能密切相关。

（三）人体之精的功能

1. 繁衍生殖　先天之精与后天之精合化生成生殖之精,具有繁衍生命的作用。先、后天之精相辅相成使肾精逐渐充实,化生的肾气也逐渐充盛。充盛的肾气维持了人体的生长发育,形体发育成熟到一定年龄并产生“天癸”,使人体具备生殖机能,有利于繁衍后代。在生殖过程中,父母将遗传物质通过生殖之精遗传给后代。这一给予后代的遗传物质,即是新生命的“先天之精”。因此,精是生命的本源。

2. 促进生长发育　先天之精和后天之精结合归藏于肾成为肾精,推动、激发和促进机体生长发育成熟。若肾精不足,可表现为生长发育迟缓或早衰。

3. 濡养作用　精能滋润濡养人体各脏腑、形体、官窍。先天之精与后天之精充盛,则脏腑之精充盈,肾精也充盛,因而脏腑、组织、官窍得到精的充养,各种生理机能得以正常发挥。若先天禀赋不足，或后天之精化生障碍，则肾精亏虚，五脏之精也衰，脏腑、组织、官窍得不到精的濡养，功能不能正常发挥，甚至衰败。如肾精有损，则生长发育迟缓或未老先衰；肺精不足，则呼吸障碍、皮肤失润无泽；肝精不足，则拘挛、掉摇或抽搐。

4. 生髓化血　精可转化为血，是血液生成的来源之一。《张氏医通·诸血门》曰：精不泄，归精于肝而化清血。因而肾精充盈，则肝有所养，血有所充。故精足则血旺，精亏则血虚。肾藏精，肝藏血，精血同源，互生互化。若肾精亏虚，可导致血虚病证。

5. 化气化神　精可以化生为气。《素问·阴阳应象大论》曰：精化为气。先天之精化生先天之气（元气），水谷之精化生谷气，再加上肺吸入的自然界清气，综合而成一身之气。气推动和调控人体的新陈代谢，维系生命活动。因此，精是气的本源。脏腑之精充盈，则化气充足，机体生命旺盛，身体健康，生殖功能正常，祛病延年。若脏腑之精亏虚，化气不足，机体正气虚衰、抗病和生殖能力下降，对整个生命活动极为不利。

精能化神，精是神化生的物质基础，神是人体生命活动的主宰及其外在总体现。《灵枢·平人绝谷》曰：神者，水谷之精气也。只有积精，才能全神，这是生命存在的根本保证。反之，精亏则神疲，精亡则神散，生命休矣。

二、气

（一）气的基本概念

气是人体内活力很强、运行不息的极精微物质，是构成人体和维持人体生命活动最基本的物质。古人认为，万物由气构成，所以气也是构成宇宙最基本的物质。中医学受到古代哲学"气学说"的影响，形成中医学"气"的概念。正如《素问·宝命全形论》所说的"天地合气，命之曰人。"指出人体是天地之气交感的产物。气是具有很强活力的精微物质，具有推动、激发脏腑经络功能活动以及血和津液运行的功能，使人的生命表现出勃勃生机，所以中医学的气亦指脏腑经络的生理功能，如脏腑之气、经络之气。

（二）气的生成

人体之气，源于先天精气和后天摄取的水谷精气及自然清气，通过肾、脾、肺等脏腑的综合协调作用而成。

人体之气来源于先天之精所化生的先天之气（即元气）、水谷之精所化生的水谷之气和自然界的清气（即宗气），三者合成一身之气，《黄帝内经》称为"人气"。

1. 肺为气之主　肺为体内外气体交换的场所，通过肺司呼吸的功能，呼出体内的浊气，实现体内外气体交换。肺吸纳自然之清气，下蓄丹田资"元气"，将清气与水谷之气结合生成宗气。肺的呼浊吸清，保证了自然界的清气源源不断地进入体内。

2. 脾胃为气之源　后天精气来源于脾的功能活动，胃主受纳，脾司运化，一纳一运，生化精气。脾升胃降，纳运相得，才能将饮食化生为水谷精气。水谷精气上输于心肺，布散周身，充养先天精气。

3. 肾为气之根　先天精气禀承于父母生殖之精的相互作用，先身而生，藏之于肾，肾的精气为生命之根、生身之本。先天精气需要后天水谷精气的充养可化生为"元气"。

总之,在肾、脾和肺的功能作用下,先天精气、水谷精气、自然清气抟合,形成人体之气。肾、脾、肺三脏密切配合、共同协作,则人体之气的生成源源不断,人体生命活动生机勃发。

（三）气的运行

气具有很强活力,在体内运行不息,推动和激发脏腑经络等组织器官的功能活动。如气的运动停止,人的生命就终止。气的运动称之为"气机"。气的运动形式尽管多样,归纳起来有四种基本形式,即"升、降、出、入"。所谓"升",指气自下而上地运行;降,是指气自上而下地运行;出,是指气自内向外地运行;入,是指气自外向内地运行。

气的升降出入运动具体体现在脏腑、经络等组织器官的生理活动和血液、津液的运行过程中。如肺主气、司呼吸的过程,有气的出入,又有气的升降;脾胃的纳运过程,有脾气主升,又有胃气主降;肾主水液代谢过程,有升清,又有降浊。津血的循行和输布,亦是气的推动的结果。"气行则血行"、"气行则津布",人体吐故纳新,摄入饮食,排泄糟粕、汗、尿等均可归结为气的升降出入运动的体现。气的运动对人体生命活动是如此的重要,所以《素问·六微旨大论》曰:故非出入,则无以生长壮老已,非升降,则无以生长化收藏。气的升降与气的出入是对立统一的矛盾运动。从机体局部观察,并非每种生理活动都具备升降出入四种形式,而是根据脏腑的位置不同及生理特点的不同而有所侧重。如脾气宜升,胃气宜降;肾水宜升,心火宜降;肝气升于左,肺气降于右。

气的运行通畅,升降出入协调,称之为"气机调畅"。若气的运行受阻,升降出入失和,则称之为"气机失调"。病理上常见五种表现形式,即气滞、气逆、气陷、气脱、气闭。脏腑气机失调在临床中很多见,如脾气下陷,胃气上逆,肺气上逆,肝气上逆,肺失宣降,肝气郁结等。

（四）气的功能

1. 推动作用 气的推动作用是指气的激发、兴奋和促进等作用。气是具有很强活力的精微物质,在其运行过程中,对全身脏腑、经络等组织器官起着激发和推动的作用。具体表现为:推动血液生成和运行;推动津液的生成、输布和排泄;推动脏腑的生理功能,激发人体的生长发育。若气的推动作用减弱,可导致血液和津液的生成不足,血液的运行减慢,津液的输布、排泄障碍,人体的生长发育迟缓,脏腑生理功能衰退等病理变化。

2. 温煦作用 气的温煦作用,是指气对脏腑等组织器官有着温暖作用,《难经·二十二难》曰:气主煦之。人体之所以能保持体温的相对恒定,血液、津液等液态物质之所以能正常地循行有赖于气的温煦,因为"血得温而行,得寒而凝"。脏腑、经络等组织器官也需要气的温煦才能正常地发挥功能作用。若气的温煦作用减退,可导致体温偏低,畏寒肢冷,血和津液运行凝滞,脏腑功能衰退。气的营养作用体现在三个方面,通过卫气营养体表肌肤;通过经络之气输送营养,濡养组织器官;通过营气化生血液以营养全身。若气虚营养不足,使全身脏腑、组织、器官失养,则可致皮毛枯槁,脏腑功能减退。

3. 防御作用 气的防御作用是指气具有卫护肌表,防御外邪入侵,或外邪入侵后与之抗争,驱邪外出的作用。人体的抗病能力涉及各脏腑、组织、器官的生理功能以及生命物质的盛衰。其中最为重要的是气的防御作用。正气存内,邪不可干。若气虚弱,防御能力下降,则易遭邪侵。邪之所凑,其气必虚。可见气的防御功能与疾病的发生、发展有关。

4. 固摄作用　气的固摄作用指气对血、津液、精液及其他各种液态物质具有约束、统摄,以防止其无故流失的作用。气的固摄作用主要表现在约束血液,使血液在脉道中正常运行而不溢出脉外;约束汗、尿、唾、涎及胃液、肠液等。气能调控分泌和调控排泄量以免血液、津液过多丢失;固摄精液,以免无故遗泄。若气的固摄作用减弱,则气不统血出现各种出血证;气不摄津液,使体内津液大量流失,如自汗、小便频多;气不摄精而致滑精早泄。此外,大便滑脱、白带过多、习惯性流产与气的固摄作用失常有关。

5. 气化作用　气化是指气的运动所产生的各种变化,亦指在气的作用下,精、气、血、津液等物质各自的新陈代谢、物质相互之间的转化、物质与功能之间的转化。诸如体内精微物质的生成与输布,精微物质之间、精微物质与能量之间的相互转化,以及废物的排泄等都属于气化。若是气化失司,将影响体内物质和能量的转化过程,如影响饮食物的消化吸收,影响气、血、津液的生成及相互转化,影响汗液、尿液、粪便的排泄。

综上所述,气的推动、温养、防御、固摄、气化等功能作用,虽各不同,但相互促进、相互为用。如气的温煦能使气的推动得以振奋,气的固摄与气的推动作用迥异而相反相成。气的各种功能密切配合,协调平衡,共同维系着生命活动的过程。

（五）气的分类

人体之气来源各异,分布部位有别,具有不同的功能作用,因而以元气、宗气、营气、卫气等不同的名称加以区别。

1. 元气　元气又称原气、真气,是人体最根本、最重要的气,是人体生命活动的原动力。

1）生成　元气的生成主要由肾藏的先天之精所化生,同时,又依赖脾胃运化而来的后天之精的充养。故元气的盛衰与先天禀赋和后天营养,尤其与肾和脾胃的功能关系甚密。

2）分布　元气根于肾,出于下焦,通过三焦布达周身,脏腑、经络、组织、官窍无所不至。

3）生理功能　一是推动人体的生长发育与生殖,二是激发和推动各脏腑、经络、组织、器官的生理功能。故言元气是人体的原动力,是人体生命活动最重要的物质。元气充沛,则全身脏腑、经络、组织、器官生理功能旺盛,体质强健。若元气大伤,则人体生长发育减缓,多脏器的功能受损,甚至危及生命。

2. 宗气　宗气又名大气、动气,是积于胸中之气。

1）生成　宗气由肺所吸入的自然清气与脾胃所摄入的水谷精气结合而生成。故宗气的盛衰与肺、脾、胃的功能状态密切相关。

2）分布　宗气积于胸中,贯注心肺之脉。胸中称气海,又称膻中。

3）生理功能　宗气的主要生理功能有两个方面:一是对呼吸运动有推动的作用。宗气走息道而司呼吸,凡语言、声音、呼吸与宗气的盛衰有关。二是助心推动血液循行。宗气贯心脉以行气血,心脏的搏动、气血的运行与宗气的盛衰有关。宗气旺盛,则

35

言语清晰、声音洪亮、呼吸调匀、心搏有力、脉搏和缓。如宗气不足,则言语不清、声音低微、呼吸气短、心搏无力、脉微欲绝。

3. 营气 营气是行于脉中富有营养之气。营气与血同行于脉中,故常营血并称。营气与卫气相对而言属阴,故又称之为营阴。

1)生成 营气是由脾胃化生的水谷精微中最富营养的部分所生成。故《素问·痹论》曰:荣者,水谷之精气也。

2)分布 营气运行于脉中,成为血液的重要组成部分,循脉上下,内至脏腑,外达肢体,营周不休,终而复始。

3)生理功能 营气的功能主要有两个方面:一是化生血液。营气与津液注入脉中,化而为血,是血液的组成部分。二是营养全身。营气富有营养,循脉运行于周身上下内外,为脏腑、经络等组织器官提供营养物质。

4. 卫气 卫气是运行于脉外的慓悍之气。卫气与营气相对而言属于阳,故又称之为卫阳。

1)生成 卫气来源于脾胃运化的水谷精微,由其中最为慓悍滑利的部分所化生。故《素问·痹论》曰:卫者,水谷之悍气也。

2)分布 卫气运行于脉外。因卫气为慓悍滑利之气,具有很强的活力,不受脉道约束,内至肮脏组织,外达肌肤腠理,布散于全身。

3)生理功能 卫气的功能表现在三个方面:一是护卫肌表,防御外邪。二是温养脏腑、肌肉、皮毛等。三是调节腠理开合,控制汗液排泄,维持体温相对稳定。

营气和卫气,均来源于水谷精微。营行于脉中,卫行于脉外;营主内守而属于阴,卫主外卫而属阳,彼此协调,使腠理开合、人之体温、防御能力得以正常。若营卫不和,则易伤风感冒,出现恶寒发热、汗出异常等症。

三、血

(一)血的基本概念

血是循环于脉中富有营养和滋润作用的红色液态物质,是构成人体和维持人体生命活动的基本物质之一。血为心所主,为肝所藏,为脾所统。血必须在脉道内运行不息,方能发挥其生理效应。不在脉中运行而溢出脉外的血称为离经之血,离经之血不能及时排出体外或消散则变为瘀血。瘀血失去血的正常功能并可成为继发性病因。

(二)血的生成

血液以水谷精微和肾精为其化生之源。营气和津液组成血液,而营气和津液来源于脾胃所化生的水谷精微,可见生成血液的主要物质是水谷精微。《灵枢·决气》中"中焦受气取汁,变化而赤,是谓血"指的是脾胃受纳运化水谷,吸取其精微,上归于心肺,经心肺的气化作用,注入脉中成为血液。

肾藏精,精生髓,精髓是化生血液的基本物质之一。《诸病源候论·虚劳精血出候》曰:肾藏精,精者,血之所成也。精血同源,相互化生,当肾精充盈时则可化为肝血以充实血液。如《张氏医通》曰:精不泄,归精于肝而化清血。

血液的生成离不开脏腑生理功能的正常发挥,主要依赖脾胃的纳化功能,以及心、肺、肾、肝等脏的功能配合。因此,脾胃为血液生成之源,心肺为血液生成之所,肝肾是血液生成之根。

(三)血的功能

血液具有营养和滋润的功能。血液由水谷精微所化生,由具备营养作用的营气和具备滋润作用的津液所组成。人体脏腑、组织、器官需要血液的营养和滋润,才能发挥正常的生理功能。如《素问·五脏生成篇》所说:肝受血而能视,足受血而能步,掌受血而能握,指受血而能摄。血液充盈,功能正常,则面色红润,肌肤润泽,形体壮实,感觉灵敏,运动自如。若血生成不足,营养、滋润功能异常,则面色无华,肌肤干枯,形体瘦弱,肢体麻木,运动障碍。

血是神志活动的物质基础。心主神志,但神志活动的产生以心血为基础。心血充盈,心神得养,才能精神充沛,神志清晰,思维敏捷。故《灵枢·营卫生会》曰:血者,神气也。若血生成不足,或热入血分,或运行失常,则可出现迟钝、健忘、失眠、多梦、神昏谵语、烦躁狂乱等症。

(四)血的循行

血液的循行,是以气的推动与固摄作用、脉道的完整与通利性为条件的。同时,心、肺、肝、脾四脏功能上的协调配合在血液的正常循行中起着重要的作用。

血属阴,主静,所以需要属阳的气来推动,方能温通运行。血的运行不可无度,要正常运行于脉中,亦需气的固摄,方能不溢出脉外。气的推动太过或固摄不及则可致出血,气的固摄太过而推动不及,则会形成瘀血。

血液的循环,还需要各个脏腑生理功能的密切配合、协调平衡才能正常地进行。心主血脉,是推动血液运行的基本动力。肺朝百脉,助心行血。脾主统血,统摄血液,使之不溢于脉外。肝主藏血,储存血液,调节血量并能防止出血。肝主疏泄,调畅气机,推动血行。心、肺、脾、肝相互配合,共同协作,是确保血液正常循环的重要因素。

此外,津少血稠,痰蚀阻络,均可致血行不畅而形成瘀血。寒或热的因素会影响血液的运行。因火热能动血,即火热能灼伤脉络和迫血妄行而导致出血成瘀。因寒为阴邪,易伤阳气,寒性凝滞、收引,故遇寒则血行迟缓,脉道紧缩而不通利,从而形成瘀血。

四、津液

(一)津液的基本概念

津液是机体一切正常水液的总称。包括各脏腑、组织、器官内的液体及人体正常的分泌物。津液是构成人体和维持人体生命活动的基本物质之一。

津液中性质清稀,流动性大,分布于周身体表、肌肤之间,渗注于血脉起滋润作用者称为津;性质稠厚,流动性小,灌注骨腔,流注脏腑,补充脑髓,濡养孔窍者称为液。津与液互相补充,相互转化,故一般不严格区分,常津液并称。

(二)津液的生成、输布和排泄

1. 津液的生成　津液来源于饮食水谷,由脾胃所化生。胃对饮食物受纳腐熟,小肠泌别清浊,大肠传导吸收水液,脾运化,化生津液,上归于肺,布散全身。

2. 津液的输布　津液的输布主要通过脾、肺、肾、肝和三焦等脏腑的生理功能的协调作用而完成。其过程为脾主运化，将津液上输于肺，肺主宣发肃降，使津液输布全身，滋养全身脏腑、组织、器官。肺主行水，通调水道，为水之上源。肺气宣发，将津液向上向外布散，肺气肃降，将津液向内向下输布，滋润全身上下内外。肾主水，肾阳蒸腾气化，升清降浊，并推动脾、肺输布水液的功能。肝主疏泄，调畅气机，推动津液的运行。三焦为"决渎之官"，三焦通利为津液的输布提供了基本条件。

3. 津液的排泄　肺气宣发津液及卫气于体表，经卫气司腠理开合，形成汗液排出体外。肺气肃降，水液降至肾与膀胱，经肾阳蒸腾气化，以尿的形成排出体外。此外，肺于呼气之时及大肠排泄粪便之时亦带走部分水液。

综上所述，津液的生成、输布和排泄是多个脏腑共同参与的复杂过程。其中，肺、脾、肾三脏的功能最为主要，故有"其本在肾"、"其标在肺"、"其制在脾"的说法。如肺、脾、肾三脏功能失常，可导致生成不足，出现伤津、脱液；亦可导致水液停滞，出现痰饮水肿。

（三）津液的功能

津液的主要功能表现为两个方面：一是滋润濡养的作用。津液在心气推动下循行周身，在肺气宣发肃降的作用下布散至全身上、下、内、外，滋润和濡养了脏腑、形体、官窍。二是充养血脉，化生血液。津液入脉，与营气结合，即化生为血液，成为血液的组成部分。津液能充养滑利血脉，出入脉道与肌腠之间，保持脉中正常的血量。

此外，气能推动津液的运行，而津液亦能载气，故大汗、吐泻会导致气随津脱。津液的代谢能调节人体的阴阳平衡。津液代谢后以汗及尿的形式排出体外，发挥了排泄浊物的作用。

五、精、气、血、津液之间的关系

（一）精与气的关系

精与气并称为精气，如肾中精气、水谷精气等，但精属阴，气属阳。精和气相互资生，相互依存。精能化气，即脏腑之精能化生气，肾精能化生元气，水谷之精可化生营气、卫气、宗气等。气能生精，精的充盛有赖于气的充养、运动和气化。气能摄精、固精。如肾气能固摄、控制生殖之精。

（二）气与血的关系

气与血的关系概括为"气为血之帅"，"血为气之母"。气属阳，是促使血液生成和运行的动力；血属阴，是气的物质基础和载体。气血相互依存，相互资生。

1. 气能生血　气能生血指气参与并促进着血的生成。一方面，营气进入脉中，直接化生血液，是血液的重要组成部分；另一方面，脏腑气化作用是血液生成的动力。从饮食物化生为血液，均是脾胃、心肺、肝肾的气化作用的结果。离开脏腑之气化，血液难以化生。若气虚，可导致血虚，治疗血虚使用补血药时配以补气药，以提高生血的效果。

2. 气能行血　气能行血指血液的运行需要气的推动。血属阴，主静，不能自行。气是血液运行的动力。脏腑之中，心气推动，肺气输布和肝气疏泄，推动和促进血液的运行。若气虚可形成瘀血;若气机逆乱,亦可致血行异常,如血随气升。故治血的失常,常用补气、行气、降气诸法。

3. 气能摄血　气能摄血指气具有统摄血液于脉中循行而不溢出脉外的功能。气能摄血体现了气的固摄作用。气能摄血反映于脏腑,主要是脾气的作用。若气虚导致各种出血病证,应治以健脾益气法。若大出血,应投大剂补气之品。

4. 血能载气　血能载气是指血能运载气。活力很强的气须依附于血,才不至于脱失。若血不载气,气将失去依附而出现气血失常。所以,临床上血虚患者,气亦虚衰。若大出血者,可致气随血脱。

5. 血能养气　血能养气是指血液能充养气使之功能正常发挥并不断充盛。血液在循行之中,为气的生成和功能活动提供养料。因此,血足则气旺,血虚则气衰。临床治疗上需以血能养气的理论为指导,补气兼以养血。

(三) 气与津液的关系

气无形而动,属阳;津液有质而静,属阴。气和津液与气和血的关系相似,津液的生成、输布和排泄,依靠气的推动、固摄和气化的作用。而气在体内的存在和运动也依赖津液的运载和滋养。

1. 气能生津　气能生津指津液的生成依赖气的推动和气化作用。脾胃、大小肠等脏腑之气在津液生成过程中发挥了重要的作用。若脾胃、大小肠功能异常,可导致津液化源不足,造成津血不足,脏腑、组织、器官失于滋润濡养。

2. 气能行津　气能行津指津液的输布和排泄依赖于气的推动和升降出入运动。肺、脾、肾、三焦等脏腑之气促使津液正常地输布和排泄。若气虚而推动乏力或气化不足及气滞而疏通不畅,可引起水液代谢障碍,形成痰饮、水湿等病理产物。临床治疗以补气、理气为要。

3. 气能摄津　气能摄津指气具有固摄津液防止其无故流失的作用。如肺卫之气对汗液的调控,肾气对尿液的调控,脾气对涎、肠液的约束等。若气虚,固摄作用减弱,则可见多汗、多尿、遗尿、尿失禁、口角流涎等症。应采用补气固摄之法。

4. 津能载气　津能载气指津液也是气的载体之一,脉中之气由津血共同运载,脉外之气必须附着于津液,才能运行周身,并不断得到津液的滋养。津能载气的病理变化,一是津停气阻,二是气随液脱。故有"吐下之余,定无完气"之说。

(四) 精、血、津液的关系

精、血、津液都是液态物质,相对于气而言均属于阴。在生理上,精、血、津液之间存在着相互化生、相互补充的关系;病理上,三者之间也往往相互影响。

1. 精血同源　精与血皆为由水谷精微化生和充养,化源相同;两者之间相互资生,互相转化,都具有濡养和化神作用。精与血的这种化源相同又相互资生的关系称为精血同源。

精是化生血液的基本物质之一。脏腑之精融入血液中,则化为血。肝精化为肝血,心精化为心血,脾精化为营气和津液入脉化为血;肾精在肝肾之气推动下入肝化血。先、后天之精充足,脏腑之精充盛,则全身血液充盈。

肾精化血,荣养头发,故发为肾之外华,又为血之余。因此,肾精亏耗则出现血虚证的表现,同时也出现头发枯槁脱落之候。

肾藏精,肝藏血,精能生血,血可化精,这种精血之间相互滋生、相互转化的关系既可称为"精血同源",亦可称为"肝肾同源"。

2. 津血同源　血和津液都由饮食水谷所化生,都具有滋润和濡养的作用,彼此之间可以相互资生和转化,这种关系称之为"津血同源"。

当津液大量丢失,会导致血脉空虚,称为"津枯血燥";当血液虚亏时,会导致脉外的津液不足,称为"耗血伤津"。因此,失血的患者不宜采用发汗方法,津亏者不可妄用耗血疗法。《灵枢·营卫生会》指出:夺血者无汗,夺汗者无血。此理论是临床必须遵循的原则。

案例分析

患者因产后亡血伤津,阴血骤虚,阳无所依,虚阳浮于外,则身有微热;血虚不能上荣清窍,则头晕眼花;血虚不能上荣于面,面色苍白;血虚心神失养,则心悸少寐;气随血耗,气虚冲任不固,则恶露量多;血虚冲任不足,则恶露量少;气血虚弱,则恶露色淡质稀;血虚不荣,则小腹绵绵作痛、喜按。舌淡,脉细弱,为血虚之象。

治则:益气养血,和营退热。

方药:八珍汤加减。

学习检测

一、选择题

1. 与人体生长发育有关的气是(　　)。

A. 元气　　　　B. 宗气　　　　C. 营气　　　　D. 卫气　　　　E. 经气

2. "吐下之余,定无完气"是指以下哪种病理变化?(　　)

A. 气血两虚　　B. 气随血脱　　C. 气不化水　　D. 气不摄津　　E. 气随津脱

3. "气逆"常见于何组脏器?(　　)

A. 肺、脾、肾　　B. 肺、胃、肝　　C. 肺、胃、肾　　D. 肝、胃、肾　　E. 肺、胃、心

4. 脏腑之气和经络之气的物质基础是(　　)。

A. 元气　　　　B. 宗气　　　　C. 营气　　　　D. 卫气　　　　E. 中气

5. 行气利水并用治水肿的依据是(　　)。

A. 气能生津　　B. 气能行津　　C. 气能摄津　　D. 津能载气　　E. 津能生气

6. 沿三焦下行于脐下以资先天元气的是(　　)。

A. 中气　　　　B. 宗气　　　　C. 营气　　　　D. 卫气　　　　E. 血

7. 对津液输布代谢的影响最为重要的腑是(　　)。

A. 胃　　　　　B. 小肠　　　　C. 膀胱　　　　D. 大肠　　　　E. 三焦

8. 气机升降之"枢"是指(　　)。

A. 肺主呼气,肾主纳气　　　　　　　　　　B. 心火下降,肾水上升

C. 脾主升清,肺主肃降　　　　　　　　　　D. 脾气主升,胃气主降

Note

E. 肝主升发,肺主肃降

9. 对血液运行和呼吸运动均有推动作用的是(　　　)。

A. 心气　　　　　B. 宗气　　　　　C. 元气　　　　　D. 卫气　　　　　E. 营气

10. 出血过多导致阳气暴脱的生理基础是(　　　)。

A. 气能生血　　　　　　　B. 气能行血　　　　　　　C. 气能摄血

D. 气为血帅　　　　　　　E. 血为气的载体

11. "生之本"是指(　　　)。

A. 心　　　　　B. 精　　　　　C. 血　　　　　D. 脾　　　　　E. 肾

12. 补气与活血并用治疗瘀血证的理论依据是(　　　)。

A. 气能生血　　　B. 血能生气　　　C. 气能行血　　　D. 血能载气　　　E. 气能摄血

13. 与津液代谢关系最为密切的脏腑是(　　　)。

A. 肺、脾、肾　　　B. 心、肝、肾　　　C. 肝、肺、肾　　　D. 肝、脾、肾　　　E. 脾、肺、心

14. 人体一切正常水液的总称(　　　)。

A. 体液　　　B. 津液　　　C. 津　　　D. 液　　　E. 血液

15. 机体精神活动的物质基础是(　　　)。

A. 精　　　　　B. 血　　　　　C. 气　　　　　D. 津　　　　　E. 液

二、问答题

1. 试述营气和卫气的联系与区别。

2. 试述气和血的生理关系。

3. 气的生理功能有哪些?

(闫凌云　辛增辉)

第四章 经络腧穴

本章课件

 学习任务

1. 掌握经络的概念及组成,腧穴的分类、治疗作用、定位方法。
2. 熟悉经络的生理功能,十二经脉的分布规律、走向交接、表里属络关系,奇经八脉中冲、任、督、带四脉的循行分布和功能。
3. 了解经络腧穴学说的临床应用。

案例引导

赵某,女,37岁,企业职工。2015年3月初诊。主诉:经期小腹冷痛,月经色暗、量少半年。病史:痛经半年多。患者于半年以来,经期前及行经第1～2天小腹冷痛,喜暖喜按,得温则痛减,并伴有腰骶疼痛、酸冷、下坠感,严重时还伴有恶心、呕吐。月经量少,色暗,有血块及膜样剥脱。每次行经需服止痛剂,影响正常生活和工作。此次行经症状加剧,至就诊时腰腹有轻度冷痛,白带多、清稀。患者述病前饮冷较多,患病后,节制生冷饮食。平素喜暖,纳可,睡眠欠佳,无特殊不适。诊见:面色发青,手脚发凉,舌淡暗,苔白润,脉沉。

问题:如何应用经络腧穴理论为本病进行治疗选穴?

第一节 经 络

一、经络的概念及组成

(一) 经络的概念

经络是人体运行气血的通路,包括经脉和络脉。"经",有路径的含义,为直行的主干;"络",有网络的含义,为经脉所分出的小支。经脉和络脉纵横交错,遍布于全身。

Note

"夫十二经脉者,内属于府藏,外络于肢节。"(《灵枢·海论》)指出经脉内部各属于五脏六腑,并且表里相合;在外部联络皮、肉、筋、骨,从而使脏腑器官与四肢百骸联系成为一个有机的整体,借以运行气血,协调阴阳,使人体各部的功能活动得以保持协调和相对的平衡。

经络学说是阐述人体经络系统的组成、循行分布、生理功能、病理变化及其与脏腑相互关系的一门学说。它是中医理论的重要组成部分,对中医临床各科尤其是针灸临床实践具有重要的指导作用,凡辨证归经、循经取穴、针刺补泻等,皆以经络为依据。

（二）经络系统的组成

经络系统由经脉和络脉组成,其中经脉包括十二经脉、奇经八脉,以及附属于十二经脉的十二经别、十二经筋、十二皮部;络脉包括十五络脉和难以计数的浮络、孙络等。《灵枢·脉度》曰:经脉为里,支而横者为络,络之别者为孙。经络系统的组成见图 4-1。

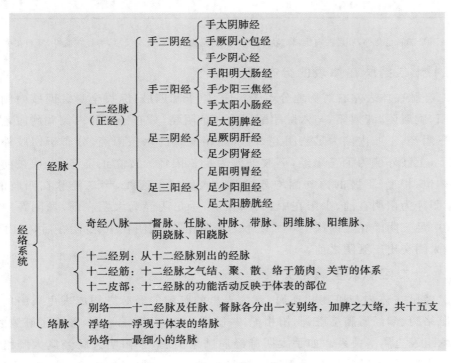

图 4-1　经络系统的组成简表

二、十二经脉

十二经脉系指十二脏腑所属的经脉,即手三阴经(肺、心包、心)、手三阳经(大肠、三焦、小肠)、足三阳经(胃、胆、膀胱)、足三阴经(脾、肝、肾)的总称,它们是经络系统的主体,又称之为"正经"。

（一）十二经脉的命名

《灵枢·海论》曰:夫十二经脉者,内属于府藏,外络于肢节。十二经脉的名称是根据十二经脉所属的脏腑、阴阳和手足而确定的。十二经脉内属于腑脏,脏属阴、腑属阳,与六脏相连的经脉属阴,与六腑相连的经脉属阳,经中阴阳之气的多少亦与所属脏腑有关。外络于肢节,位于上焦的三脏(肺、心包、心)及与其相表里的三腑(大肠、三焦、小肠)属于上肢手,位于中下焦的三脏(脾、肝、肾)及与其相表里的三腑(胃、胆、膀胱)属于下肢足。其命名见表4-1。

表 4-1　十二经脉的命名

	阴	脏	腑	阳	循行部位（阴经行内侧、阳经行外侧）	
手	手太阴肺经	肺	大肠	手阳明大肠经	上肢	前
	手厥阴心包经	心包	三焦	手少阳三焦经		中
	手少阴心经	心	小肠	手太阳小肠经		后
足	足太阴脾经	脾	胃	足阳明胃经	下肢	前
	足厥阴肝经	肝	胆	足少阳胆经		中
	足少阴肾经	肾	膀胱	足太阳膀胱经		后

在小腿下半部和足背部,肝经在前缘,脾经在中线。在内踝尖上 8 寸处交叉后,脾经在前缘,肝经在中线。

（二）十二经脉在体表的分布规律

十二经脉在体表左右对称地分布于头面、躯干和四肢,纵贯全身。四肢内侧属阴,外侧属阳,胸属阴,背属阳,与六脏相配属的六条阴经,分布于四肢内侧和胸腹,上肢内侧为手三阴经,下肢内侧为足三阴经;与六腑相配属的六条阳经,分布于四肢外侧、头面和躯干,上肢外侧为手三阳经,下肢外侧为足三阳经。按立正姿势,大指在前,小指在后的体位,将上、下肢的内外侧均分成前、中、后三条区线,十二经脉在四肢的排列是:手足阳经为阳明在前、少阳在中、太阳在后;手足阴经为太阴在前、厥阴在中、少阴在后,其中足三阴经在足内踝上 8 寸以下为厥阴在前、太阴在中、少阴在后,至内踝上 8 寸以上,太阴交出于厥阴之前。

（三）十二经脉表里属络关系

十二经脉在体内与脏腑相连属,互为表里的脏腑的经脉亦构成表里属络的关系,阴经属脏络腑、阳经属腑络脏,阴阳相配,一脏配一腑,一阴配一阳,形成了脏腑阴阳经脉之间六组表里属络关系。如手太阴肺经属肺络大肠,手阳明大肠经属大肠络肺,肺与大肠相表里,手太阴肺经与手阳明大肠经相表里。脾与胃相表里,足阳明胃经与足太阴脾经相表里;心与小肠相表里,手少阴心经与手太阳小肠经相表里;足太阳膀胱经与足少阴肾经相表里;手厥阴心包经与手少阳三焦经相表里;足少阳胆经与足厥阴肝经相表里。互为表里的经脉在生理上密切联系,病理上相互影响,治疗上相互为用。

（四）十二经脉的循行走向与交接规律

十二经脉的循行方向:手三阴经从胸走手,手三阳经从手走头,足三阳经从头走足,足三阴经从足走腹(胸)。(图4-2)

十二经脉的交接规律:相表里的阴经与阳经

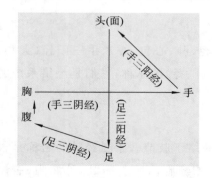

图 4-2　十二经脉走向交接规律示意图

在手足末端交接,同名的阳经与阳经在头面部交接,相互衔接的阴经与阴经在胸中交接。(图4-3)

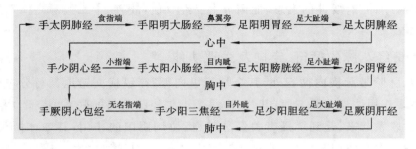

图4-3　十二经脉交接表

(五)十二经脉的气血循环流注

十二经脉的气血流注是从肺经开始,逐经相传至肝经,再从肝经复传到肺经,构成了周而复始、如环无端的传注系统,将气血周流全身,使人体各组织器官不断地得到营养物质,以发挥各自的功能活动。十二经脉的气血循环流注见图4-4。

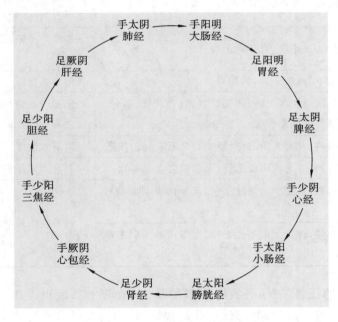

图4-4　十二经脉的气血循环流注

三、奇经八脉

(一)奇经八脉的含义

奇经八脉,"奇"有"异"的意思,即奇特、奇异,指别道奇行的八条经脉,包括督脉、任脉、冲脉、带脉、阴维脉、阳维脉、阴跷脉、阳跷脉。它们与十二正经不同,不直接隶属于十二脏腑,相互之间也无表里配属关系,分布也不像十二经脉那样规则。又因其数有八,故曰"奇经八脉"。

八脉中的督脉、任脉、冲脉皆起于胞中,同出于会阴,称为"一源三歧"。"督"有总管、统率的意思,能总督一身之阳经,故又称为"阳脉之海";"任"有担任、任受的意思,能总任一身之阴经,故又称"阴脉之海"。"任"又与"妊"意义相通,与女子妊娠有关,称"任主胞胎"。"冲"有要冲的意思,能调节十二经气血,故有"十二经脉之海"之称,冲脉又称"血海"。

(二)奇经八脉的循行、走向及生理功能

奇经八脉除带脉横向循行外,其余均为纵向循行,纵横交错地循行分布于十二经脉之间,主要作用体现在两方面:其一,沟通了十二经脉之间的联系,将部位相近、功能相似的经脉联系起来,起到统摄有关经脉气血、协调阴阳的作用;其二,对十二经脉气血有着蓄积和渗灌的调节作用,若喻十二经脉之气血如江河之水,奇经八脉则犹如湖泊水库,当十二经脉及脏腑气血旺盛时,奇经八脉能加以蓄积。当人体功能活动需要时,奇经八脉的气血又能渗灌供应。奇经八脉的循行分布和功能见表4-2。

表4-2 奇经八脉的循行分布和功能

脉名	循行分布概况	功　能
任脉	腹、胸、颏下正中,总任六阴经	调节全身阴经经气,故称"阴脉之海"、"任主胞胎"
督脉	腰、背、头面正中,总督六阳经	调节全身阳经经气,故称"阳脉之海"
带脉	起于胁下,环腰一周,状如束带	约束纵行躯干的诸条经脉
冲脉	与足少阴经相并上行,环绕口唇,且与任脉、督脉、足阳明经等有联系	涵蓄十二经气血,故称"十二经脉之海"、"血海"
阴维脉	小腿内侧,并足太阴、厥阴经上行至咽喉合于任脉	调节六阴经经气,"维络诸阴"
阳维脉	足跗外侧,并足少阳经上行,至项后会合于督脉	调节六阳经经气,"维络诸阳"
阴跷脉	足跟内侧,伴足少阴等经上行,至目内眦与阳跷脉会合	调节肢体运动,司眼睑开合
阳跷脉	足跟外侧,伴足太阳等经上行,至目内眦与阴跷脉会合	

奇经八脉中的任督二脉,各有其所属的腧穴,故与十二经相提并论,合称为"十四经"。十四经均具有一定的循行路线、病候和所属腧穴,是经络系统的主要部分。

四、经络的生理功能及临床应用

(一)经络的生理功能

1. 联系脏腑、沟通内外 《灵枢·海论》指出:夫十二经脉者,内属于府藏,外络于肢节。人体的五脏六腑、五官九窍、四肢百骸、皮肉筋骨等组织器官,之所以能够保持相对的协调与统一,完成正常的生理活动,是依靠经络系统的联络沟通而实现的。经络中的经脉、奇经八脉与经别、十五络脉纵横交错,入里出表,通上达下,联系人体各脏腑组织;经筋、皮部联系肢体筋肉皮肤;浮络和孙络联系人体各细微部分,从而经络将人体联系成了一个有机的整体。

2. 运行气血,濡养周身　《灵枢·本藏》指出:经脉者,所以行气血而营阴阳,濡筋骨,利关节者也。经络是人体气血运行的通道,能将营养物质输布到全身各组织脏器,使脏腑组织得以营养,筋骨得以濡润,关节得以通利。

3. 抗御外邪、保卫机体　由于经络能"行气血而营阴阳",营气行于脉中,卫气行于脉外,卫气具有卫外的功能,卫气和则分肉解利,皮肤调柔,腠理致密。当外邪从皮毛而入,侵犯机体时,卫气首当其冲发挥其抗御外邪、保卫机体的屏障作用。

（二）经络学说在临床上的运用

1. 说明病理变化　当经络的生理功能失调时,经络系统发生的相应变化或出现的特殊现象称为经络的病理变化。经络的病理变化主要有两个方面。

1）成为传注病邪的通路　在正常情况下,经络系统内连脏腑,外络肢节,是气血运行的通路,而在疾病状态下,经络则成为病邪传注的途径。当体表受到病邪侵袭时,可以通过经络而传入内脏。"夫邪之客于形也,必先舍于皮毛,留而不去,入舍于络脉,留而不去,入舍于经脉,内连五脏,散于肠胃。"《素问·缪刺论》指出了经络是外邪从皮毛腠理内传于脏腑的传变途径。某一内脏有病,可以通过脏腑之间的经络联系而传入他脏,如肝郁乘脾、肺燥肠闭证。

2）反映内在病候　当内脏有病时,通过经络的特殊联系作用,可以在体表一定的部位反映出来,如在经络循行路线上出现明显的压痛或结节状、条索状等反应物,以及相应部位皮肤色泽、形态、温度等变化,通过对这些部位的审视或按压,便可查出内脏的疾病。

2. 指导辨证归经　由于经络有一定的循行部位及所属络的脏腑,故根据体表相关部位发生的病理变化,可推断疾病所在的经脉。如头痛一症,痛在前额者多与阳明经有关,痛在两侧者多与少阳经有关,痛在后项者多与太阳经有关,痛在巅顶者多与督脉、足厥阴经有关。这是根据头部经脉分布特点辨证归经。《伤寒论》的六经辨证就是根据足六经的循行特点、所属脏腑的生理功能失常所总结出来的辨证方法。

3. 指导针灸治疗　针灸治病是通过针刺和艾灸等刺激体表腧穴,以疏通经气,调节人体脏腑气血功能,从而达到治疗疾病的目的。腧穴的选取,通常根据辨证归经,再根据经络的循行和腧穴的主治特点进行循经取穴,"肚腹三里留,腰背委中求,头项寻列缺,面口合谷收。"（《四总穴歌》）就是循经取穴的体现。

当前广泛用于临床的针刺麻醉,以及穴位埋线、穴位敷贴、耳针、头针等治疗方法,都是在经络理论的指导下所创立和发展起来的。

第二节　腧　穴

腧穴是人体脏腑经络之气输注于体表的特殊部位。"腧"通"输",又写作"俞",有输注、转输的含义。"穴"是孔隙、孔穴的意思。腧穴有"砭灸处"、"会"、"骨空"、"气穴"、"穴道"等不同的名称。"神气之所游行出入也,非皮肉筋骨也"（《灵枢·九针十二原》），说明腧穴不是孤立于体表的点，而是与深部组织器官有着密切的联系、互相输通的特殊部位。"输通"是双向的。从内通向外，反应病痛；从外通向内，接受刺激，防治疾病。从这个意义上说，腧穴既是疾病的反应处，也是针灸施术的部位。

一、腧穴的分类

人体的腧穴可分为十四经穴、经外奇穴、阿是穴三类。

1. 十四经穴　十四经穴简称"经穴"，指分布在十二经脉和任、督二脉上的穴位。十四经穴的特点是有固定名称、固定位置、确定的数目和明确属于何经。十四经穴共有 361 个穴，是腧穴的主要部分，具有治疗本经病证的共同作用。

2. 经外奇穴　经外奇穴又称"奇穴"，指既有明确的位置又有固定名称，但尚未列入十四经脉系统的一些腧穴。"奇"有奇效之意，经外奇穴对某些病证有特殊的治疗作用。如四缝穴、太阳穴，有些奇穴由多穴位组成，如十宣、华佗夹脊穴等。

3. 阿是穴　没有具体名称和固定位置，而是在机体病患处以压痛点或其他与病痛有关的反应点作为针灸施术的部位，又称"天应穴"、"不定穴"。因其按压痛处，患者会发出"阿"的一声，故名为"阿是"。多用于治疗局部肌肉关节疼痛。

二、腧穴的治疗作用

每个腧穴都有其相应的治疗作用，归纳起来，腧穴的治疗作用主要有以下三个方面。

1. 近治作用　所有腧穴能主治所在部位和邻近组织、器官的病证，即"腧穴所在，主治所能"。例如，睛明、承泣等穴位对眼部病证的治疗作用。

2. 远治作用　十二经脉肘膝以下的腧穴，不仅可以治疗局部病证，还可以治疗本经循行所及的远隔部位脏腑、组织病证，即"经脉所过，主治所及"。特别是四肢肘关节和膝关节以下部位的腧穴，远治作用更为突出。例如，足三里对下肢病证及胃肠道病证的治疗作用。

3. 特殊作用　临床实践证明，刺激某些穴位，对机体状态可以起到双向的良性调整作用。如合谷既有发汗的作用，又有止汗的功效；天枢既能止泻，又可通便。

三、腧穴的定位方法

针灸疗效的好坏与选穴、定位和操作手法密切相关。腧穴定位是很重要的一环，定位准确与否将直接影响针灸治疗的效果。常用的腧穴定位方法如下。

1. 体表解剖标志定位法　以解剖学的各种体表标志为依据来确定腧穴位置的方法，也叫"自然标志定位法"。可分为固定标志和活动标志两种。

1）固定标志　由骨节、肌肉所形成的突起或凹陷、五官轮廓、发际、指（趾）甲、乳头、脐窝等，是在自然姿势下可见的标志，这些标志可用来确定腧穴的位置。如两眉之间定印堂穴，肚脐中央为神阙穴等。

2）活动标志　利用关节、肌肉、皮肤随活动而出现的空隙、凹陷、皱纹等活动标志来取穴的方法。根据活动标志定位，例如张口在耳屏前凹陷处取听宫；屈肘 90°，在肘横纹桡侧端凹陷处取曲池等。

2. 骨度分寸定位法　以体表骨节为主要标志折量全身各部的长度和宽度,定出分寸用于腧穴定位的方法。即将设定的两骨节点之间的长度折量为一定的等份,每一等份为 1 寸(表 4-3,图 4-5)。

表 4-3　常用骨度分寸表

部位	起止点	折量(寸)	度量法	说明
头面部	前发际正中至后发际正中	12	直寸	用于确认头部经穴的纵向距离
	眉心至前发际正中	3	直寸	
	第 7 颈椎棘突下至后发际正中	3	直寸	用于确定前或后发际及其头部经穴的纵向距离
	眉间至第 7 颈椎棘突下	18	直寸	
	前额两发角之间	9	横寸	用于确定前部经穴的横向距离
	耳后两乳突之间	9	横寸	用于确定后部经穴的横向距离
胸腹部	胸骨上窝至胸剑联合中点	9	直寸	用于确定胸部经穴的纵向距离
	胸剑联合中点至脐中	8	直寸	用于确定上腹部经穴的纵向距离
	脐中至耻骨联合上缘	5	直寸	用于确定下腹部经穴的纵向距离
	两乳头之间	8	横寸	用于确定胸腹部经穴的横向距离
腰背部	肩胛骨内缘至后正中线	3	横寸	用于确定背腰部经穴的横向距离
	第 7 颈椎棘突下至尾骶	21 椎	直寸	用于确定背腰部经穴的纵向距离
	肩峰缘至后正中线	8	横寸	用于确定肩背部经穴的横向距离
上肢部	腋前皱襞至肘横纹	9	直寸	用于确定上臂部经穴的纵向距离
	肘横纹至腕横纹	12	直寸	用于确定前臂部经穴的纵向距离
下肢部	耻骨联合上缘至股骨内上髁上缘	18	直寸	用于确定下肢内侧足三阴经穴的纵向距离
	胫骨内侧髁下方至内踝尖	13	直寸	
	股骨大转子至腘横纹	19	直寸	用于确定下肢外后侧足三阳经穴的纵向距离
	臀横纹至腘窝	14	直寸	
	腘横纹至外踝尖	16	直寸	用于确定下肢外后侧足三阳经穴的纵向距离

3. 手指同身寸定位法　依据患者本人手指所规定的分寸量取腧穴的定位方法,也称"指寸法"、"手指比量法"。临床常用的指寸定位法有以下 3 种(图 4-6)。

1)中指同身寸　患者的中指屈曲成环形,以中指中节桡侧两端纹头之间的距离为 1 寸,称中指同身寸。适用于四肢部的直寸和背部的横寸取穴。

2)拇指同身寸　以患者拇指的指间关节的宽度作为 1 寸,称拇指同身寸。适用于四肢部的直寸取穴。

3)横指同身寸　嘱患者尺侧手四指并拢,以中指中节横纹为准,其四指的宽度为 3 寸,称横指同身寸,也叫"一夫法"。适用于下肢部取穴。

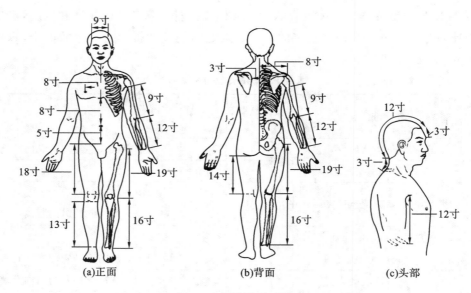

(a)正面　　　　(b)背面　　　　(c)头部

图 4-5　骨度分寸定位法

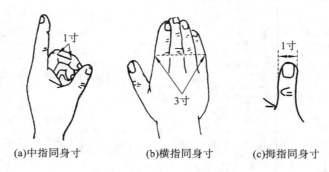

(a)中指同身寸　　(b)横指同身寸　　(c)拇指同身寸

图 4-6　手指同身寸定位法

4. 简便取穴法　临床长期实践摸索得出的一种简便易行的取穴方法。如立正姿势垂手,中指指端所对之处取风市;两手虎口自然平直交叉,在食指尖下取列缺。

案例分析

考虑患者为宫寒。所谓宫寒,是指女性肾阳不足,胞宫失于温煦所出现一系列症状。宫寒是中医理论下的病名,直白地说就是"子宫寒冷"。但是,中医所说的"子宫"与西医所指的子宫不同,它的范围要更大些,包括子宫、卵巢等多种器官。宫寒的表现多见于小腹冷痛,月经色暗、量少,有血块,热敷后疼痛可得到缓解;白带清稀、量多等。

针对以上病例,应选取肾俞、命门、关元、气海等穴位进行艾灸,可以温补肾阳,亦可配中极、地机、三阴交,有行气活血、去瘀止痛的作用,可治痛经。按穴位位置选取相应经络即可。该患者病前饮冷较多,患病后,节制生冷饮食可缓解,故考虑为后天因素引起,后天因素包括:居住环境寒冷、嗜好寒凉食物、过劳或易怒导致损伤机体阳气。所以还要注意保暖,少食生冷食物,多运动。

学习检测

选择题

1. 治疗胃痛的有效穴位是(　　)。

A. 地仓　　　　　B. 膻中　　　　　C. 足三里　　　　D. 阴陵泉　　　　E. 合谷

2. 在面部,耳屏前,下颌骨髁状突的后方,张口时呈凹陷处,此处取穴为(　　)。

A. 耳门　　　　　B. 下关　　　　　C. 听会　　　　　D. 听宫　　　　　E. 颊车

3. 肘横纹中,肱二头肌腱桡侧缘的腧穴是(　　)。

A. 天井　　　　　B. 曲泽　　　　　C. 尺泽　　　　　D. 曲池　　　　　E. 臂臑

4. 肩井穴属(　　)。

A. 脾经　　　　　B. 三焦经　　　　C. 肝经　　　　　D. 胆经　　　　　E. 小肠经

5. 下列各穴中,不属于肝经的是(　　)。

A. 中极　　　　　B. 行间　　　　　C. 章门　　　　　D. 太冲　　　　　E. 大敦

6. 翳风穴位于(　　)。

A. 在臂外侧,屈肘时当肘尖直上1寸凹陷处

B. 在前臂背侧,腕背横纹上4寸,尺骨与桡骨之间

C. 在面部,当眉梢凹陷处

D. 在耳垂后方,当乳突与下颌角之间的凹陷处

E. 在颞部,当眉梢与目外眦连线中点,向后约1寸的凹陷处

7. 腕背横纹上2寸的穴位是(　　)。

A. 内关　　　　　B. 阳池　　　　　C. 外关　　　　　D. 支沟　　　　　E. 养老

8. 至阴穴不能用于治疗(　　)。

A. 难产　　　　　B. 目痛　　　　　C. 鼻炎　　　　　D. 胎位不正　　　E. 月经不调

(李春梅　辛增辉)

Note

第五章　体质学说

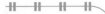

本章课件

学习任务

1. 掌握影响体质形成的先天因素和后天因素。
2. 掌握体质的九种分类，九种体质的总体特征、心理特征以及临床表现。
3. 了解体质分类的方式和标准。

案 例 引 导

案例1：患儿苏某，女，6岁，患儿近2年来冬春季节反复打喷嚏，流清涕，鼻塞，进空调房更甚，少气懒言，不思饮食，喜冷饮，面色偏白，大便溏烂，舌淡苔薄白，脉细缓。其母怀孕时喜食冷饮，其父与患儿有相同症状十几年。

问题：

1. 按照中医体质学说，患儿是什么体质？

2. 患儿的体质是如何形成的？

案例2：患者黄某，男，40岁，职员。患者不喜言语，行动迟缓，不喜活动，喜吐痰，独处容易郁郁寡欢，素来喜食肥甘厚腻，体型肥胖，喉间有痰鸣音，腹部肥满，自觉口内黏腻，喜热饮。舌红苔白腻，脉濡缓。

问题：按照中医辨证，患者属于何种体质？

第一节　体质的形成

体质的形成是机体内外环境多种复杂因素共同作用的结果，主要关系到先天因素和后天因素两个方面，并与性别、年龄、地理等因素有关。

一、先天因素

（一）先天因素的含义

先天因素，又称禀赋，是指小儿出生以前在母体内所禀受的一切特征。中医学所

Note

说的先天因素,既包括父母双方所赋予的遗传物质,也包括子代孕育过程中的经历。同时,父方的元气盛衰、营养状况、生活方式、精神因素等都直接影响着"父精"的质量,从而也会影响到子代禀赋的强弱。

先天禀赋的不同则决定了体质差异的存在,《灵枢·天年》认为:人之始生,以母为基,以父为楯,血气已和,营卫已通,五脏已成,神气舍于心,魂魄毕具,乃成为人。《灵枢·寿夭刚柔》曰:"人之生也,有刚有柔,有弱有强,有短有长,有阴有阳",说明人类的这种体质差异与遗传有重要的关系。

(二)先天因素在体质形成中的作用

先天因素是体质形成的基础,是人体体质强弱的前提条件。在生命形成的过程中,男主阳施,女主阴受,男女媾精,胎孕乃成。父母生殖之精气的盛衰,决定着子代禀赋的厚薄强弱,从而影响着子代的体质。子代表现出体质的差异,诸如身体强弱、肥瘦、刚柔、长短、肤色,乃至先天性生理缺陷和遗传性疾病,如鸡胸、龟背、癫痫、哮喘、杨梅疮(梅毒)等。在体质形成过程中,先天因素起着决定性的作用。

二、后天因素

(一)后天因素的含义

后天是指人从出生到死亡之前的生命历程。后天因素是人出生之后赖以生存的各种因素的总和。后天因素可分为机体内在因素和外界环境因素两个方面。机体内在因素包括性别、年龄、心理因素,外界环境因素实际上就是外界自然环境和社会环境。

(二)后天因素在体质形成中的作用

人的体质并非生来就会一直不变,在后天及其他各种因素的影响下也会有所改变。健康的生活环境、良好的饮食生活习惯、稳定的心理情绪,可以增强体质,有益身心健康。相反,则会使得身体体质变差,甚至导致疾病的发生。改善后天体质形成的条件,可以弥补先天体质的不足,从而达到以后天养先天,使弱者变强而强者更强的目的。

1. 饮食和营养　人类生命的延续离不开食物提供营养,脾的主要功能是运化食物,为人体提供营养,也是人体气血的来源,故脾胃功能正常是后天体质改善的根本。饮食和营养是决定体质强弱的重要因素。合理的饮食搭配,科学的饮食习惯,保持适当的营养水平,对维护和增强体质有很大影响。由于人的体质不同,其对营养物质吸收程度也不一样。因此,科学、合理的饮食和营养应注意哪些是必需食品而哪些只能适量食用。长期营养不良或低下,或所提供营养并非人体所需,以及偏食、偏嗜等都会使人体的营养需求可能得不到满足,从而影响体质,乃至引起疾病。《黄帝内经》中曾多次谈到饮食偏嗜对机体的危害,诸如"肥者令人内热,甘者令人中满","膏粱之变,足生大丁",以及五味偏嗜会引起人体脏气偏盛偏衰而产生病变等。

2. 劳动和运动　劳动的性质和条件,对人们的体质强弱有着重要的影响。人们常说:"生命在于运动。"运动的本质为劳逸适度,劳而不倦,可增强体质。劳动一般分为体力劳动和脑力劳动两大类。在现代社会,随着科学技术的高度发展,体力劳动和脑力劳动的关系也越来越密不可分。一般来说,适当的体力劳动可以强身健体。高速运转的工作状态会使我们的精神情绪经常处于紧张状态。同样的操作,分工过细,促使身体局部强度过大地反复劳动,都会让机体产生不良反应,从而影响体质。反之,过度安逸放纵又可使机体气血运行迟缓,气机阻滞,机体机能减弱,正气不足,邪之所凑而致体质虚弱多病。应当劳逸结合。

养生之道,常欲小疲,但莫大疲,及强所不能耳。细数古今,人们都视体育锻炼为增强体质的法宝。历代医家总结的"养生导引之法",诸如太极拳、五禽戏、八段锦等,便是以运动来调养体质的典范。现代运动生理学研究证明,经常进行适当的体育锻炼,可使神经系统更为活跃和灵敏。增强肌肉的耐力与收缩强度,调整内分泌系统的平衡,改善血液循环,使新陈代谢更为旺盛,废物的排泄更为顺利,这样就可使偏颇的体质向平和体质转化。

3. 年龄 年龄也是影响体质的重要因素之一。人体的结构、机能与代谢随着年龄的增长而发生规律性的变化。个体差异相当大,有的"未老先衰",有的"老当益壮"。所以,到目前为止,国际上对年龄分期尚无统一的意见。但总的来说,人的生命历程都是从少儿、青年到中年,最后到老年。中医在《素问·上古天真论》和《灵枢·天年》中深刻地论述了人体脏腑气血盛衰与年龄的关系。在生长、发育、壮盛以至衰老、死亡的过程中,脏腑气血由盛而衰,影响着人体生理功能,从而决定着各年龄期对致病因素反应的能力与类型。如小儿体质为"稚阴稚阳"之体,所谓"小儿稚阳未充,稚阴未长者也"(《温病条辨·解儿难》)。到了青春期则体质渐趋成熟,至青春期末,体质基本定型;青壮年是人体脏腑气血阴阳最旺盛时期,因而也是体质最强健阶段;到老年时期,脏腑生理机能减退,体质日趋下降,逐渐呈现"老态龙钟"的衰老征象。

4. 性别 天地万物的构成离不开阴阳。人类世界中男为阳,女为阴。男性多禀阳刚之气,女性多具阴柔之质。男子以气(精)为本,女子以血为先,女性又有经带胎产的特点。男子多用气,故气常不足;女子多用血,故血常不足;所以古文籍中提到"男子病多在气分,伤精所致,女子病多在血分,伤血所致"。男女无论是在生理,还是病理方面均具有差异性,因此在相同的环境中,体质可以存在着不同的群体差异。

5. 地理环境因素 地理环境通俗来说又称生活环境。简单来说,就是气候、食物、饮食文化、生活习惯的不同所产生的差异。中国地大物博,气候不同,造成百姓饮食习惯以及对食物的处理和储存方式的不同,同时也是不同地区的人群体质差异的主要原因。早在《素问·异法方宜论》中就曾详细地论述过东西南北中各地人的体质特征和所生疾病的不同以及用药、用针等不同。自古以来都有"水土不服"的说法,即一个人从一个地区到另外一个地区后,因气候和饮食的改变,使身体一时适应不了变化而产生某些地方性疾病和流行性疾病。因此,中医在治疗时会适当地调节用药习惯以达到预期的疗效。中医学在诊断和治疗上强调"因地制宜",所谓"善疗疾病者,必先别方土"。

在地理环境中,气候因素对人类体质有极大的影响。中医学的运气学说,包括中国古代朴素的气象学和医学气象学两部分。运气学说详细地论述了气候的变化规律对人体所生疾病的影响,以及气候因素与疾病的发生、发展、诊断、治疗的关系,强调

"因时、因人、因地的三因制宜"。风、寒、暑、湿、燥、火六气是造成人体质差异的主要因素,六气的存在,提示着中医治疗必须与不同的气候下的不同体质人群相适应。一般来说,恶劣的环境下生活的人体格会相对健壮,抵御能力提高,而在比较舒适的环境下生活的人体格会比较文弱,抵御能力下降。我国的气候有地域差异,南方较湿热,北方多寒燥,因此,在西北方生活的人,形体偏健壮,腠理致密;在东南方生活的人,体质较文弱,腠理疏松。

6. 心理因素　除上述的因素外,心理因素对体质的影响也是不容小觑的。如同处困境,有人能积极解决困难,有人却灰心丧气,这便是不同心理的表现。心理反映了中医学形神合一的生命观。体质与心理表现有对应关系,一定的体质及生理特性易使个体表现出特定的心理素质。

情绪和情感是人对客观事物是否符合自己需要而产生的态度和体验。如遇顺意之事则喜,遭弗愿之事易怒等。中医学的情志,泛指人的情绪、情感活动。七情为脏腑功能的外在表现,也会影响体质的类型。

第二节　体质的分类

体质存在着个人差异,个人体质差异是中医辨证治疗的基础,但每个人体质又不局限于其中一种,它在随着人们的生活、饮食习惯的变化而表现不同。中医学用阴阳学说来阐述生命运动的规律,说明健康与疾病的问题。所以,中医学主要是用阴阳学说从生理功能特点对体质加以分类。本节对体质的分类采用阴阳分类法。体质分类上所使用的阴虚、阳虚、阳亢以及痰饮、脾虚、肝旺等名词术语,与辨证论治中所使用的证候名称是不同的概念,它反映的是一种在非疾病状态下就已存在的个体特异性。

一、平和质

总体特征:阴阳气血调和,以体态适中、面色红润、精力充沛、不爱得病,吃得好、睡得好、心情好等为主要特征。占人群比例:32.75%。男性多于女性,年轻人多于老年人。

常见表现:面色、肤色润泽,头发稠密、有光泽,目光有神,鼻色明润,嗅觉通利,唇色红润,不易疲劳,精力充沛,耐受寒热,睡眠良好,胃纳佳,二便正常,舌色淡红,苔薄白,脉和缓有力。心理特征:性格随和开朗。对外界环境适应能力:对自然环境和社会环境适应能力较强。平和体质若不注意后天调养,亦可变为偏颇体质。

(常用提示问题:您是否经常精力充沛?您是否经常面色红润、目光有神?您是否经常食欲好?您是否经常睡眠好?您是否经常二便正常?)

二、气虚质

总体特征:元气不足,以疲乏、气短、自汗等气虚表现为主要特征。占人群比例:12.71%。以西部和东北地区多见,无业和重体力劳动者多见。

常见表现:平素语音低弱,气短懒言,容易疲乏,精神不振,易出汗,舌淡红,舌边有齿痕,脉弱。形体特征:肌肉松软不实。心理特征:性格内向,不喜冒险。

发病倾向:易患感冒、内脏下垂等病;病后康复缓慢。对外界环境适应能力:不耐受风、寒、暑、湿邪。

(常用提示问题:你是否容易疲乏? 您是否容易呼吸短促,接不上气? 你是否自汗或稍微活动就容易出汗? 您是否比别人容易患感冒? 您是否喜欢安静,懒得说话? 你是否经常说话声音低微、无力? 你是否经常感觉食欲不好?)

三、阳虚质

总体特征:阳气不足,以畏寒怕冷、手足不温等虚寒表现为主要特征。占人群比例:7.9%。以东北地区多见,女性多见。

常见表现:平素畏冷,手足不温,喜热饮食,精神不振,舌淡胖嫩,脉沉迟。形体特征:肌肉松软不实。心理特征:性格多沉静、内向。

发病倾向:易患痰饮、肿胀、泄泻等病;感邪易从寒化。对外界环境适应能力:耐夏不耐冬;易感风、寒、湿邪。

(常用提示问题:您经常感觉手脚发凉吗? 您经常感到怕冷、衣服比别人穿得多吗? 您是否比别人更容易患感冒? 您吃(喝)凉的东西会感到不舒服或腹泻吗? 您是否经常凌晨拉肚子? 是否经常感觉腰酸腿软? 你是否经常感觉食欲不好?)

四、阴虚质

总体特征:阴液亏少,以口燥咽干、手足心热等虚热表现为主要特征。占人群比例:8.89%。以西部地区多见,年轻人多见。

常见表现:手足心热,口燥咽干,鼻微干,喜冷饮,大便干燥,舌红少津,脉细数。形体特征:体形偏瘦。心理特征:性情急躁,外向好动,活泼。

发病倾向:易患虚劳、失精、不寐等病;感邪易从热化。对外界环境适应能力:耐冬不耐夏;不耐受暑、热、燥邪。

(常用提示问题:您是否常感到手脚心发热? 您是否常上火或感到口燥咽干? 您是否常便秘? 您是否盗汗、自汗或活动后易出汗? 您面颊潮红或偏红吗?)

五、痰湿质

总体特征:痰湿凝聚,以形体肥胖、腹部肥满、口黏苔腻等痰湿表现为主要特征。占人群比例:6.28%。以男性多见,生活安逸的中老年人多见。

常见表现:面部皮肤油脂较多,多汗且黏,胸闷,痰多,口黏腻或甜,喜食肥甘甜黏,苔腻,脉滑。形体特征:体形肥胖,腹部肥满松软。心理特征:性格偏温和、稳重,多善忍耐。

发病倾向:易患消渴、中风、胸痹、高血脂等病。对外界环境适应能力:对梅雨季节及湿重环境适应能力差。

(常用提示问题:你体形偏胖吗? 您是否常感到胸闷或腹部胀满、四肢沉重? 您是否常有额部油脂分泌多的现象? 你是否常出汗,汗后感觉发黏? 您是否常感觉嘴里有

Note

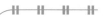

黏腻或甜的感觉？您是否平时痰多,特别是咽喉部总感到痰堵？您是否感觉腹部肥满松软?）

六、湿热质

总体特征:湿热内蕴,以面垢油光、口苦、苔黄腻等湿热表现为主要特征。占人群比例:9.88%。以南部和东部地区多见,学生和商人多见。

常见表现:面垢油光,易生痤疮,口苦口干,身重困倦,大便黏滞不畅或燥结,小便短黄,男性易阴囊潮湿,女性易带下增多,舌质偏红,苔黄腻,脉滑数。形体特征:形体中等或偏瘦。心理特征:容易心烦急躁。

发病倾向:易患疮疖、黄疸、热淋等病。对外界环境适应能力:对夏末秋初湿热气候、湿重或气温偏高环境较难适应。

(常用提示问题:您是否常生痤疮或疮疖？您是否常感到口苦或嘴里有异味？你的大便是否常黏滞不爽或燥结？您是否常小便时有发热感、尿色发黄？您的白带颜色是否常发黄？（限女性）您是否常感觉阴囊部位潮湿？（限男性）您是否常在面部或鼻部有油腻感或发光?）

七、血瘀质

常见表现:肤色晦暗,色素沉着,容易出现瘀斑,胸闷胸痛,口眼歪斜,半身不遂,口唇暗淡,舌暗或有瘀点,舌下络脉紫暗或增粗,脉涩。

(常用提示问题:您是否经常精力充沛？您是否经常面色红润、目光有神？您是否经常食欲好？您是否经常睡眠好？您是否经常二便正常?）

八、气郁质

总体特征:气机郁滞,以神情抑郁、忧虑脆弱等气郁表现为主要特征。占人群比例:8.73%。以年轻人和林黛玉式的女性多见。

常见表现:神情抑郁,情感脆弱,烦闷不乐,舌淡红,苔薄白,脉弦。形体特征:形体瘦者为多。心理特征:性格内向、不稳定、敏感多虑。

发病倾向:易患脏躁、梅核气、百合病及郁证、失眠、抑郁症、神经官能症等。对外界环境适应能力:对精神刺激适应能力较差;不适应阴雨天气。

(常用提示问题:您是否常感到闷闷不乐、叹气？您是否常多愁善感、焦虑不安？您是否常喉部有异物,吞咽不下？您是否常感到害怕或受到惊吓？您是否常感到胁肋部、乳房或腹部疼痛?）

九、特禀质

总体特征:先天失常,以生理缺陷、过敏反应等为主要特征。占人群比例:4.91%。多为遗传所致。

常见表现:过敏体质者常见哮喘、风团、咽痒、鼻塞、打喷嚏等;患遗传性疾病者有垂直遗传、先天性、家族性特征;患胎传性疾病者具有母体影响胎儿个体生长发育及相关疾病特征。形体特征:过敏体质者一般无特殊;先天禀赋异常者或有畸形,或有生理缺陷。心理特征:随禀质不同情况各异。

发病倾向:过敏体质者易患哮喘、荨麻疹、花粉症及药物过敏等;遗传性疾病如血友病、先天愚型等;胎传性疾病如五迟(立迟、行迟、发迟、齿迟和语迟)、五软(头软、项软、手足软、肌肉软、口软)、解颅、胎惊等。对外界环境适应能力:适应能力差,如过敏体质者对易致过敏季节适应能力差,易引发宿疾。

(常用提示问题:您是否常因季节变化或异味等原因咳喘?您是否常没感冒也鼻塞、流涕、打喷嚏?您是否常容易过敏(对药物、食物、气味、花粉或在季节交替、气候变化时)?您的皮肤是否易起风团或风疹块?您是否常因过敏出现紫红色瘀点、瘀斑?您的皮肤是否常一抓就红,并出现抓痕?)

案例分析

案例分析 1

患儿临床表现,根据中医的辨证可以定阳虚体质以及特禀质。

这种体质和先天因素以及后天因素有关。先天因素包括了父亲的体质和母亲在怀孕过程中喜食冷饮两方面,后天因素包括了患儿家庭喜欢开空调以及喜欢冷饮的情况,因此形成这种体质。

案例分析 2

根据患者的表现,不喜言语,不喜活动,喜吐痰,独处容易郁郁寡欢,素来喜食肥甘厚腻,体型肥胖,喉间有痰鸣音,腹部肥满,自觉口内黏腻,喜热饮。舌红苔白腻,脉濡缓。应该判定为痰湿质。

学习检测

选择题

1. 不能长距离行走,说话声音低,且易疲劳,为(　　)体质的特点。

A. 气虚质　　　B. 痰湿质　　　C. 阳虚质　　　D. 阴虚质　　　E. 湿热质

2. 由于先天性和遗传因素造成的一种体质缺陷,包括先天性、遗传性的生理缺陷,先天性、遗传性疾病,过敏反应,原发性免疫缺陷等而形成的体质是(　　)。

A. 气虚质　　　B. 血瘀质　　　C. 阳虚质　　　D. 痰湿质　　　E. 特禀质

3. "五脏坚固,血脉和调,肌肉解利,皮肤致密,营卫之行,不失其常,呼吸微徐,气以广行,六府化谷,津液布扬,各如其常,故能长久"(《灵枢·天年》),是对(　　)体质的描述。

A. 气虚质　　　B. 平和质　　　C. 阳虚质　　　D. 阴虚质　　　E. 特禀质

4. "此多以衣食之累,利害之牵,及悲忧惊恐而致郁者总皆受郁之类。神志不振,……凡此之辈"(《景岳全书》)是对(　　)的描述。

A. 气郁质　　　B. 阴虚质　　　C. 阳虚质　　　D. 特禀质　　　E. 血瘀质

知识链接

现代医学的"酸性体质"和"碱性体质"

健康人的血液是呈弱碱性的,pH 值为 7.35～7.45,一般初生婴儿体液也都属弱碱性,但随着体外环境污染及不正常的生活及饮食习惯,他们的体质逐渐转为酸性。"酸性体质"者常会感到身体疲乏、记忆力减退、腰酸腿痛、四肢无力、头昏、耳鸣、睡眠不实、失眠、腹泻、便秘等,到医院检查不出什么毛病,如不注意改善,继续发展就会形成疾病,而 85% 的痛风、高血压、癌症、高脂血症患者都是酸性体质。因此,医学专家提出:人体的酸性化是"百病之源"。而根据统计,国内 70% 的人为酸性体质。

人体都处于一个酸碱平衡的状态,即便是吃了酸性或碱性的食物,也不会受影响。平时要多吃碱性食物。肉类、蛋、牛奶、巧克力等都属于酸性食物,平时要少吃;各类蔬菜、水果、五谷杂粮都是碱性食物,应该多吃。

（江　璇　辛增辉）

Note

第六章 病因病机

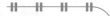

学习任务

1. 掌握常见病因的性质和致病特点，掌握常见病机的基本规律。
2. 熟悉概念：病因、疠气、七情、痰饮、瘀血、病机、正气、邪气。
3. 学会分析判断临床疾病的病因病机。

案例引导

　　患者，女，39岁，干部。患者半年来经常腹泻，每因饮食不当而加重。前日午餐后饮冰镇酸乳两瓶，腹泻加剧，两天来每天7～8次，便稀溏，并见脘腹胀痛而满，于食后加重，便后胀痛略轻，恶心呕吐，纳差，倦怠乏力，气短懒言，形瘦，白带增多，舌胖苔厚腻，脉虚无力。

　　问题：

　　1. 试分析该疾病的病因病机。

　　2. 试为该患者做证候分析。

第一节 病　因

　　中医学认为，人体是一个有机的整体，人体各脏腑组织之间，以及人体与外界环境之间，始终保持着既对立又统一的相对动态平衡状态，从而维持着人体正常的生理活动。当这种动态平衡因某些原因遭到破坏，而又不能自行调节恢复时，人体就会发生疾病。

　　破坏人体自身及其与外界环境之间的相对平衡状态而引发疾病的原因就是病因，又称"致病因素"、"病邪"等。导致疾病发生的原因是多种多样的，如六淫、疠气、七情、饮食、劳逸，以及外伤、虫兽伤和寄生虫等，在一定条件下都能使人发生疾病。此外，在疾病发生发展过程中，病因与病理产物是相对的，如痰饮、瘀血、结石等都是在疾病过

Note

程中所形成的病理产物,但这些病理产物又可反作用于机体,成为新的致病因素,导致其他病证的发生。

中医认识病因,除了可能作为致病因素的客观条件外,主要是以病证的临床表现为依据,通过综合分析疾病的症状、体征来推求病因,为治疗用药提供依据,这种方法称为"辨证求因",又称"审证求因"。

根据病因的发病途径、形成过程,将病因分为外感病因、内伤病因、病理产物性病因以及其他病因四类。外感病因是指来源于自然界,多从肌表、口鼻侵入机体而发病的病邪,主要包括六淫、疠气等;内伤病因主要包括七情、饮食、劳逸;痰饮、瘀血和结石都是在疾病过程中所形成的病理产物,但这些病理产物又可反作用于机体,成为一种新的致病因素,医学上将其称为病理产物性病因。导致疾病发生的原因,除外感病因、内伤病因和病理产物性病因外,还有外伤、虫兽伤、寄生虫等,通常称之为其他病因。

一、六淫

六淫,即风、寒、暑、湿、燥、火六种外感病邪的统称。风、寒、暑、湿、燥、火,在正常的情况下称为"六气",是自然界六种不同的气候变化。六气的不断运动和变化,决定了一年四季气候的不同,即春风、夏暑(火)、长夏湿、秋燥、冬寒。人们在生活实践过程中,不但认识到六气的变化特点,而且通过自身的调节机制产生了一定适应能力,从而使人体的生理活动与六气变化规律相适应,所以六气一般不会使人致病。但当气候变化异常,超过了一定限度,如六气的太过和不及,非其时而有其气(如春天当温而反寒,冬季当凉而反热),以及气候变化过于急骤(如骤冷、暴热等),超过人体的适应能力;或当人体正气不足,抵抗力下降不能适应基本正常的气候变化,这时六气才成为致病因素,侵犯人体发生疾病,这种情况下的六气就称为"六淫"。淫,有太过和浸淫之意,由于六淫是不正之气,故又称其为"六邪"。

六淫致病具有以下的共同特点。

外感性:六淫邪气多从肌表、口鼻侵犯人体而发病,故有"外感六淫"之称。六淫所致疾病,又称为"外感病"。

季节性:六淫致病常有明显的季节性。如春季多风病,夏季多暑病,长夏多湿病,秋季多燥病,冬季多寒病等。

地域性:六淫致病常与生活地区、居住环境密切相关。如西北高原地区多寒病、燥病;东南沿海地区多湿病、温病;久居潮湿环境多湿病;高温环境作业者多易患火热燥病等。

独立性与相兼性:六淫邪气既可单独侵袭人体致病,如寒邪直中脏腑而致泄泻;又可两种以上相兼侵犯人体而致病,如风寒感冒、湿热泄泻、风寒湿痹等。

转化性:六淫致病,在一定条件下,其证候性质可发生转化。如寒邪入里可以化热,暑湿日久可以化燥伤阴,六淫之邪皆可从热化火等。这种转化与机体的体质密切相关。

值得一提的是,临床上还有一些由于脏腑阴阳失调,气、血、津液代谢异常,所产生的类似风、寒、湿、燥、火(热)五种外邪致病特征的病理变化,分别称为"内风"、"内寒"、"内湿"、"内燥"、"内火",统称"内生五邪"。

（一）风

风为春季的主气，但四季皆有，故风邪致病虽以春季为多，但又不限于春季，其他季节亦可发生。风邪侵袭人体多从皮毛、肌腠而入，是六淫中最主要的致病因素；其他外邪如寒、暑、湿、燥、火邪往往与风邪结合，依附于风，侵袭人体而发病，故称风邪为"六淫之首"。中医学认为风邪是外感发病中一种极为重要和广泛的致病因素。

风邪的性质和致病特点如下。

1. 风为阳邪，其性开泄，易袭阳位　风邪具有清扬、向上、升发、向外的特性，故属于阳邪。其性开泄，是指风邪侵犯人体易使腠理疏泄开张，出现汗出、恶风等症。易袭阳位是指风邪常易侵犯人体的上部（头面）、肌表、腰背等属于阳的部位，而出现头痛、鼻塞咽痒、咳嗽、项背疼痛等症状，故《素问·阴阳应象大论》曰：伤于风者，上先受之。

2. 风性善行而数变　善行是指风邪致病具有病位游移、行无定处的特性。如痹证中之"风痹"，即以游走性关节疼痛、痛无定处为临床特征，又称"行痹"。数变是指风邪致病具有发病迅速和变幻无常的特性。如风疹之皮肤瘙痒，发无定处，时隐时现，此起彼伏，发病急，消失快；中风之突然昏仆，不省人事等。

3. 风性主动　动，指动摇不定，即风邪致病具有动摇不定的特征。临床所见如眩晕、震颤、四肢抽搐、角弓反张等症状，多属风的病变，故《素问·阴阳应象大论》曰：风胜则动。

4. 风为百病之长　长者，始也，首也。风邪为"六淫之首"，其他外邪往往与风结合，依附于风，侵袭人体而发病，如外感风寒、风热、风湿等，故风邪常为外邪致病的先导。

（二）寒

寒为冬季的主气，寒邪为病，以冬季多见。其他季节因气温骤降、淋雨涉水、汗出当风或贪凉露宿、过饮寒凉等，也可感受寒邪。感寒有伤寒、中寒之别：寒邪伤于肌表，郁遏卫阳，称为"伤寒"；寒邪直中于里，伤及脏腑阳气，则为"中寒"。

寒邪的性质及致病特点如下。

1. 寒为阴邪，易伤阳气　寒为阴气盛的表现，其性属阴，故寒邪致病，最易损伤人体阳气，阳气受损，温煦作用减弱，全身或局部出现功能减退的寒象。如寒邪袭表，卫阳被遏，则见恶寒；寒邪直中脾胃，脾阳受损，可见脘腹冷痛、呕吐、腹泻等症。

2. 寒性凝滞　凝滞，即凝结、阻滞不通之意。寒邪伤人可使人之经脉气血凝滞，运行不畅，不通则痛，从而出现各种疼痛症状，其痛得温则减，遇寒加剧。如寒邪外束肌表，则周身疼痛；寒邪直中肠胃，则脘腹疼痛；寒邪引起的痹证，关节疼痛剧烈，故又称"痛痹"。

3. 寒性收引　收引，即收缩牵引之意。寒邪侵入人体，可使气机收敛，腠理、经络、筋脉收缩而挛急。如寒邪侵袭肌表，毛窍腠理闭塞，卫阳被郁，不得宣泄，可见恶寒、发热、无汗；寒客血脉，则气血凝滞，血脉挛缩，可见头身疼痛、脉紧；寒客经络、关节，筋脉拘急收引，则见关节屈伸不利、拘挛作痛等。

（三）暑

暑为夏季的主气，乃火热之气所化。暑邪有明显的季节性，独见于夏季。暑邪纯属外邪,只有外感而没有内生,故无内暑之说。

暑邪的性质及致病特点如下。

1. 暑为阳邪,其性炎热　暑为夏季的火热之气所化,火热属阳,故暑为阳邪。暑邪伤人,多见壮热、烦渴、面赤、脉洪大等一系列阳热亢盛之症。

2. 暑性升散,伤津耗气　升散,即上升发散之意。暑为阳热之邪,易于上升发散。暑邪侵犯人体,易使腠理开泄而多汗。汗出过多,则易伤津液,津液亏损,即可出现口渴喜饮、尿赤短少等症。在大量汗出的同时,往往气随津脱而致气虚,常见气短乏力、倦怠懒言等,严重者可出现突然昏倒、不省人事的阳气暴脱之危症。

3. 暑多挟湿　夏季不仅炎热,且多雨潮湿,热蒸湿动,使空气的湿度增加,故暑邪为病,常兼挟湿邪以侵犯人体。其临床表现除发热、烦渴等暑热症状外,常兼见四肢困倦、胸闷呕恶、不思饮食、大便溏泻而不爽等湿阻症状。

（四）湿

湿为长夏的主气。长夏,正值夏秋之交,为一年中湿气最盛的季节,故长夏多湿病。此外,淋雨涉水、居住环境潮湿或工作于水湿环境等均易感受湿邪为病。所以四季均有湿病的发生,且伤人缓慢难察。

湿邪的性质及致病特点如下。

1. 湿为阴邪,易伤阳气,阻遏气机　湿性类水,故为阴邪。湿邪侵犯人体,留滞于脏腑经络,最易阻遏气机,使脏腑气机升降失常,经络阻滞不畅。若湿阻胸膈,气机不畅则胸闷;湿困脾胃,升降不利,气机阻滞则脘痞腹胀、便溏不爽;湿停下焦,气机阻滞,气化不利则小便短涩。因湿为阴土,主运化水湿,性喜燥恶湿,故外感湿邪,常先困脾,而使脾阳不振,运化无权,水湿停聚,出现泄泻、水肿、尿少等症。

2. 湿性重浊　重,即沉重或重着之意。故湿邪为病,其临床表现具有沉重、重着的特点。如湿邪袭表,多见周身困重、四肢倦怠;困遏于头则清阳不升,常见头重如裹、昏昏欲睡;湿邪留滞经络、关节,可见关节疼痛重着,称之为"湿痹"或"着痹"。浊,即混浊、秽浊之意。湿邪为病,其分泌物或排泄物等具有秽浊不清的特点。如湿邪上犯,则见面垢眵多;湿邪下注则大便溏泻,小便混浊不清,下痢黏液脓血,妇女带下过多;湿邪浸淫肌肤,导致疮疡湿疹,多见脓水秽浊等。

3. 湿性黏滞　黏,即黏腻;滞,即停滞。湿性黏滞主要表现在两个方面:一是指症状的黏滞性,如大便黏腻不爽、小便滞涩不畅、舌苔黏腻厚浊等;二是指病程的缠绵性,湿病病程较长或反复发作,缠绵难愈,如湿疹、湿痹、湿温病等。

4. 湿性趋下,易袭阴位　湿性类水,水性下行,故湿邪有下趋的特性,其致病易伤人体下部。如湿邪为病的水肿,多以下肢明显;湿邪下注,可见带下、淋浊、痢疾等病。故《素问·阴阳应象大论》曰:伤于湿者,下先受之。

（五）燥

燥为秋季的主气。秋天气候干燥,空气中水分缺乏,故多燥病。燥邪多从口鼻、皮毛而入,侵犯肺卫。燥邪为病又有温燥、凉燥之分。初秋尚有夏热之余气,燥与温热结合而侵犯人体,则多见温燥病证;深秋又有近冬之寒气,燥与寒邪结合侵犯人体,则亦见凉燥病证。

燥邪的性质及致病特点如下。

1. 燥性干涩，易伤津液　燥邪为干涩之病邪，故外感燥邪最易耗伤人体的津液，造成阴津亏虚的证候，可见口鼻干燥、咽干口渴、皮肤干涩甚至皲裂、毛发不荣、小便短少、大便干结等症。故《素问·阴阳应象大论》曰：燥胜则干。

2. 燥易伤肺　肺为娇脏，喜润而恶燥，外合皮毛，开窍于鼻，直接与自然界大气相通。燥邪多从口鼻、皮毛而入，故最易伤肺。燥邪犯肺，耗伤肺津，影响肺的宣发肃降功能，从而出现干咳少痰，或痰黏难咯，甚至痰中带血以及喘息胸痛等症。由于肺与大肠相为表里，燥邪自肺影响到大肠，则可出现大便干燥不畅等症。

（六）火

火热为阳盛所生，火为热之极，火热虽程度不同，但性质则一。火热之邪一般旺于夏季，但不如暑邪有明显的季节性，也不受季节气候限制。

火邪的性质及致病特点如下。

1. 火为阳邪，其性炎上　火热之性，燔灼焚焰，升腾上炎，故属于阳邪。阳盛则热，故火邪致病临床可见高热、烦渴、汗出、脉洪数等症。因其性炎上，所以火邪致病证候多表现在人体的上部，如心火上炎，可见舌尖红、口舌生疮；胃火炽盛，可见齿龈肿痛；肝火上炎，常见目赤肿痛等。

2. 火易伤津耗气　火热之邪，最易迫津外泄，消灼津液，耗伤阴津，故常兼有口渴喜饮、咽干舌燥、小便短赤、大便秘结等津伤症状。火邪又能直接损伤人体的正气，或因伤津，气随津脱，故火邪致病，还可兼见体倦乏力、少气懒言等气虚之症。

3. 火易生风动血　火热之邪侵袭人体，灼伤津液，使筋脉失其濡养，而致肝风内动，称之为"热极生风"，表现为高热、神昏谵语、四肢抽搐、目睛上视、项背强直、角弓反张等。同时，火热之邪可以加速血行，灼伤脉络，甚则迫血妄行，而致各种出血，如吐血、衄血、便血、尿血、皮肤发斑及妇女月经过多、崩漏等症。

4. 火易致肿疡　火热之邪入于血分，可聚于局部，腐蚀血肉，发为痈肿疮疡，表现为红肿热痛，甚则化脓溃烂。故《医宗金鉴·痈疽总论歌》曰：痈疽原是火毒生。

5. 火易扰心神　心在五行中属火，火热性躁动，与心相应，故火热之邪入营血，易影响心神，轻者心神不宁而心烦失眠；重者可扰乱心神，出现狂躁不安、神昏谵语等症。

二、疠气

疠气是一类具有强烈传染性的外邪。在中医文献中，疠气又称"疫气"、"戾气"、"异气"、"毒气"、"乖戾之气"等。因疠气引起的疾病则称为"疫病"、"瘟病"或"瘟疫病"。疠气虽属外感病因，但与六淫邪气不同的是，具有强烈传染性。疠气可以通过空气传染，多从口鼻侵入人体而致病，此外，疠气也可随饮食、接触、蚊虫叮咬及其他途径侵入人体而致病。

疠气致病的种类很多，如大头瘟、蛤蟆瘟、疫痢、白喉、烂喉丹痧、天花、霍乱、鼠疫等，实际上包括了现代许多传染病。

（一）疠气的致病特点

1. 传染性强，易于流行　疠气主要通过空气、饮食、接触、蚊虫叮咬等途径在人群中传播,具有强烈的传染性和流行性。《温疫论》曰:此气之来,无论老少强弱,触之者即病。当然,疠气致病既可大面积流行,也可散在地发生。

2．发病急骤,病情危重　一般来说,六淫致病比内伤杂病发病急,但疠气比六淫发病更急。《温疫论》中提及某些疾病,"缓者朝发夕死,重者顷刻而亡",足见疠气发病急骤、来势凶猛、变化多端、病情危笃。

3．一气一病,症状相似　一种疠气仅导致一种疫病发生,故当某一种疠气流行时,其临床症状基本相似,故《素问·刺法论》称,五疫之至,皆相染之,无问大小,病状相似。如痄腮,无论是男是女,患病一般都表现为耳下腮部肿大。

(二)疠气的发生和流行因素

疫病的发生与流行,除与人体正气的强弱有关外,亦与以下因素有关。

1．气候因素　自然气候严重或持久的反常变化,如久旱、洪涝、酷热、湿雾瘴气以及地震之后,均可滋生疠气而导致疾病的发生。

2．环境与饮食因素　环境卫生不良,如水源、空气污染易滋生疠气;同样,食物污染、饮食不当也可引起疫病的发生与流行。

3．预防因素　疠气具有强烈的传染性和流行性。预防隔离是防止疫病发生、控制其流行蔓延的有效措施。故如没有及时做好预防隔离工作,也是导致疠气流行的因素。

4．社会因素　战乱、贫穷落后、社会动荡及现代战争中的细菌战,均可导致疠气流行。只有社会稳定,做好卫生防疫工作,坚持"预防为主"的医疗卫生工作方针,才能防止疠气的发生与流行。

三、七情

七情即喜、怒、忧、思、悲、恐、惊七种情志变化,是人体对外界客观事物的不同情绪反应。在正常情况下一般不会使人致病,只有突然、强烈或长期持久的情志刺激,超过了人体自身生理调节范围与耐受能力,造成气机紊乱、脏腑阴阳气血失调时,才会导致疾病的发生。由于它是造成内伤病的主要致病因素之一,故又称"内伤七情"。

(一)七情与脏腑气血的关系

人的情志活动与脏腑有着密切关系。情志活动必须以五脏精气作为物质基础。《素问》曰:人有五脏化五气,以生喜怒悲忧恐。因此,人的不同情志活动与五脏有相对应的规律,即心在志为喜,肝在志为怒,脾在志为思,肺在志为忧,肾在志为恐。喜、怒、思、忧、恐,统称为"五志",分属于五脏,而七情中的悲和惊,分属于肺和肾。脏腑气血的功能变化会影响情志的变化,而不同的情志变化,亦会对脏腑气血产生不同的影响。

(二)七情的致病特点

七情致病不同于六淫,六淫侵袭人体,从肌表、口鼻而入,发病多见于表证;而七情内伤则直接影响相应的内脏,使脏腑气机逆乱,气血失调,导致种种病变的发生。

1．直接伤及内脏　七情太过,直接损伤相应的脏腑,即怒伤肝,喜伤心,思伤脾,忧伤肺,恐伤肾。由于心主神志,为五脏六腑之大主,心神受损可涉及其他脏腑。心主血藏神,肝主疏泄藏血,脾主运化而位于中焦,是气机升降的枢纽,又为气血生化之源。

故情志所伤的病证,以心、肝、脾三脏气血紊乱、功能失调为多见。如惊喜伤心,可致心神不宁,出现心悸、失眠、健忘,甚则精神失常等。郁怒伤肝,肝气郁结,可见两胁胀痛、善太息、咽中似有异物梗阻;或气滞血瘀,出现胁痛,妇女痛经、闭经,或癥瘕等症;思虑伤脾,脾失健运,可见脘腹胀满、食欲不振、大便溏泻等症。若思虑劳神过度,同时损伤心脾时,可致心脾气血两虚,而同时出现上述心神不宁及脾失健运的兼症。

2. 影响脏腑气机 七情内伤常影响脏腑气机,使气机升降失常、气血运行紊乱而发病。不同的情志内伤,对气机的影响也不同,即"怒则气上,喜则气缓,悲则气消,恐则气下,惊则气乱,思则气结"。

1)怒则气上 怒为肝之志,过度愤怒,影响肝的疏泄功能,可使肝气上冲,血随气逆,并走于上。临床常见头胀头痛、面红目赤或呕血,甚则昏厥猝倒等症。

2)喜则气缓 喜为心之志,在正常情况下,喜能缓和精神紧张,使营卫通利,心情舒畅。但暴喜过度又可使心气涣散,神不守舍,出现精神不集中,甚则失神狂乱等症状。

3)悲(忧)则气消 悲为肺之志,过度悲忧,使肺气耗伤,而出现精神萎靡、胸闷气短、倦怠乏力等症。

4)恐则气下 恐为肾之志,恐惧过度,可使肾气不固,气泄于下。临床可见二便失禁、遗精等症。

5)惊则气乱 突然受惊,使心气紊乱,以致心无所依,神无所归,虑无所定,而见心悸、惊恐不安等症。

6)思则气结 思为脾之志,思虑劳神过度,可导致脾气郁结,脾失运化,而见脘腹胀满、纳呆、便溏等症。思虑过度不但使脾胃气机郁结,还可暗耗心血,使心神失养出现心悸、健忘、失眠多梦等症。

3. 影响病情变化 在许多疾病的演变过程中,病情常因较剧烈的情志波动而加重,或急剧恶化。如有高血压史的患者,若遇事恼怒,肝阳暴张,血压可迅速升高,而出现头晕目眩,甚则突然昏厥,或昏仆不语、半身不遂、口眼歪斜等。心脏病患者,常因暴喜暴怒,出现胸痹,表现为怔忡、心痛欲绝、大汗淋漓、面色青紫、四肢厥冷等心阳暴脱之危候,甚则会导致猝然死亡。相反,若病后情绪豁达乐观,可使五脏安和,气机调畅,有利于缓解病情,恢复健康。因此,正确地调摄精神情志,不仅可祛病康体,且对养生、延缓衰老也有十分重要的意义。

四、饮食失宜

饮食是人体摄取营养,维持生命活动的必要条件。但若饮食失宜,又是导致疾病发生的重要原因。食物主要靠脾胃消化,故饮食所伤主要伤及脾胃,导致脾胃功能失职,升降失常,并可聚湿、生痰、化热或变生他病。饮食失宜主要包括饥饱失常、饮食不洁和饮食偏嗜三个方面。

（一）饥饱失常

饮食以适量为宜,过饥、过饱均可发生疾病。

1. 过饥 即摄食不足,气血生化之源匮乏,气血得不到足够的补充,久则气血衰少而为病,临床可出现面色不华、心悸气短、全身乏力、消瘦等症状。同时,气血衰少则正气虚弱,抵抗力降低,易于感受外邪而继发其他病证。

2. 过饱　即饮食摄入过量,超过了脾胃的受纳运化功能,可导致饮食积滞,脾胃损伤,气机升降失常,出现脘腹胀满、嗳腐泛酸、厌食、吐泻等症。小儿由于脾胃功能较弱,又加之食量不能自控,故极易发生食伤脾胃的病证,食积日久可酿成疳积,症见面黄肌瘦、脘腹胀满、手足心热、心烦易哭、毛发干枯等。此外,在疾病初愈阶段,由于脾胃尚虚,若饮食过量或食用不易消化的食物,常可引起疾病的复发,称为"食复"。

(二) 饮食不洁

饮食不洁是指食用了不清洁、不卫生,或腐败变质、有毒的食物。进食不清洁、不卫生的食物,可引起多种胃肠道疾病,出现腹痛、吐泻、痢疾等症;或引起寄生虫病,如蛔虫、蛲虫等,临床可见腹痛、嗜食异物、面黄肌瘦等症。若蛔虫窜入胆道,还可出现上腹部剧痛、时发时止、四肢厥冷,甚或吐蛔、四肢厥冷的蛔厥证。若进食腐败变质、有毒的食物,常出现剧烈腹痛、吐泻等中毒症状,重者可出现昏迷或死亡。

(三) 饮食偏嗜

饮食偏嗜指饮食嗜好于某些食物,导致食物营养不均衡,一方面出现部分营养物质缺乏,另一方面又会导致某些物质吸收太过,久之会导致机体阴阳失调而发病。饮食偏嗜主要有寒热偏嗜、五味偏嗜及偏嗜饮酒、肥甘厚腻三个方面。

1. 寒热偏嗜　饮食之寒热,一般指食品性质的寒性或热性,或包括饮食温度的寒热。饮食偏寒偏热,可引起脏腑阴阳盛衰变化而导致疾病的发生。若过食生冷寒凉之品,则易损伤脾胃阳气,从而寒湿内生,易发生腹痛泄泻等症;若偏嗜辛温燥热之品,则可导致胃肠积热,出现口渴、口臭、腹满胀痛、便秘,或酿成痔疮。

2. 五味偏嗜　五味,即酸、苦、甘、辛、咸五种食味。人体的精神气血都是由饮食五味所资生,五味与五脏,各有其亲和性,如酸入肝,苦入心,甘入脾,辛入肺,咸入肾。如果长期偏嗜某种味道的食物,就会造成与之相应的脏腑功能偏亢,久之可损伤其他脏腑,破坏五脏平衡协调,导致疾病的发生。

3. 偏嗜饮酒、肥甘厚腻　偏嗜饮酒可损伤脾胃,生湿酿热,可出现脘腹胀满、胃纳减退、口苦口腻、舌苔厚腻等症;而偏嗜肥甘厚腻,可助湿、生痰,或酿成疔肿疮疡。

五、劳逸失度

劳逸失度包括过度劳累和过度安逸。正常的劳动和必要的体育锻炼有助于气血流通,增强体质;适当的休息,可以消除疲劳,恢复体力和脑力,均有利于维持正常人体需要,不会使人发病。只有较长时间的过度劳累或过度安逸,才能成为致病因素使人发病。

(一) 过劳

过劳是指过度劳累,包括劳力过度、劳神过度和房劳过度。

1. 劳力过度　劳力过度是指较长时间的体力劳动过度而积劳成疾。劳力过度则伤气,久之则气少力衰。表现为四肢困倦、少气懒言、神疲乏力、形体消瘦等症。

2. 劳神过度　劳神过度是指脑力劳动过度。劳神过度可暗耗心血,损伤脾气,出现心神失养的心悸、健忘、失眠、多梦等症,以及脾不健运的纳呆、腹胀、便溏等症。

3. 房劳过度　房劳过度是指性生活不节,房事过度。房事过度则肾精耗伤,症见腰膝酸软、眩晕耳鸣、精神萎靡,或男子遗精、滑泄、性功能减退甚或阳痿,女子月经不调、带下等。

(二)过逸

过逸是指过度安逸,即长期不参加劳动,又不进行体育锻炼。人体每天需要适当的活动,气血才能流畅;若长期不劳动,缺乏锻炼,可使气血运行不畅,脾胃功能减弱。临床常见精神不振、肢体软弱、食少乏力,动则心悸、气喘、汗出,或发胖臃肿,抗病能力低下,易受外邪侵袭等。

六、痰饮

(一)痰饮的概念

痰和饮都是机体水液代谢障碍所形成的病理产物。一般以较稠浊的称为痰,较清稀的称为饮。痰饮源于内生水湿,当属阴邪。痰不仅是指咯吐出来的有形可见的痰液,还包括瘰疬、痰核和停滞在脏腑经络等组织中而不能排出的痰浊,临床上可通过其所表现的证候来确定,这种痰称为"无形之痰"。饮即水液停留于人体局部者,因其所停的部位和症状不同而有不同的名称,如有"痰饮"、"悬饮"、"溢饮"、"支饮"的区分。由于痰饮均为津液在体内停滞而成,因而在许多情况下,痰和饮并不能截然分开,故常统称为痰饮。

(二)痰饮的形成

痰饮多因外感六淫、饮食或七情内伤等,使肺、脾、肾及三焦等脏腑气化功能失常,水液代谢障碍,以致水津停滞而成。水湿内停,受阳气煎熬则为痰,得阴气凝聚则为饮。痰饮形成后,饮多留积于肠胃、胸胁及肌肤,而痰则随气升降流行,内而脏腑,外至筋骨皮肉,形成多种病证。

(三)痰饮的致病特点

1. 阻滞气血运行　痰饮为有形之病理产物,若阻滞于经络,可致气血运行失畅;若停滞于脏腑,可使脏腑气机升降失常。

2. 影响水液代谢　痰饮停滞于脏腑,可影响脏腑气机,导致脏腑功能失调,气化不利,水液代谢障碍。

3. 易蒙蔽心神　心神以清明为要。痰饮为浊物,随气上逆,易蒙蔽清窍,扰乱心神。

4. 致病广泛,变幻多端　痰饮可随气机升降,内而五脏六腑,外而四肢百骸、肌肤腠理,产生各种不同的病变,故有"百病多由痰作祟"之说。

5. 病势缠绵,病程较长　痰饮皆由体内水湿停聚而成,故有湿性重浊黏滞之性,因而痰饮致病均表现为病势缠绵,病程较长。

七、瘀血

（一）瘀血的概念

瘀血指体内血液停滞，包括离经之血积存体内，或血行不畅，阻滞于血脉、经络及脏腑内的血液。瘀血是在疾病过程中形成的病理产物，又是某些疾病的致病因素。

（二）瘀血的形成

1. 气虚　气为血之帅，气能行血、摄血。气虚无力推动血液运行，导致血行迟滞形成瘀血；或气虚不能统摄血液，可导致血溢脉外而为瘀。

2. 气滞　气行则血行，气滞则血瘀。气机郁滞，影响血液正常运行，使血行迟滞而致瘀。

3. 血寒　血得温则行，得寒则凝。外感寒邪或阳虚内寒，不能温煦推动血液运行，使血行不畅而凝滞成瘀。

4. 血热　热入营血，血热互结，使血受热煎熬而黏滞，运行不畅；或热灼脉络，血溢脉外，积存体内，均可形成瘀血。

5. 出血　各种外伤，致使脉管破损而出血，成为离经之血；或其他原因，如脾不统血、肝不藏血等而致出血，若所出之血不能及时消散或排出体外，留积于体内则成瘀血。

（三）瘀血的致病特点

1. 疼痛　瘀血阻滞经络，不通则痛，其致痛特点为刺痛，痛处固定不移、拒按、夜间痛甚。

2. 肿块　瘀血阻内，凝聚不散，会形成肿块。积于体表则可见青紫肿胀，积于体内则多成癥块，触之痞硬，且有压痛，固定难移。

3. 出血　瘀血阻滞脉道，使气血运行受阻，血不循经，而导致出血，其血色多紫暗，或夹有血块。

4. 发绀　面色黧黑或紫暗，肌肤甲错（皮肤粗糙脱屑），口唇、爪甲青紫。

5. 舌象　舌质紫暗，或有瘀点、瘀斑，舌下脉络青紫、曲张、迂曲。

6. 脉象　多见脉细涩、沉弦或结代等。

八、结石

（一）结石的概念

凡体内湿热浊邪，蕴结不散，或久经煎熬，形成砂石样的病理产物，即称为结石。常见的结石有胆结石、肾结石、膀胱结石和胃结石等。一般而言，结石小者，临床症状不明显，且易于排出；若结石较大，则难以排出，留滞于体内而引发新的疾病，成为继发性病因。

（二）结石的形成

1. 饮食不节　饮食偏嗜肥甘厚腻，影响脾胃运化，内生湿热，湿热熏蒸，蕴结于胆，久则为胆结石；湿热下注，蕴结下焦，日久沉积而形成肾、膀胱结石。若空腹吃柿子、枣子等物,影响胃的受纳通降,又可形成胃结石。此外,某些地域的水质也是导致体内结石的原因,如长期饮用硬水,可导致肾结石。

2. 情志内伤 情志失调,肝胆气郁,使肝失疏泄,胆气不达,胆汁蕴结,日久沉积或煎熬,形成结石。

3. 服药不当 长期服用钙、镁、铋等药物,与水湿、浊物、热邪结合,酿成结石。

（三）结石的致病特点

1. 多发于空腔性脏器 临床虽有肾结石,但以胆结石、膀胱结石、胃结石等常见,因空腔性脏器易形成结石停留。

2. 病程较长,症状不定 结石多为湿热蕴结,日久煎熬而成,除胃柿石外,大多数结石的形成过程缓慢而漫长。由于结石大小不等、停留部位不同,故临床症状亦不相同。一般来说,结石小,病情较轻,有的甚至无任何症状;结石过大,则病情较重,症状明显,发作频繁。

3. 阻滞气机,易致疼痛 结石为有形之邪,停留脏腑,多易阻滞气机,影响气血津液运行,不通则痛,故结石所致病证,一般可见局部胀痛、酸痛等,甚或绞痛。如胆结石发生梗阻时可见右胁腹绞痛牵及右肩部;肾结石发生梗阻时可见腰及少腹剧烈绞痛并向下放射至两股内侧。结石性疼痛具有间歇性特点,发作时剧痛难忍,而缓解时如常人。

九、外伤

外伤指金疮伤、烧烫伤、冻伤、雷电击伤、溺水等直接侵害人体的损伤。

（一）金疮伤

金疮伤包括枪弹伤、金刃伤、跌打损伤、持重怒伤、压轧撞击伤等。这些外伤,均能直接损伤人体的皮肤、肌肉、筋脉、骨骼以及内脏。轻者可引起皮肤肌肉瘀血肿痛、出血、筋伤骨折或脱臼等;重则损伤内脏,或出血过多,可导致昏迷、抽搐,甚至亡阳等严重病变。

（二）烧烫伤

烧烫伤主要由高温物品、沸水、沸油、烈火、高压电流等作用于人体而引起。烧烫伤属火毒致病,机体受到火毒伤害,受伤部位一般立即可以出现各种症状。轻者损伤肌肤,出现创面红肿热痛或起水疱;重者伤及肌肉筋骨,创面呈皮革样,或焦黄,或蜡白,或炭化,痛觉反而消失;更甚者,火毒内侵脏腑,出现烦躁不安、发热、口渴、尿少尿闭等症。

（三）冻伤

冻伤是指人体遭受低温侵袭引起的全身性或局部性损伤。一般来说,温度越低,冻伤时间越长,则冻伤程度越重。冻伤可分全身和局部两种,全身性冻伤因阴寒内盛,损伤阳气,不能推动、温煦血行而致,初则为寒战,继则体温逐渐下降、面色苍白、唇甲青紫、感觉麻木,逐渐昏迷、呼吸减弱、脉迟细。若不及时救治,易致死亡。局部冻伤多发生在手、足、耳廓、鼻尖和面颊部,受冻部出现皮肤苍白、冷麻,继则肿胀青紫、痒痛灼热,或出现大小不等的水疱,水疱溃破后常易感染。

(四)雷电击伤

雷电击伤是指雷电对人体造成的伤害。雷电击伤包括雷击伤和电灼伤,其实皆为电流击伤。轻者,仅有肌肤灼伤或肢节肌肤不仁,重者可引起机体脏腑及组织器官的损害,可见神志不清、昏迷抽搐、肢体焦灼,甚则死亡。

(五)溺水

由于各种原因沉溺水中,可导致人体窒息,甚至死亡。人体沉溺水中,水入肺道,气道窒塞,呼吸不通。轻者,可经抢救复苏;重者,每致溺死。

十、虫兽伤、寄生虫

(一)虫兽伤

包括毒蛇、猛兽、疯狗咬伤,或蝎、蜂蜇伤等。机体被虫兽所伤,轻则损伤皮肉,重则损伤内脏,或出血过多而致死亡。特别是毒蛇咬伤会出现全身中毒的症状,若不及时救治,常可导致中毒死亡。疯狗咬伤,初起仅见局部红肿疼痛、出血,伤口愈合后,经过一段潜伏期,可出现烦躁、惶恐不安、牙关紧闭、抽搐、恐水、恐风、恐声等症,多不治而亡。

(二)寄生虫

进食被寄生虫卵污染的食物,或接触疫水、疫土等,寄生虫(或卵)侵入人体,内聚寄生于脏腑,即可导致多种疾病发生。因此寄生虫也可归属病因范围。常见的寄生虫有蛔虫、钩虫、蛲虫、绦虫、血吸虫等。

第二节 病 机

病机是指疾病发生、发展与变化及其转归的机理。病邪作用于人体,机体正气奋起抗邪,正邪相争,人体阴阳失去相对平衡,使脏腑、经络、气血的功能失常,从而产生全身或局部多种多样的病理变化。虽然疾病种类繁多,其各个疾病又都有各自的病理机制,但从整体来说,离不开正邪相争、阴阳失调、气血失调、津液失常等基本规律。本节主要介绍正邪相争、阴阳失调两种基本病机。

一、正邪相争

正,即正气,正气是指人体的机能活动及其抗病、康复能力。邪,即邪气,邪气泛指各种致病因素。疾病的发生,即发病,是一个复杂的病理过程,但概括起来又不外乎正气与邪气之争。疾病的发展过程,实际上也是正邪斗争及其盛衰变化的过程。

(一)正邪相争与发病

正邪两方面在疾病发生过程中相互作用、相互斗争,是疾病发生的最直接、最重要的因素。

1. 正气不足是发病的内在因素 中医学认为，人体的机能活动正常，正气旺盛，气血充盈，卫外固密，病邪难于侵入，疾病无从发生。正所谓"正气存内，邪不可干"。只有在人体正气相对虚弱，卫外不固，抗邪无力的情况下，邪气方能乘虚而入，使人体阴阳失调，脏腑经络功能紊乱，从而发生疾病，《素问·评热病论》曰：邪之所凑，其气必虚。

2. 邪气侵袭是发病的重要条件 中医学重视正气，强调正气在发病中的主导地位，并不排除邪气对疾病发生的重要作用。邪气是发病的条件，在一定的条件下，甚至可能起主导作用。如烧伤、冻伤、疠气、毒蛇咬伤、食物中毒等，此时即使正气强盛亦难免不被伤害。

3. 正邪斗争的胜负决定发病与否 正邪斗争是指正气与病邪的斗争。这种斗争不仅关系着疾病的发生，而且影响疾病的发展及转归。正邪相争，正胜则邪退，邪胜则正衰。正能胜邪则不发病，即便邪气已侵入，正气亦能驱邪外出或扑灭于内，不会产生病理改变，疾病无从发生；邪气胜，正气不足则发病，卫外不固、抗邪无力则邪气乘虚侵入而发病，所谓"正气存内，邪不可干"及"邪之所凑，其气必虚"，即为此意。另邪气毒烈、致病作用强，正气相对不足，亦能导致疾病发生。

（二）正邪盛衰与病邪出入

疾病发生后，在其发展变化过程中，正、邪两种力量不是固定不变的，而是在正邪相争过程中，发生着力量对比上的消长盛衰变化。正邪之间的此种变化，在疾病发展趋势上表现为表邪入里，或里邪出表的病理变化过程。邪气亢盛，正气损耗，抗邪无力，则在表之病邪可由表内传而入里，提示病情加重；反之，若正气渐复，正气驱邪外出，邪气日减，则内在之邪可由里出表，提示病情好转和向愈。

1. 表邪入里 表邪入里是指外邪侵入机体，停留于肌肤卫表而引发表证，而后内传入里，转为里证的病理传变过程。其发病是因邪气过盛，或因失治、误治，表邪不解，传变入里所致。多因机体正气受损，抗病能力减弱，正不胜邪，使疾病向纵深发展。如外感风温，初见发热恶寒、头痛鼻塞、咽喉肿痛、脉浮数等风温邪气在表的症状，失治或误治，继而出现发热不恶寒、口渴汗出、咳嗽胸痛、咯痰黄稠、脉滑数等邪热壅肺的症状，则是表热证转化为里热证的表现。

表邪入里的传变，一般按规律依次相传，如伤寒病的六经传变，通常是依太阳、阳明、少阳、太阴、少阴、厥阴的顺序；温病则多依卫、气、营、血或由上焦、中焦、下焦的次序传变。病邪依次转化入里，多因正气受损，正不胜邪所致。但当邪气过盛，正气暴伤时，袭表邪气也可不按上述次序"顺传"入里，在伤寒则有直中三阴，于温病则可逆传营血而入里，即所谓"逆传心包"。

2. 里邪出表 里邪出表是指病邪由里透达于表的传变过程。因正气渐复，邪气日衰，正气驱邪外出，邪气由里出表，预示病势好转和向愈。

（三）正邪盛衰与虚实变化

正邪相争的运动变化，贯穿于疾病过程的始终。体内邪正双方力量对比的盛衰，又决定着患病机体的虚与实两种不同的病理状态。故《素问·通评虚实论》曰：邪气盛则实,精气夺则虚。实证是邪气过盛,脏腑功能活动亢盛所表现的证候,常见于外感六淫致病的初、中期,或因痰、食、水、血等滞留体内引起的病证。虚,指正气不足,临床上出现的一系列虚弱、衰退证候,称为虚证,常见于外感六淫病和内伤杂病的后期,亦可见于体质素虚或多种慢性病者。邪正的消长盛衰,不仅可产生单纯的虚或实的临床证候,且在某些长期、复杂的病变中,还会引起虚实病机间的多种变化。如肝胆湿热证初见黄疸、胁痛、脘闷等,之后影响脾胃运化,逐步演变为面色苍白、神疲乏力、纳减腹胀的脾气虚证,这就是由实证转化为虚证;又如初见面白神疲、少气乏力、舌淡、脉虚无力的气虚患者,日久失治或误治,气虚推动无力以致瘀血蓄积,逐步演变为面色黧黑、肌肤甲错、脘腹有痞块、舌质紫暗、脉细涩的血瘀证,即为虚证转化为实证。

病机的或虚或实,临床均有一定的征象可循。这些征象在一般情况下,直接反映出病机的虚与实;但在特殊情况下,即疾病现象与本质不完全一致时,临床往往会出现与疾病本质不符的许多假象。故必须透过现象看本质,不被假象所迷惑,才能真正把握住疾病的虚实变化。

（四）正邪盛衰与疾病转归

正邪相争,双方力量不断发生消长盛衰的变化,不仅能左右疾病的发展趋势与虚实变化,而且对疾病转归起着决定性作用。正胜邪退,是疾病向好转和痊愈方面转归的一种结局;邪胜正衰,则是疾病向恶化甚至死亡方面转归的一种趋势。此外,若邪正双方力量对比势均力敌,则出现邪正相持、正虚邪恋或邪去而正未复等情况,这常是某些疾病由急性转慢性,或留下后遗症,或成为慢性病持久不愈的主要原因。

二、阴阳失调

阴阳失调是机体阴阳消长失去平衡的统称,是指机体在疾病过程中,由于致病因素的作用,导致机体的阴阳消长失去相对的平衡,所出现的阴不制阳、阳不制阴的病理变化。阴阳失调又是脏腑、经络、气血、营卫等相互关系失调,以及表里出入、上下升降等气机运动失常的概括。由于六淫、七情、饮食、劳倦等各种致病因素作用于人体,也必须通过机体内部的阴阳失调,才能形成疾病,所以,阴阳失调又是疾病发生、发展变化的内在根据。

阴阳失调的病理变化,其主要表现不外阴阳盛衰、阴阳互损、阴阳格拒、阴阳转化以及阴阳亡失等几个方面,其中阴阳盛衰则是各种疾病最基本的病理变化,这种变化通过疾病性质的寒热而表现出来。

（一）阴阳盛衰

阴阳盛衰,是阴和阳的偏盛或偏衰,表现为或寒或热、或实或虚的病理变化,其表现形式有阳盛、阴盛、阳虚、阴虚四种。

1. 阴阳偏盛 阴或阳的偏盛,主要是指"邪气盛则实"的病理变化。"阳盛则热,阴盛则寒"是阳偏盛和阴偏盛病机的特点。前者其病属热属实,后者其病属寒属实。

阳长则阴消,阴长则阳消,所以,阳盛则阴病,阴盛则阳病是阳偏盛或阴偏盛等病理变化的必然发展趋势。

1）阳盛则热 阳盛是指机体在疾病发展过程中所出现的阳气偏亢,脏腑经络机能亢进,邪热过盛的病理变化。阳盛则热是由于感受温热阳邪,或感受阴邪而从阳化热,或七情内伤,五志过极而化火,或因气滞、血瘀、痰浊、食积等郁而化热化火所致。

阳盛则热的病机特点,多表现为阳盛而阴未虚的实热证。阳以热、动、燥为其特点,故阳气偏盛产生热性病变以及燥、动之象,出现发热、烦躁、舌红苔黄、脉数等,故曰"阳盛则热";由于阳的一方偏盛会导致阴的一方相对偏衰,所以除上述临床表现外,同时还会出现口渴、小便短少、大便干燥等阳盛伤阴,阴液不足的症状,故称"阳盛则阴病",但矛盾的主要方面在于阳盛。

需要指出,阳盛则阴病,阳盛则阴虚。在病机上,必须分清阴是相对不足还是绝对亏虚。邪客于阳而致阳盛,阳盛必损阴,但阴虽亏而尚未达到阴虚的程度,阴仅相对不足,其病机为阳盛而阴未虚。若阴由相对的不足转而成为绝对的虚损,阳盛与阴虚并存或只有阴虚而无阳盛,则病机便从实热转化为实热兼阴亏或阴虚内热。

2)阴盛则寒　阴盛是指机体在疾病过程中所出现的一种阴气偏盛,机能障碍或减退,阴寒过盛以及病理性代谢产物积聚的病理变化。阴盛则寒多为感受寒湿阴邪,或过食生冷,寒湿中阻,阳不制阴,而致阴寒内盛之故。

一般地说,阴盛则寒的病机特点多表现为阴盛而阳未虚的实寒证。阴以寒、静、湿为其特点,故阴偏盛产生的寒性病变以及湿、静之象,表现为形寒、肢冷、喜暖、口淡不渴、苔白、脉迟等。所以说"阴盛则寒"。由于阴的一方偏盛,常常耗伤阳气,会导致阳的一方偏衰,从而出现恶寒、腹痛、溲清便溏等。这种阳气偏衰的表现是由于阴盛所引起的,所以又称"阴盛则阳病"。

阴盛则阳病,阴盛则阳虚。从病机变化来说,阴盛则阳病虽然也可区分为阳的相对不足和绝对的虚损,但是,由于阳主动而易耗散,而且阴寒内盛多因素体阳虚,阳不制阴所致。所以,实际上在阴偏盛时,多同时伴有程度不同的阳气不足,难以明确区分相对不足和绝对损伤。

2. 阴阳偏衰　阴阳偏衰是人体阴精或阳气亏虚所引起的病理变化。阳气亏虚,阳不制阴,使阴相对偏亢,形成"阳虚则寒"的虚寒证。反之,阴精亏损,阴不制阳,使阳相对偏亢,从而形成"阴虚则热"的虚热证。

1)阳虚则寒　阳虚是指机体阳气虚损,失于温煦,机能减退或衰弱的病理变化。形成阳偏衰的主要原因,多为先天禀赋不足,或后天饮食失养,或劳倦内伤,或久病损伤阳气所致。一般地说,其病机特点多表现为机体阳气不足,阳不制阴,阴相对亢盛的虚寒证。阳气不足,一般以脾肾之阳虚为主,其中尤以肾阳不足为最。因为肾阳为人体诸阳之本。所以,肾阳虚衰(命门之火不足)在阳偏衰的病机中占有极其重要的地位。由于阳气的虚衰,阳虚则不能制阴,阳气的温煦功能减弱,经络、脏腑等组织器官的某些功能活动也因之而减弱衰退,血和津液的运行迟缓,水液不化而阴寒内盛,这就是阳虚则寒的主要机理。阳虚则寒,虽也可见到面色㿠白、畏寒肢冷、舌淡、脉迟等寒象,但还有喜静倦卧、小便清长、下利清谷等虚象。所以,阳虚则寒与阴盛则寒,不仅在病机上有所区别,而且在临床表现方面也有所不同:前者是虚而有寒,后者是以寒为主,虚象不明显。

2)阴虚则热　阴虚是指机体精、血、津液等物质亏耗,以及阴不制阳,导致阳相对亢盛、机能虚性亢奋的病理变化。形成阴偏衰的主要原因,多为阳邪伤阴,或五志过极,化火伤阴,或久病耗伤阴液。一般地说,其病机特点多表现为阴液不足及滋养、宁静功能减退,以及阳气相对偏盛的虚热证。

阴虚之证,五脏俱有,但一般以肝肾为主,其他三脏之阴虚,久延不愈,最终多累及肝肾。五者之间,亦多夹杂并见。临床上以肺肾阴虚、肝肾阴虚为多见。因为肾阴为诸阴之本,所以,肾阴不足在阴偏衰的病机中占有极其重要的地位。由于阴液不足,不能制约阳气,从而形成阴虚内热、阴虚火旺和阴虚阳亢等多种表现,如五心烦热、骨蒸潮热、面红、消瘦、盗汗、咽干口燥、舌红少苔、脉细数无力等,即是阴虚则热的表现。阴虚则热与阳盛则热的病机不同,其临床表现也有所区别:前者是虚而有热,后者是以热为主,虚象并不明显。

（二）阴阳互损

阴阳互损是指在阴或阳任何一方虚损的前提下,病变发展影响到相对的一方,形成阴阳两虚的病理变化。在阴虚的基础上,继而导致阳虚,称为阴损及阳;在阳虚的基础上,继而导致阴虚,称为阳损及阴。由于肾藏精气,内寓真阴真阳,为全身阳气阴液之根本,所以,无论阴虚或阳虚,多在损及肾脏阴阳及肾本身阴阳失调的情况下,才易于发生阳损及阴或阴损及阳的阴阳互损的病理变化。

1. 阴损及阳　阴损及阳系指由于阴液亏损,累及阳气,使阳气生化不足或无所依附而耗散,从而在阴虚的基础上又导致了阳虚,形成了以阴虚为主的阴阳两虚的病理变化。例如,临床常见的遗精、盗汗、失血等慢性消耗性病证,严重地耗伤了人体阴精,因而化生阳气的物质基础不足,发展到一定阶段就会出现自汗、畏冷、下利清谷等阳虚之候。这是由阴虚而导致阳虚,病理上称为“阴损及阳”。

2. 阳损及阴　阳损及阴系指由于阳气虚损,无阳则阴无以生,累及阴液的生化不足,从而在阳虚的基础上又导致了阴虚,形成了以阳虚为主的阴阳两虚的病理变化。例如,临床上常见的水肿一病,其病机主要为阳气不足,气化失司,水液代谢障碍,津液停聚而水湿内生,溢于肌肤所致。但其病变发展则又可因阴无阳生使阴阳日益亏耗,而见形体消瘦、五心烦热,甚则抽搐等阴虚症状转化为阳损及阴的阴阳两虚证。这是由阳虚而导致阴虚,病理上称为“阳损及阴”。

实际上,由阴或阳的一方不足导致另一方虚损,终究会导致阴阳两虚,只是程度轻重不同而已,这在脏腑的气血病理变化中多见。因为肾阴为全身阴液之本,肾阳为全身阳气之根,故阳损及阴、阴损及阳,最终又总是以肾阳、肾阴亏虚为主要病变。

（三）阴阳格拒

阴阳格拒是阴盛至极或阳盛至极而壅遏于内,使阴气与阳气或阳气与阴气相互阻隔不通的病理变化。阴阳格拒是阴阳失调中比较特殊的一类病机,包括阴盛格阳和阳盛格阴两个方面。阴阳相互格拒的机理:主要是由于某些原因引起阴或阳的一方偏盛至极,而壅遏于内,将另一方排斥于外,迫使阴阳之间不相维系所致。阴阳格拒表现为真寒假热或真热假寒等复杂的病理现象。

1. 阴盛格阳（真寒假热）　阴盛格阳是指阴寒过盛,阳气被格拒于外,出现内真寒外假热的一种病理变化。如虚寒性疾病发展到严重阶段,其证除有阴寒过盛之四肢厥逆、下利清谷、脉微细欲绝等症状外,又见身反不恶寒但欲盖衣被、面颊泛红等假热之象。身反不恶寒、面颊泛红,似为热盛之症,但与四肢厥逆、下利清谷、脉微欲绝并见,知非真热,而是假热。

阴盛格阳,又有格阳和戴阳之分,格阳是内真寒而外假热,阴盛格阳于体表,身反不恶寒。戴阳是下真寒而上假热,阴盛格阳于头面,面赤如妆。格阳和戴阳均属真寒假热证,其病机同为阴阳格拒。实际上,疾病发展到阴阳格拒的严重阶段,格阳证和戴阳证常常同时出现,只是名称不同而已。

2. 阳盛格阴(真热假寒) 阳盛格阴是指阳盛已极,阻拒阴气于外,出现内真热外假寒的一种病理变化。阳盛格阴是由于热极邪气深伏于里,阳气被遏,闭郁于内,不能透达于外所致。其病机的本质属热,而临床症状有某些假寒之象,故又称真热假寒。如热性病发展到极期,既有阳热极盛之心胸烦热、胸腹扪之灼热、口干舌燥、舌红等症状,又有阳极似阴的四肢厥冷或微畏寒等,热势愈深,四肢厥冷愈甚,所以有"热深厥亦深,热微厥亦微"之说。四肢厥冷是假象,系阳盛于内,格阴于外所致。

(四)阴阳转化

在疾病发展过程中,阴阳失调还可表现为阴阳的相互转化。阴阳转化包括由阳转阴和由阴转阳。

1. 由阳转阴 疾病的本质本为阳气偏盛,但当阳气亢盛到一定程度时,就会向阴的方向转化。如某些急性外感性疾病,初期可以见到高热、口渴、胸痛、咳嗽、舌红、苔黄等一些热邪亢盛的表现,属于阳证。由于治疗不当或邪毒太盛等原因,可突然出现体温下降、四肢厥逆、冷汗淋漓、脉微欲绝等阴寒危象。此时,疾病的本质即由阳转化为阴,疾病的性质由热转化为寒,病理上称之为"重阳必阴"。

2. 由阴转阳 疾病的本质为阴气偏盛,但当阴气亢盛到一定程度,就会向阳的方向转化。如感冒初期,可以出现恶寒重发热轻、头身疼痛、骨节疼痛、鼻塞流涕、无汗、咳嗽、苔薄白、脉浮紧等风寒束表之象,属于阴证。如治疗失误,或因体质等因素,可以发展为高热、汗出、心烦、口渴、舌红、苔黄、脉数等阳热亢盛之候。此时,疾病的本质即由阴转化为阳,疾病的性质则由寒转化为热,病理上称之为"重阴必阳"。

(五)阴阳亡失

阴阳亡失是指机体的阴液或阳气突然大量亡失,导致生命垂危的一种病理变化,包括亡阴和亡阳。

1. 亡阳 亡阳是指机体的阳气发生突然脱失,而致全身机能突然严重衰竭的一种病理变化。一般地说,亡阳多由于邪盛,正不敌邪,阳气突然脱失所致,也可由于素体阳虚、正气不足、疲劳过度等多种原因,或过用汗法,汗出过多,阳随阴泄,阳气外脱所致。慢性消耗性疾病的亡阳,多由于阳气的严重耗散,虚阳外越所致,其临床表现多见大汗淋漓、手足逆冷、精神疲惫、神情淡漠,甚则昏迷、脉微欲绝等一派阳气欲脱之象。

由于阳气和阴精具有依存互根的关系,亡阳则阴精无以化生而耗竭。所以,亡阳之后,继之往往出现阴竭之变,阳亡阴竭,生命终结。

2. 亡阴 亡阴是指由于机体阴液发生突然性的大量消耗或丢失,而致全身机能严重衰竭的一种病理变化。一般地说,亡阴多由于热邪炽盛,或邪热久留,大量煎灼阴液所致,也可由于其他因素大量耗损阴液而致亡阴。其临床表现多见汗出不止、汗热而黏、四肢温和、渴喜冷饮、身体干瘪、眼眶深陷、精神烦躁或昏迷谵妄、脉细数无力或洪大,按之无力。由于阴液与阳气的依存互根关系,阴液亡失,则阳气无所依附而涣散不收,浮越于外,故亡阴可迅速导致亡阳,阴竭则阳脱,阴阳不相维系而衰竭,生命活动终结。

亡阴和亡阳,在病机和临床征象等方面,虽然有所不同,但由于机体的阴和阳存在着互根互用的关系,阴亡则阳无所依附而浮越,阳亡,则阴无以化生而耗竭,故亡阴可以迅速导致亡阳,亡阳也可继而出现亡阴,最终导致"阴阳离决,精气乃绝",生命活动终止而死亡。

综上所述,阴阳失调的病机,是以阴阳的属性,阴和阳之间存在着的相互制约、相互消长、互根互用和相互转化关系的理论来阐释、分析、综合机体一切病理现象的机理。因此,在阴阳的偏盛和偏衰之间,亡阴和亡阳之间,都存在着密切的联系;也就是说,阴阳失调的各种病机,并不是固定不变的,而是随着病情的进退和邪正盛衰等情况的变化而变化的。

案例分析

患者素体脾虚,正气不足,此次因饮食失宜加重,正虚邪实而发脾气亏虚,寒湿中阻。

患者腹泻便溏反复发作已半年,每因饮食不当而加重,此次食寒凉加重,说明病体脾胃功能减退。现更见食纳不佳,疲倦无力,气短懒言,身体消瘦,舌胖脉虚,此为正气不足,脾气亏虚;脾虚水湿,运化失职,湿从内生,内外湿邪相合,加重脾气亏虚,水湿中阻,气机不畅,出现脘腹胀痛,食后加重,恶心呕吐,白带增多,舌胖苔厚腻。

学习检测

一、选择题

1. 六淫的概念是（　　）。

A. 风、寒、暑、湿、燥、火在正常情况下称为"六气"

B. 内风、内寒、内暑、外湿、外燥、外火

C. 风、寒、暑、湿、燥、火六种外感病邪的统称

D. 内风、内寒、内暑、内湿、内燥、内火

E. 外风、外寒、外暑、外湿、外燥、外火

2. 下列哪项属于风邪的性质及致病特点?（　　）

A. 伤津耗气　　　B. 凝滞主痛　　　C. 善行数变　　　D. 重浊黏滞　　　E. 生风动血

3. 下列哪项不属于火邪的性质及致病特点?（　　）

A. 伤津耗气　　　B. 其性炎上　　　C. 易致肿疡　　　D. 凝滞主痛　　　E. 生风动血

4. 下列关于七情致病影响脏腑气机的叙述哪项是错误的?（　　）

A. 怒则气上　　　B. 喜则气缓　　　C. 悲则气消　　　D. 思则气结　　　E. 恐则气乱

5. 下列哪项不是瘀血病证临床表现的特点?（　　）

A. 固定不移的刺痛　　　　　　B. 疼痛昼轻夜重　　　　　　C. 局部青紫肿胀

D. 疼痛部位喜温喜按　　　　　　E. 瘀血性出血多紫暗

6. 中医理论中的"疠气"是指（　　　）。

A. 慢性病　　　　　　　　B. 慢性病急性发作　　　　　C. 烈性传染病

D. 急腹症　　　　　　　　E. 中风

7. 怒伤肝,怒则（　　　）。

A. 气上　　　　　B. 气下　　　　　C. 气乱　　　　　D. 气消　　　　　E. 气结

8. 与人体情志活动关系最密切的是（　　　）。

A. 心、肺、肝　　B. 心、肝、脾　　C. 肺、脾、肾　　D. 心、脾、肾　　E. 心、肝、肾

9. 多挟湿邪的病邪是（　　　）。

A. 风邪　　　　　B. 寒邪　　　　　C. 暑邪　　　　　D. 燥邪　　　　　E. 湿邪

10. 过思伤脾,思则（　　　）。

A. 气上　　　　　B. 气下　　　　　C. 气乱　　　　　D. 气消　　　　　E. 气结

二、问答题

1. 何谓正邪盛衰？正邪盛衰与疾病转归的关系如何？

2. 何谓阴阳失调？阴阳失调的主要病理变化有哪些？

（胡鸿雁）

第七章 中医诊法

　　诊法是指中医诊察和收集疾病有关资料的基本方法,包括望、闻、问、切四种方法,简称"四诊"。

　　人体是一个有机的整体,人体皮肉筋骨脉、经络与脏腑息息相关,且以脏腑为中心,以经络相通,外部的征象与内脏功能关系密切,因而局部病变可影响及全身,内脏病变也可从神色、形态、五官、四肢及体表等各个方面反映出来。所以,可以通过望、闻、问、切四诊来系统地收集有关疾病的临床资料,进行科学的整理和归纳,并进一步分析、综合、推理、判断,从而探求疾病的本质,为辨证论治提供充分的依据,也称为"四诊合参"。四诊从不同的角度来收集临床资料,各有其独特优势,不能互相取代。

第一节 望 诊

　　望诊是医生运用观察患者的全身状况、局部表现及排出物等以收集病情资料的一

本节课件

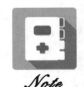

Note

种诊察方法。望诊在中医诊断中占有重要地位,被列为四诊之首。由于人体脏腑、气血、经络等变化,均可以反映于体表的相关部位或出现特殊表现,因而通过望诊能够认识和推断病情。《素问·脉要精微论》曰:观其形体,可知五脏盛衰。

望诊应在充足的光线下进行,以自然光线为佳。望诊须结合病情,有步骤、有重点地仔细观察,一般分全身望诊和局部望诊。

一、全身望诊

全身望诊主要是望患者的目光、色泽、神情、形体等整体表现,从而对病性的寒热虚实、病情的轻重缓急形成总体的认识。

(一) 望神

神的含义有广义和狭义之分,广义的神是指人体生命活动的外在表现,包括语言、神态、步履等。狭义的神是指人的神志、意识、思维活动。望神即是指通过观察人体生命活动的整体表现并结合患者的神志、意识、思维活动来判断病情的方法。具体内容包括望精神、表情、意识、思维、面色、眼神、语言、呼吸、动作、体态等,其中望表情、眼神尤为重要。

1. 得神 得神又称"有神"。表现为两眼灵动,表情自然,神志清楚,言语清晰,反应灵敏,精力充沛,面色红润,呼吸顺畅,形体壮实,肌肉丰满等,提示正气充盛,脏腑功能未衰,或病情较轻,预后良好。

2. 少神 少神又称"神气不足"。表现为目光乏神,面色少华,精神不振,思维迟钝,少气懒言,动作迟缓等,提示正气已伤,脏腑功能不足,多见于虚证或疾病恢复期。

3. 失神 失神又称"无神"。多见于神志昏迷,或烦躁狂乱,或精神萎靡,目睛呆滞或晦暗无光,反应迟钝,呼吸气微,甚至目闭口开,手撒尿遗,或撮空理线,循衣摸床等,提示正气大伤,脏腑功能虚衰,病情严重,预后较差。精神病院的精神病患者是典型的失神患者。

4. 假神 假神又称"回光返照",是指垂危患者出现某些症状暂时性"好转"的假象,如原本精神萎靡,面色晦暗,声低气弱,懒言少食,突然精神转佳,两颊色红如妆,语声清亮,喋喋多言,思食索食等,提示病情恶化,脏腑精气将绝,是临终死亡的预兆。

5. 神乱 神乱是指神志错乱失常。临床表现为焦虑恐惧,狂躁不安,淡漠痴呆和猝然昏倒等。提示心神受扰,病情较重。

(二) 望色

望色是指通过观察人体皮肤的颜色和光泽变化来诊察病情的方法。皮肤色泽是脏腑气血之外荣,因而望色能了解脏腑功能状态和气血盛衰情况。望色以望面部气色为主,兼望肤色、目睛、爪甲等部位。望面色应分清常色与病色。

1. 常色 常色即正常面色与肤色,因种族不同而异。我国健康人面色应是微黄透红,明润光泽,这是人体精充神旺、气血津液充足、脏腑功能正常的表现。常色有主色与客色之分。主色指由禀赋所致、终生不变的色泽;客色指受季节气候、生活和工作环境、情绪及运动等不同因素影响所致气色的短暂性改变,非疾病所致。

2. 病色 病色即由疾病造成的面色及全身肤色变化,包括五色善恶与变化。五色善恶主要通过色泽变化反映出来,提示病情轻重与预后吉凶。其中明润、光泽而含蓄为善色,表示病情较轻,预后较好;晦暗枯槁而显露为恶色,表示病情较重,预后欠佳。现将五色主病分述如下。

(1)青色:主寒证、疼痛、瘀血、惊风。

青色属木,为气血运行不畅所致,如寒凝气滞,或瘀血内阻,或筋脉拘急,或因疼痛剧烈,或因热盛动风等均可出现。常见于面部、口唇、爪甲、皮肤等部位。如面、唇、爪甲青白为寒,青黑晦暗为阳虚寒凝,青紫多为阳气大衰。面色青黑多为寒痛证;鼻头色青多为腹中疼痛;面色青,喜热饮,尿清长或腹满下利,多为腹中寒痛;腹痛时作,泛吐清水,面色乍青乍白,多为虫积腹痛,如肠道蛔虫症;口唇青灰,常为心阳不振,心血瘀阻;小儿眉间、鼻柱、唇周见青色,为小儿惊风。

(2)赤色:主热证(实热、虚热)。

赤色属火,多为火热内盛,鼓动气血充盈脉络所致。常见于面、唇、舌、皮肤等部位。主病有实热、虚热之分。外感温热,可见面赤、发热;实热证可见高热、口渴、便秘、面赤;虚热证常见面色苍白而两颧嫩红或潮红,多发于午后;虚损劳瘵,多见两颧潮红、午后潮热、盗汗、五心烦热等症。

(3)黄色:主湿证、虚证、黄疸。

黄色属土,与脾有关系,多为脾失健运,水湿不化,或气血乏源,肌肤失养而致。常见于面部、皮肤及白睛等部位。面色淡黄而晦暗无泽者为萎黄,属脾胃气虚。面目虚浮淡黄者为黄肿,属脾虚湿盛;面目一身俱黄者为黄疸,其中色黄鲜明如橘皮者为阳黄,证属湿热熏蒸,色黄晦暗如烟熏为阴黄,证属寒湿郁阻。小儿生后遍体皆黄,多为胎黄;小儿面色青黄或乍黄乍白可见于疳积。病者黄色渐趋明润为胃气渐复,病情好转;若黄色转枯则为胃气衰败,预后不良。

(4)白色:主虚证、寒证、失血。

白色属金,为阳气虚衰,血行无力,脉络空虚,气血不荣所致。多表现在颜面、口唇、舌、皮肤、爪甲及眼眦等部位。血虚者苍白无华;气虚者淡白少华;阳虚者色白无华而水肿;肺脾气虚见面色淡白;面色青白多为寒证;产后面色㿠白多为夺血伤气;猝然失血见苍白,为气随血脱之危候;若突然面色苍白,冷汗淋漓,多为阳气暴脱。

(5)黑色:主肾虚、水饮、瘀血。

黑色属水,为阳气亏虚阴寒内盛,水饮内泛,气血凝滞,经脉肌肤失养而致。其色可见黧黑、紫黑或青黑,多见于面部或口唇及眼眶。面色黧黑,唇甲紫暗可见于肾阳衰微、阴寒凝滞的虚寒证;面黑干焦者,多属肾阴虚;妇人眼眶灰黑无华,多为肾虚水饮或寒湿带下;黑色浅淡为肾病水寒;鼻头色黑,目窠微肿,多为水饮内停;色黑而肌肤甲错,为有瘀血;心病额见黑色为逆证;口黧黑色多为肾绝。

(三)望形体

望形体是指通过观察患者形体的强、弱、胖、瘦、体型以及脖颈、胸部、腹部、腰背部等部位的具体情况来诊断是否患有疾病以及发生病变的部位、病变的原因、病变的性质等具体病情的一种望诊方法。正常人胖瘦适中,各部位组织匀称。

1. 形体强弱

(1)体强:表现为骨骼粗大,胸廓宽厚,肌肉充实,皮肤润泽,筋强力壮等,为形气有余,提示体魄强壮,内脏坚实,气血旺盛,抗病力强。

(2)体弱:表现为骨骼细小,胸廓狭窄,肌肉瘦削,皮肤枯槁,筋弱无力等,为形气不足,提示体质虚衰,内脏脆弱,气血不足,抗病力弱。

2.形体胖瘦

(1)肥胖:体胖能食,肌肉坚实,神旺有力,提示形气有余,一般见于身体健康的人;若形体肥胖,消谷善饥,兼多饮、多尿,多见于消渴病;若肥而食少,肉松皮缓,神疲乏力,多为脾失健运,痰湿,脂膏积聚所致。

(2)消瘦:体瘦食多,为中焦有火;体瘦食少,舌淡便溏,为中气虚弱;若久病卧床不起,骨瘦如柴,为脏腑精气衰竭,气液干枯,属病危。

(四)望姿态

望姿态是指通过观察人的动静姿态、动作举止等来判断其是否发生了疾病以及病变部位、病变原因、疾病性质等具体病情的一种望诊方法。具体来说,望姿态又包括望坐卧姿态、望异常姿态等内容。

1.坐卧姿态 一般躁动不安,或仰卧伸足、掀衣揭被等,多为阳证、热证、实证;喜静懒言,或倦卧缩足、喜加衣被等,多为阴证、寒证、虚证。

坐而喜仰,多为肺实气逆;坐而喜俯,多为肺虚少气;但坐不得卧,卧则气逆,多为咳喘肺胀,或水饮停于胸腹;但卧不得坐,坐则晕眩,不耐久坐,多为肝阳化风,或气血俱虚、脱血夺气;坐卧不安,多见于烦躁。仰卧伸足,掀去衣被,多见于实热证;倦卧缩足,喜加衣被,多见于虚寒证。

2.异常姿态 患者唇、睑、指、趾颤动,多为动风先兆或气血不足,筋脉失养;颈项强直,两目上视,四肢抽搐,角弓反张,多见于肝风内动、小儿惊风、破伤风等;猝然昏倒,口眼歪斜,半身不遂,多见于中风;猝倒神昏,口吐涎沫,四肢抽搐,醒后如常,则为痫病;肢体软弱,行动不灵,则为痿证;关节拘挛,屈伸不利,多为风寒湿痹阻经脉而为痹证;意识不清,撮空理线,则提示元气将脱。

二、局部望诊

局部望诊主要包括望头面、望五官、望躯体、望二阴、望皮肤、望儿童指纹、望舌等具体内容。

(一)望头面

通过观察患者的头部和面部来判断其是否发生了疾病以及病变部位、病变原因、疾病性质等具体病情的一种望诊方法。具体来说,望头面包括望头部和望面部等。望头部又包括望头形、望囟门、望头发等具体内容;望面部主要又包括望口眼、望面肿、望腮等具体内容。

1.望头部 头过大或过小,多由先天发育不良或肾精不足所致。小儿囟门下陷称为囟陷,囟门迟闭称为解颅,为先天不足、脑髓空虚所致。小儿囟门高突称为囟填,由温病火热之邪上侵所致,多为实证。头部摇动而不能自主,多为风病或气血不足。头发稀疏干枯为精血不足,青少年白发为肾虚、血虚,小儿头发结穗是疳积的表现。

2.望面部 以望面部表情、色泽为主。其他,如:面肿,即水肿发生于眼睑、头面;

面部皮肤红肿热痛,多为风热火毒上攻所致;面部肌肉瘫痪,可见口眼歪斜,为风邪中络或络脉空虚,病多在阳明经。

3. 望颈项　颈项强直可为痉病的症状之一,由温病热盛动风或肝风内动所致,以实证为主。头项软弱,属小儿五软(头软、项软、手软、脚软、肌肉软)范畴,为先天不足、肾精亏损所致。若颈前颔下结喉处有肿物如瘤,或大或小,可随吞咽移动,是瘿病,多因肝郁气结痰凝而致,或与地方水土有关。

(二) 望五官

望五官是指通过观察患者面部的眼、鼻、耳、舌、口等器官,来判断其是否发生了疾病以及病变部位、病变原因、疾病性质等具体病情的一种望诊方法。具体来说,望五官主要包括望目、望耳、望鼻、望口唇、望齿龈等内容。

1. 望目　目为肝之窍,五脏六腑精气皆上注于目。望目主要观察两目的眼神、色泽、形态和动态变化。眼睛黑白分明,视物清晰,内含神采是有神,虽病易治;若白睛暗浊,黑睛色滞,浮光外露,失却神采,视物模糊,为无神,病较难治。目赤肿痛,多属实热证;白睛发黄,多为湿热蕴结;目眦赤为心火,淡白为血虚;目胞色黑而晦暗,多属肾精亏虚,或阳虚水泛;目窠肿为水肿初起征象,目窠内陷为脏腑精气衰竭;眼球突起多为瘿病。若瞳仁变色,眼生翳膜,视物不清,为内障、外障等眼病。若见瞳仁扩大,为肾精耗竭,见于濒死危象,或翳风内障及某些中毒症;若瞳仁缩小,多属肝胆火旺、虚火上扰或为中毒。目翻上视或斜视、直视多见于肝风内动等;昏睡露睛,则常见于小儿脾虚或慢脾风。眼的五轮分属见图7-1。

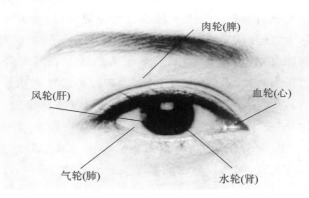

图 7-1　眼的五轮分属图

2. 望耳　耳为肾之窍,又为手足三阳经分布结聚的部位。望耳主要观察耳廓色泽、形态及分泌物状况。耳廓红润光泽是先天肾气充足、气血旺盛的正常现象;耳廓颜色干枯不润,是先天肾亏、气血不足的病证表现。耳轮色白见于阳虚寒盛或气血两亏;耳轮红肿属肝胆火旺或湿热邪毒之症;耳轮青黑多见于剧痛病证;若干枯焦黑则可见于温热病后期及肾虚下消证,为热盛伤阴或肾阴久亏所致。耳轮厚大,肾气足;耳轮薄小,肾气亏。耳廓肿起为实证,多属肝胆火旺;耳廓瘦削为虚证,多属肾阴不足;耳轮肌肤甲错(皮肤粗糙脱屑),为瘀血内阻之症。若耳内流脓,则称脓耳,脓液有黄、白、红色和发出臭味等变化,多因风热上壅,或肝胆湿热,或肾虚火旺而造成。

3. 望鼻　鼻为肺之窍,属脾经,与足阳明胃经有联系。望鼻主要观察鼻的色泽、形态及分泌物状况。鼻头色青为腹痛,色黄为湿热,色白为失血,色赤为肺脾有热,色微黑是有水气。鼻孔干燥多为阳明热证;鼻翼煽动,初则为风热壅肺,久则属肺气不足。

4. 望口唇 脾开窍在口,其华在唇。望口唇主要观察口唇的色泽、润燥和形态的变化。唇色红润,说明气血调和、胃气充盛。若唇色淡白为血虚,淡红为虚寒,深红为实热,青黑主气滞血瘀等。口唇干裂为津液不足,口角流涎是脾虚或胃热。

5. 望齿龈 肾主骨,齿为骨之余。望齿龈主要观察牙龈的色泽、润燥、形态及牙齿状况。手足阳明经脉络于齿龈,所以望齿龈可测知肾与肠胃病。特别对温病辨证更有重要的意义。正常人牙齿洁白润泽,齿根坚固,说明肾气充盛,津液充盈。如牙齿干燥,为热盛伤津;光燥如石,为阳明热盛;燥如枯骨,为肾阴耗竭。牙齿松动稀疏,齿龈外露,多属肾虚。牙龈淡白为血虚,牙龈萎缩为胃阴不足或肾虚,牙龈红肿为胃火上炎。牙龈出血,痛而红肿者为胃热所致,不痛不红而微肿则多为肾虚或气虚所致。

6. 望咽喉 咽喉是呼吸、进食的要道,与肺、胃有关。望咽喉主要观察咽喉的色泽及形态的变化。正常人咽喉色泽淡红润滑,畅通无阻。若咽喉溃烂,周围红肿,多为实热证;扁桃体溃烂化脓为乳蛾,因肺胃热盛所致。若咽喉溃烂处上覆白腐,形如白膜,称为伪膜。伪膜坚韧而不易剥离的,多为白喉。

(三) 望躯体

望躯体是指通过观察患者的躯体形态,来判断其是否发生了疾病以及病变的部位、病变原因、疾病性质等具体病情的一种望诊方法。具体来说,望躯体又包括望胸部、望腹部、望腰背部等内容,主要观察外形和动态的变化。胸骨向前凸出,肋骨外翻,胸廓前后径增大,称为"鸡胸",多由先天不足或后天脾胃失调,骨失充养所致。胸骨下部凹陷,形似漏斗,称为"漏斗胸",多与脾胃气虚或肾精不足有关。脊柱后凸,形如驼峰,称为"龟背",多因脾肾不足,精血亏损,脊骨失养所致。腹部膨隆,脐心突出,皮肤绷紧,腹壁青筋暴露,称为臌胀,由气滞、血瘀、水停所致。腹壁青筋暴露,是瘀血阻络,血行不畅的征象之一,常与臌胀同见,多因水停、气滞导致络脉瘀阻而成。肌肤肿胀,按之凹陷不起,是水湿泛滥于肌肤的表现。下肢青筋突起,屈曲结团,伴胀痛感,多由长期久立负重、湿热下注、寒湿凝滞,或气虚等原因导致血脉瘀滞所致。关节肿大,手指拘挛,屈伸不利,伴疼痛感,属于风寒湿邪侵犯筋骨之痹证。

(四) 望二阴

二阴是指人体下部的前阴和后阴。前阴是指外生殖器和排尿器官,包括男子的阴茎、阴囊和女子的阴户。后阴,则是指肛门。因此,二阴望诊具体包括望前阴和望后阴两部分的内容。

1. 望前阴 主要看男子的阴茎、阴囊、睾丸是否正常,是否出现肿胀、硬结、溃疡等异变;女子是否出现红肿疼痛、异物突出等。具体来说,前阴可能会发生下列病变。

(1) 阴缩:人体阴阳过分虚弱的一种危重证候。由于经历内有寒毒凝滞或外界热邪的入侵,阴液受损,从而使男子的阴茎、阴囊或女子的阴户向内缩入腹中的一种病证。

(2) 阴挺:女性患者产后用力过度、脾脏虚弱,导致中气下陷等,使阴户中出现梨状突起物的一种病证。

（3）阴肿：患者坐在地上感染了风湿之邪，或是严重的水肿证，而使阴囊发肿。阴肿一般没有痛感和瘙痒感。

（4）阴疮：房事不注意卫生或梅毒等，使患者的前阴生疮，且疮破溃后发生腐烂，并有血水或脓水流出。

（5）疝气：患者受到外界寒湿之邪的入侵、站立过久引发身体劳累以及体内的肝气郁结等原因，使阴囊发生肿大或疼痛的一种病证。

2. 望后阴　主要是看肛门上是否出现肿块，是否有脱肛及肛瘘等，具体来说，后阴一般可能会发生下列病变。

（1）痔疮：患者体内血液过热，使肛门处的血脉发生阻滞；或是肠中有湿热病邪郁积，从而使肛门内外出现凸起的、比较柔软的、紫红色肿块的一种病证。根据发病部位是在肛门外、肛门内或是内外都有，又可将痔疮分为外痔、内痔和混合痔。

（2）肛瘘：患者肠内的血液过分炽热，而使大便干燥秘结，排便困难，从而使肛门在排便时发生破裂的一种病证。

（3）脱肛：老人、儿童、分娩后的妇女以及长时间腹泻的患者，体内中气亏虚，气虚后向下陷落，而使部分直肠从肛门脱出的一种病证。脱肛的症状有轻有重，症状较轻者，便后直肠即可自行回缩肛门内；症状较重的患者，直肠脱出后难以自行缩回。

（五）望皮肤

望皮肤是指通过观察患者皮肤的颜色、光泽、荣枯程度以及是否出现斑、疹、水疱、疮疡等皮肤病变，来判断其是否发生了疾病以及病变部位、病变原因、疾病性质等具体病情的一种望诊方法。

1. 望皮肤色泽　一般来说，肤色润泽则脏腑精气尚盛，虽病亦易治；若肤色干枯晦暗而无光泽，则为脏腑精气虚衰，病情较重。通过肤色能有效诊断的疾病有丹毒、黄疸等。皮肤变红如染脂涂丹者为丹毒。若全身皮肤呈云片状红色，游行无定或水肿疼痛，称为赤游丹毒，因风热外袭、心火偏旺或小儿胎毒所致。若发于局部则称流火，下肢红肿由湿热火毒下注所致，头面皮肤红赤肿痛则为风热毒邪上攻引起。若皮肤、面、目、爪甲发黄异常，为黄疸。其中，黄色鲜明如橘子色，属阳黄，为湿热内蕴所致；黄色晦暗如烟熏，为阴黄，由寒湿困脾引起；如皮肤黄中显黑，色黑晦暗，称为黑疸，因瘀血或肾虚所致。

2. 望皮肤形态　皮肤形态异常包括肿胀、斑、疹、白痦、水疱等。

（1）头面、胸腹、腰背、四肢水肿，皮肤紧绷，按之凹陷，抬手不起，称为肿，为水湿内停、外溢肌肤所致；若皮肤虚浮，按之凹陷，抬手即起，是气行不畅的征象。

（2）斑：显现于肌肤表面的片状斑块，抚之不碍手，压之不退色，分为阳斑与阴斑两种。阳斑又称发斑，斑大成片，色红或紫，甚而紫黑，可见于外感温热病，热入营血之症；阴斑大小不一，色淡红或暗紫，隐而不显，发无定处，出没无常，多因内伤气血不足而致。

（3）疹：从皮肤血络发出，形似粟粒，红色而高起，抚之应手，压之退色，可见于麻疹、风疹等病，其特征以点状丘疹为主。

一般来说，斑疹形色以分布均匀而稀疏、色红润为顺证，病轻；若布点稠密或根部

Note

紧束、色深,则为逆证,病重。

(4)白痦:高出皮肤的细小丘疱疹,内含水液,色泽晶莹如粟状,常见于暑湿、湿温患者,为湿邪内郁、汗出不彻所致。

(5)水疱:高出皮肤、大小不一、内含水液的疱疹,主要有水痘、蛇串疮、湿疹等。

(6)疮疡:发于皮肉筋骨之间的溃疡性疾病,主要有痈、疽、疔、疖等。

①痈:红肿高大,根盘紧束,伴有焮热疼痛者为痈,属阳证。多由温热火毒内蕴,气血瘀滞,热盛肉腐而成痈。其特点是未脓易消,已脓易溃,脓液稠黏,疮口易敛。

②疽:漫肿无头,肤色不变或晦暗,局部麻木,不热少疼者为疽,属阴证。多由气血虚而寒痰凝滞,或五脏风毒积热,深窜入里,流滞于筋骨及肌肉深处所致。其特点是未脓难消,已脓难溃,脓液稀薄,疮口难敛。

③疔:初起如粟如米,根脚坚硬而深,犹如钉丁之状为疔。初起局部顶白,麻痒相兼,继而红肿热痛。多生于头面手足。疔毒多由火热毒邪阻于皮肤,留于经络而成。

④疖:发于皮表,形小而圆,红肿热痛不甚,容易化脓,脓溃即愈为疖。多由外感热毒或脏腑湿热蕴结发于肌肤而成。

(六)望儿童指纹

望儿童指纹是指通过观察3岁以下的儿童食指掌内一侧前端的形状、颜色的变化,来判断其体内是否发生病变以及病变部位、病变性质、病情深浅等。在望诊之前,医生应使儿童身体朝向光亮的地方,再用左手拇指和食指捏住儿童食指的顶端,然后用右手拇指以适中的力度推擦其食指几次,方向是从食指掌内一侧前端的指尖推向指根,使其指纹清晰地显露出来。小儿指纹三关示意图见图7-2。

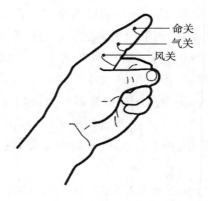

图7-2 小儿指纹三关示意图

身体健康的儿童,其指纹隐于皮肤之下,并不明显,并且指纹一般不会超过食指根部的第一关节,其颜色浅红中微微带有黄色。而患有疾病的儿童,其指纹颜色、粗细、长短等都会出现异常的症状。

1. 颜色 如果儿童的指纹颜色鲜红,则说明其可能患有表证;如果颜色紫红,则说明其可能患有里热证;如果颜色淡而发白,则说明其可能患有脾虚证、疳积证等;如果颜色发青,则说明其可能患有痛证、惊风证等;如果颜色黑紫,则说明其可能患有危重的血络郁闭证。此外,如果颜色黑紫,容易看出,则说明其可能患有表证;如果颜色隐于皮肤之下,不易看出,则说明其可能患有里证;如果颜色较淡且缺乏光泽,则说明其可能患有虚证;如果颜色较深且比较晦暗,则说明其可能患有实证。

2.粗细　如果儿童的指纹从指尖到指根逐渐变粗,且能看到明显的分支,则说明其可能患有虚证或寒证。

3.长短　如果儿童指纹较短,只到达食指根部的第一关节,则说明其病情轻微;如果指纹到达食指的第二关节,则说明其病情较为严重;如果指纹已经达到食指的第三关节,就说明其病情十分危重;如果指纹穿过第三关节,到达指甲部位,则说明病情非常凶险。

(七)望舌

望舌,又称舌诊,是通过观察患者舌质和舌苔的变化以诊察病情的方法。望舌是望诊的重要组成部分,也是中医诊断疾病的重要依据之一。

望舌主要是观察舌质与舌苔的变化。舌是肌肉脉络组织。舌质也称舌体。舌苔是附于舌面的一层苔垢,由胃气上蒸而成。病苔由胃气夹邪气上蒸而成。足太阴脾经、足少阴肾经、足厥阴肝经、手少阴心经均通过经络或经筋直接或间接地联于舌,说明脏腑经络与舌有密切关系,即脏腑的精气上荣于舌,其病变可从舌质与舌苔的变化反映出来。一般来说,舌质可反映脏腑的虚实、气血的盛衰;舌苔可反映病位的深浅、病邪的性质。

前人在长期临床实践中发现舌的特定部位与相应的脏腑密切相关:舌尖主心肺;舌边主肝胆;舌中主脾胃;舌根主肾(图 7-3)。若某脏腑有病变,在舌相应的部位可反映出来。舌的分部诊察在临床上虽具有一定的参考价值,但需"四诊合参",灵活掌握。

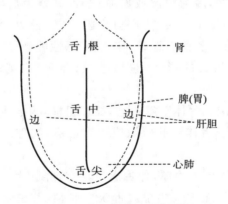

图 7-3　舌诊脏腑部位分属图

望舌时应注意:光线充足,以自然光线为佳。患者应注意伸舌姿态,应自然伸舌,不可用力太过。医生应循舌尖、舌中、舌根、舌边顺序查看,先看舌苔,后看舌质,并注意辨别染苔,如乌梅、橄榄等能使舌苔染黑,黄连、核黄素等药物可使舌苔染黄,抽烟可使舌苔染成黑色等。正常舌象概括为"淡红舌,薄白苔",即舌质淡红明润,胖瘦适中,柔软灵活,舌苔薄白均匀,干湿适中。

1.望舌质

(1)望舌神:舌神主要是指舌质的荣枯和活动等方面内容,是判断疾病预后的关键。舌质红活明润,舌体活动自如者,为有神,说明津液充足,气血充盈,或病情轻浅,正气未伤;舌质干瘪晦暗,舌体活动呆滞,为无神,说明津液亏乏,气血虚衰,正气已伤,病较危重。

（2）望舌色：病态的舌色主要包括淡白舌、红绛舌、青紫舌和瘀斑舌等几种情况。

①淡白舌：舌色较淡红舌浅淡。主虚证、寒证。多为阳气衰弱或气血不足，血少不能上荣于舌而致。舌淡白而胖嫩多为阳气虚弱；淡白而瘦薄多为气血两虚。临床多见于贫血、慢性肾炎、晚期血吸虫病等。

②红舌：舌色较淡红舌为深，甚至呈鲜红色。主热证。多为热迫血行，舌之血脉充盈所致。全舌红，质粗有苔，甚至起芒刺者多为实热新病；舌红而舌心干燥可为热灼胃津；舌边红赤为肝胆火旺；舌尖红起刺多为心火上炎；舌质鲜红，少苔或无苔，多为阴虚内热；舌红而见紫色瘀点多为血热发斑之象。临床多见于肺炎、肺结核等。

③绛舌：舌色深红甚于红舌。主热盛，主瘀。实热者多为外感热病；舌绛而起刺为热入营血；绛而舌心干者乃心胃火燔，劫烁津液；绛而有干燥裂纹者是热灼阴精；绛而苔黑者为实热盛极；舌绛而舌苔黏腻，似苔非苔，为中焦秽浊。虚热者多为内伤杂病；舌绛少苔或无苔多为阴虚火旺；舌绛无苔，舌面光亮无津称为镜面舌，为内热阴液亏耗；舌绛不鲜，干枯而萎者，可见肾阴枯竭。舌绛色暗或有瘀斑、瘀点，是血瘀夹热；舌面红斑散在，可见热入血分，斑疹欲发。

④青紫舌：色淡紫无红者为青舌，舌深绛而暗是紫舌，两者常常并见。主瘀血、寒证、热证。青舌主阴寒、瘀血；紫舌主气血壅滞、瘀血。舌色淡紫带青，嫩滑湿润，多为寒邪直中肝肾阴经，阴寒内盛；舌色深青，或舌边青，口干漱水不欲咽，可见气血凝滞，瘀血内停；舌色紫绛，干燥苔黄，多为瘀热闭阻，热毒炽盛；舌色深紫可见于热入血分，脏腑皆热；色紫晦暗而湿润，多为痰湿或瘀血；全舌青紫为血瘀重证；局部见紫色斑点者，是瘀血阻滞于局部，如见于舌尖，为心血瘀阻，见于舌边，为肝郁血瘀；舌紫肿大可见于酒毒攻心。临床多见于各种心脏病、肺气肿、恶性肿瘤等。

（3）望舌形：舌形是指舌的形状，包括老嫩、胖瘦、芒刺、裂纹、齿印、舌疮、舌下络脉。

①老嫩：辨虚实的关键。舌体坚敛苍老，纹理粗糙，为老舌，主实证或热证，多见于热病极期，高热 40 ℃以上；舌体浮胖娇嫩或边有齿痕，纹理细腻，为嫩舌，主虚证或寒证，多见于疾病后期。

②胖瘦：舌体比正常人的大而厚，伸舌满口，称为胖肿大，主脾虚湿蕴；舌体比正常舌瘦小薄瘪为瘦瘪舌，主气血虚或阴虚。舌淡白胖嫩，苔白水滑，多为脾肾阳虚，水湿停留；舌红绛胖大，苔黄厚腻，多是脾胃湿热，痰浊停滞；舌赤肿胀而苔黄，乃热毒壅盛，心脾有热；舌肿胀紫暗多为中毒。舌瘦瘪淡红而嫩为心脾两虚，气血不足；舌瘦薄绛干多为阴虚火旺。

③芒刺：舌面有乳头高突如刺，扪之碍手，为芒刺舌，主热盛。芒刺兼苔焦黄者，多为气分热极；舌红绛而干有芒刺为热入营血；舌紫绛而干有芒刺为热甚伤阴、气血壅滞。舌边有芒刺为肝胆火盛；舌中有芒刺为胃肠热甚；舌尖红赤起刺为心火上炎。

④裂纹：舌面上出现各种形状的裂纹、裂沟，深浅不一，浅如划痕，深如刀割，常见于舌面的前半部及舌尖两侧，主阴血亏虚。舌质红绛，少苔燥裂，为热盛伤阴或阴虚火旺；舌浅淡而有裂纹者多为血虚；舌生裂纹细碎常见于年老阴虚。大约有 0.5% 的健康人有裂纹舌。

Note

⑤齿印：舌边有齿痕印称为齿痕舌，常与胖大舌并见，主脾虚、水湿内停。舌质淡红而嫩，边有齿痕，多为脾虚；舌质淡白，苔白湿润而有齿痕，常为寒湿困脾或阳虚水湿内停。

⑥舌疮：以舌边或舌尖为多，形如粟粒，或为溃疡，局部红痛，多因心经热毒壅盛而成；疮不出舌面，红痛较轻，多是肝肾阴虚，虚火上炎所致。

⑦舌下络脉：舌体上翘，可见舌底两侧络脉，呈青紫色。若粗大迂曲，兼见舌有瘀斑、瘀点，多为血瘀之象。

（4）望舌态：不正常的舌态主要包括舌体萎软、强硬、歪斜、吐弄、短缩和颤动等。

①萎软舌的形成主要是气血两虚、阴液亏损、筋骨和血脉失养所致。

②舌体强硬通常表现为舌质较硬、屈伸不灵活、不能转动或运动不便，甚至有碍语言的表达。其发病多是由于体内实热过盛、气血循环不畅，或是由于高热而损伤津液。

③舌体歪斜则表现为舌体偏斜，时时处于口内一侧，其通常是患有卒中或即将卒中的征兆。

④舌体吐弄大多表现为舌体常置于口外或时时停在嘴角左右。其多是心脾热盛或小儿智力低下所致。

⑤短缩舌多表现为身体紧缩而无法伸长，多见于病情严重的患者。舌色淡白而短缩多是由于筋脉寒气滞结所致；若舌色红绛且干燥而短缩者，则通常见于热证而津液损伤。

⑥舌体颤动大多表现为舌体不能自主且颤动不定，其多见于久病不愈而舌体颤抖之人，主要由于气血俱虚或阳气衰弱。

2. 望舌苔　望舌苔要注意苔质和苔色两个方面的变化。

（1）苔质：苔质即舌苔的质地、形态，主要观察舌苔的厚薄、润燥、腐腻等方面的改变。

①厚薄：反映病邪的深浅和重轻。透过舌苔能隐约见到舌质者为薄，不见舌质者为厚。苔薄者多邪气在表，病轻邪浅；苔厚者多邪入脏腑，病较深重。由薄渐厚，为病势渐增；由厚变薄，为正气渐复。

②润燥：反映津液之存亡。舌苔润泽有津，干湿适中，不滑不燥，称为润苔；舌面水分过多，伸舌欲滴，扪之湿滑，称为滑苔；舌苔干燥，扪之无津，甚则舌苔干裂，称为燥苔。润苔表示津液未伤；滑苔主脾虚湿盛或阳虚水泛；燥苔多为津液耗伤，或热盛伤津，或阴液亏虚，亦可因阳虚不运，津不上承所致。

③腐腻：主要反映中焦湿浊情况。颗粒粗大，苔厚疏松，状如豆腐渣，边中皆厚，易于刮脱者，称为腐苔，主食积胃肠，痰浊内蕴；颗粒细小，致密而黏，中厚边薄，刮之不脱者，称为腻苔，主湿浊、痰饮、湿温。舌苔霉腐，或糜点如渣，称霉腐苔，可见于胃脘腐败之危象，如胃癌；舌苔白中夹红，腐黏如脓，称脓腐苔，多为内痈，可见于肺脓疡、肝脓疡；苔厚腻色黄，为湿热、痰热或暑湿；苔滑腻而色白，多为寒湿。

（2）苔色：苔色的变化主要有白苔、黄苔、灰苔、黑苔四类，临床上可单独出现，也可相兼出现。

①白苔：多主表证、寒证、湿证，是临床最常见的一种苔色。苔薄白为病邪在表，病情轻浅；苔薄白而滑，主外感风寒；苔白而厚，主湿浊内盛，或寒湿痰饮；苔白滑黏腻多

主痰湿;若舌苔白如积粉,舌质红赤,则主湿遏热伏,或瘟疫初起;苔白厚燥裂,可见于湿温病邪热炽盛,暴伤津液。

②黄苔:多主里证、热证。根据苔黄的程度,有微黄、深黄和焦黄之分,黄色越深,热邪越重。薄黄苔常为风热在表;舌苔黄滑,舌淡胖嫩,多为阳虚水湿不化;苔黄厚滑,多因湿热积滞;苔黄黏腻,为湿热或痰热食滞;苔焦黄干裂或有芒刺,为里热盛极,耗伤气阴。

③灰黑苔:主里热、里寒之重证。苔色浅黑为灰苔,苔色深灰为黑苔,灰苔与黑苔只是轻重程度之差别,故常并称为灰黑苔。苔灰黑湿润多津,多由白苔转化而成,为寒湿;苔灰黑干燥无津液,多由黄苔转化而成,为火热;舌面湿润,舌边尖部呈白腻苔而舌中、舌根部苔灰黑,多为阳虚寒湿内盛或痰饮内停;舌边尖见黄腻苔,而舌中为灰黑苔,多为湿热内蕴,日久不化所致;苔焦黑干燥,舌质干裂起刺者,无论是外感还是内伤,均为热极津枯之症。

(3)苔形:舌苔布满全舌者为全苔,分布于局部者为偏苔,部分剥脱者为剥苔。全苔主痰湿阻滞;苔偏舌之左右者,多属肝胆病证;苔剥多处而不规则称为花剥苔,主胃阴不足;小儿苔剥,状如地图者,多见于虫积;舌苔全部剥脱,舌面光洁如镜者,称为"镜面舌",为胃阴枯竭,胃气大伤。

3. 望舌的临床意义　在疾病的发生发展过程中,舌质与舌苔的变化是正邪斗争、病邪进退的反映。一般情况下舌质与舌苔的变化和主病是一致的,如实热证多见舌红苔黄;虚寒证多见舌淡苔白;热邪内盛津液耗伤者,则舌红干苔燥;寒湿内停者,则舌淡润苔滑。若见舌质与舌苔变化不相一致时,应结合全身症状,进行综合分析,做出正确判断。

一般认为,舌质主要反映脏腑虚实、气血盛衰等的变化情况;舌苔主要反映病证寒热的深浅、邪正的消长变化。舌质与舌苔的变化能够客观反映正气的盛衰、病邪的深浅、邪气的性质、疾病的进退等,还可以判断疾病的转归和预后。

(1)判断正气盛衰:舌质红润,气血旺盛;舌质淡白,气血亏虚。舌苔薄白而润,胃气旺盛;舌光无苔,胃之气阴衰败。

(2)辨病位深浅:舌苔薄白,疾病初起,病位在表;舌苔厚,病邪入里,病位较深;舌质绛,热入营血,病情危重。

(3)区别病邪性质:白苔多主寒证,黄苔常主热证,腐腻苔多主食积、痰浊。青紫舌或舌边的瘀点、瘀斑主瘀血。

(4)推断病势进退:舌苔自白转黄,变为灰黑色,表示病邪由表入里,由轻到重,病情发展;舌苔由润转燥,多是热邪渐盛而耗伤津液;舌苔由厚变薄、由燥转润,常常是病邪渐消,津液复生。

(5)估计病情预后:舌胖瘦适中,活动自如,淡红润泽,舌面有苔,是正气内存,胃气旺盛,预后多佳;若舌质枯晦,舌苔骤剥,舌强或偏歪等,多属正气亏损,胃气衰败,病情危重,预后多凶。

应注意的是,舌的变化只是全身生理病理变化在局部的一个反映,临床应用时应结合其他诊法,进行综合分析,方符合"四诊合参"的原则。

三、望排出物

望排出物是指通过观察患者的排出物的形状、颜色、性质、数量等来判断其是否发生了疾病以及病变部位、病变原因、疾病性质等具体病情的一种望诊方法。具体来说，望排出物包括望痰涕涎唾、望呕吐物、望大小便等。

1. 望痰涕涎唾　包括望痰、望涕、望涎、望唾等。

（1）望痰：风证患者一般会出现泡沫较多、比较清稀的风痰；寒证患者一般会出现清稀色白的寒痰；湿证患者一般会出现数量较多、质滑色白的湿痰；燥证患者一般会出现数量较少、比较黏腻的燥痰；热证患者一般会出现黏稠发黄、结成块状的热痰；阴虚火旺患者一般会出现鲜红色的痰，且痰中往往带血；热邪犯肺患者一般会咳出较臭且有血腥味的痰或咳吐带脓的痰。

（2）望涕：风寒证患者一般会流清稀的鼻涕；风热证患者一般会流脓浊的鼻涕。

（3）望涎：脾胃湿热证患者，一般口涎比较黏稠；脾胃虚寒证患者，一般口涎比较清稀，且数量较多；脾虚证患者，一般口涎会自行从口角流出；儿童胃热证患者或腹中有虫积的患者，嘴角也常常会不自觉地流出涎液。

（4）望唾：肾虚证及胃寒证患者，一般口涎较多。

2. 望呕吐物　包括热呕、寒呕、痰饮、食积、呕血、呕苦等。

（1）热呕：多见于胃热证以及肝经郁火的患者，其呕吐物一般比较脓浊且散发出酸臭味。

（2）寒呕：多见于胃寒证以及脾肾阳虚患者，其呕吐物较为清稀且没有酸臭味。

（3）痰饮：多见于胃内停饮和脾失健运的患者，其呕吐物多为清稀如水的涎、痰。

（4）食积：多见于食滞胃脘证和肝郁犯胃证患者，食滞胃脘证患者的呕吐物一般比较酸腐且带有未消化的食物；肝郁犯胃证患者的呕吐物中带有未消化的食物，但一般没有酸腐的气味。

（5）呕血：多见于胃热证、血瘀胃脘和肝火犯胃证患者，其呕吐物中一般带有食物残渣、鲜红的血或暗紫色的血块。

（6）呕苦：多见于肝气犯胃证、肝胆湿热证患者，其呕吐物一般为黄绿色、味道较苦的水液。

3. 望大便　具体来说，包括泄泻、痢疾、便血等。

（1）泄泻：多见于胃虚证和脾虚证患者，大便比较清稀，有的患者甚至便中带有未消化的食物。

（2）痢疾：多见于痢疾患者，其大便通常黏腻且便中带有脓血。

（3）便血：便血又可分为近血和远血两种。近血是指大便中带有颜色鲜红的血，而且血往往会在便前便后滴下，或附着在大便表面；远血是指大便中带有颜色黑紫和暗红的血，而且往往均匀地混合在大便之中。

4. 望小便　具体来说，一般有小便短赤、小便清长、小便带血、小便带砂等。实热证患者的小便一般比较短赤；虚寒证患者的小便一般比较清长；尿血和血淋病患者的小便一般带血；石淋患者的小便可像猪油一样油腻。

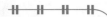

本节课件

第二节　闻　诊

　　闻诊是医生通过听声音和嗅气味来诊察疾病的方法。人体的声音和气味,都是在脏腑生理和病理活动中产生的,因而能够反映出脏腑的变化情况。

一、听声音

(一)声音

　　实证和热证,声音重浊而粗、高亢洪亮、烦躁多言;虚证和寒证,声音轻清、细小低弱、静默懒言。声音重浊或声音嘶哑,见于新病骤起,多为外感风寒或风热犯肺;久病暗哑或失声者,多为肺肾阴亏,或虚劳之症;神昏不醒,鼾声作响,手撒尿遗,多见于中风危候。小儿阵发惊呼,尖利高亢,多见惊风;阵哭拒食,辗转不安,多因腹痛;小儿夜啼,可因惊恐、虫积、饥饱不调而致;呻吟不已,哀号啼叫,多为剧烈疼痛。

(二)语言

1. 谵语　神志不清,语无伦次,语意数变,声音高亢,多为热扰心神之实证。

2. 郑声　神志不清,声音细微,语多重复,时断时续,为心气大伤、精神散乱之虚证。

3. 独语　喃喃自语,喋喋不休,逢人则止,属心气不足,或气郁痰阻。

4. 狂语　精神错乱,语无伦次,狂躁妄言,不避亲疏,多为痰火扰心。

5. 言謇　舌强语謇,言语不清,多因风痰阻络,为中风先兆或中风后遗症。

(三)呼吸

　　呼吸主要与肺肾病变有关。呼吸声高、气粗而促,多为实证和热证;呼吸声低、气微而慢,多为虚证和寒证;呼吸急促而气息微弱,为元气大伤的危重证候;久病肺肾之气欲绝,可见虽气粗但呼吸不匀,或时断时续。常见的病态呼吸有以下几种。

1. 喘　呼吸急促,甚则鼻翼煽动,张口抬肩,难以平卧。临床有虚实之分:实喘者,发作较急,胸满声高气粗,呼出为快,多为病邪壅塞肺气;虚喘者,来势较缓,气怯声低,吸少呼多,气不得续,吸入为快,动则喘甚,为肾虚不纳气或肺气虚衰。

2. 哮　呼吸时喉中有哮鸣音,多时发时止,反复难愈。多因痰饮内伏,复感外邪所诱发,临床有冷热之别。

3. 短气　自觉呼吸短促而不相接续,似喘而不抬肩,气急而无痰声。短气有虚实之别,虚者多因肺气不足,实者多因痰饮、胃肠积滞或瘀阻。

4. 少气　少气又称气微,指呼吸微弱而声低,气少不足以息,言语无力,属诸虚劳损,多因久病体虚或肺肾气衰。

(四)咳嗽

　　咳嗽是肺失宣降、肺气上逆的表现。有声无痰为咳,有痰无声为嗽,有痰有声为咳

Note

嗽。暴咳声哑为肺实;咳声低弱而少气,或久咳音哑,多为虚证;外感病多咳声重浊;小儿咳嗽阵发,连声不绝,终时作鹭鸶叫声,为百日咳;小儿咳声嘶哑,如犬吠,可见于白喉。此外,《素问·咳论》曰:五脏六腑皆令人咳,非独肺也。

（五）呕吐

呕吐是胃失和降,胃气上逆的表现。有声有物自口而出为呕吐,有声无物为干呕,有物无声为吐。虚证或寒证,呕吐来势徐缓,呕声低微无力;实证或热证,呕吐来势较猛,响亮有力。

（六）呃逆

呃逆是指胃气上逆,自咽喉出,其声呃呃,不能自主,俗称"打呃"。虚寒者,呃声低沉而长,气弱无力;实热者,呃声频发,高亢而短,响而有力;新病呃逆,声响有力,多因邪客于胃;久病呃逆不绝,声低气怯,多为胃气衰败征兆。朝食暮吐、暮食朝吐者,多属脾胃阳虚。

（七）嗳气

嗳气是胃中气体上至咽喉所发出的声响,其声长而缓,古代称为噫气,是胃气上逆的一种表现。

（八）太息

太息又称叹息,是指不自觉地发出长吁短叹声,多为情志抑郁,肝失疏泄所致。

二、嗅气味

嗅气味是指通过嗅病体和病室的异常气味,以及病体排出物的异常气味,来诊察疾病的方法。一般而言,各种排泄物与分泌物,凡有恶臭者多属实证、热证;凡带腥味者多属虚证、寒证。

（一）病体之气

1. 口气　酸馊者是胃有宿食;臭秽者多属胃热;腐臭者,可为牙疳或内痈。

2. 汗气　汗有腥膻污染为湿热蕴蒸;腋下汗臭者,多为狐臭。

3. 痰涕气味　咳唾浊痰脓血,味腥臭者是肺痈;鼻流浊涕,黄稠有腥臭为肺热鼻渊。

4. 二便气味　大便酸臭为肠有积热;大便溏薄味腥为脾胃虚寒;矢气奇臭为宿食积滞。小便臊臭黄赤多为湿热;小便清长色白无臭为虚寒。

5. 经带气味　带下色黄臭秽多为湿热;带下清稀腥臊多为寒湿。

（二）病室之气

有腐臭气味,多属患者疮疡溃烂;有尸臭味,为脏腑衰败;尿臊味,多见于水肿病晚期患者;有血腥臭气的是血证;有烂苹果味者可见于消渴重证。

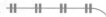

本节课件

第三节 问 诊

问诊是医生通过对患者及其家属进行有目的的询问,了解疾病的发生、发展、诊疗经过、现在症状和其他与疾病有关的情况,以诊察疾病的一种方法。

明朝医家张景岳认为问诊"乃诊治之要领,临证之首务"。综观四诊所获征象,大半均由问诊得来,即知此言不谬。问诊范围甚广,现在仅将《景岳全书》所列十问加以增损进行研讨,余未备述。一问寒热二问汗,三问疼痛四问便,五问呕眩六问悸,七苦八渴俱当辨,九问旧病十问因,病机全从征象验。妇人尤必问经期,先后闭崩宜问遍,再添片语告儿科,外感食积为常见。

一、问诊的方法

医生能否通过询问患者或其家属,及时、准确、全面地获得相关病情资料,与询问的方法有着密切关系。

(一)营造安静舒适的环境

问诊应在比较安静舒适的环境中进行,医生态度既要严肃,又要和蔼,对某些病情不便当众表述者,应单独询问,以便使其能够无拘束地叙述病情。若因病重或意识不清而不能自述者,可向其家属或知情人询问。

(二)询问时避免医学术语

医生询问病情时,切忌使用患者听不懂的医学术语,如心悸、纳呆等。应使用通俗易懂的语言进行询问,以便使患者准确地叙述病情。

(三)围绕主诉询问

主诉是患者最痛苦的症状或体征,医生应当围绕主诉进行有目的、有步骤的深入询问。特别是危急患者,不必面面俱到,以免耽误病情,可待病情缓解后再进行详细询问。

(四)避免资料片面失真

问诊时,既要重视主症,又要注意了解一般情况,全面地收集相关临床资料。可对患者进行必要的、有目的的提示,但应避免连续性、责难性、诱导性、暗示性提问及反复提问,以防止所获临床资料片面或失真,影响诊断的正确性。

二、问诊的内容

问诊的内容主要包括一般情况、主诉、现病史、既往史、个人史、家族史等。

(一)一般情况

一般情况包括姓名、性别、年龄、职业、婚姻状况、民族、籍贯、工作单位、现住址等。询问一般情况,一是便于与患者或家属进行联系和随访,二是可使医生获得与疾病有

Note

关的资料,为某些地方病、职业病、传染病、妇科病、男性病、儿科病及老年病的诊断治疗提供一定依据。

（二）主诉

主诉是患者就诊时陈述的最感痛苦的症状、体征及其持续时间。主诉往往是疾病的主要矛盾所在,可为初步估计疾病的范畴、类别、病势的轻重缓急等提供重要线索。主诉是患者最痛苦的症状或体征,就诊时往往最先叙述,但只能确定为一两个症状,不能超过三个。要将主诉所述症状或体征的部位、性质、程度、时间、治疗经过等询问清楚,不能笼统、含糊。

（三）现病史

现病史是指围绕主诉从起病到就诊时疾病的发生、发展演变过程以及诊疗的经过和患者现在的症状表现。具体包括:

1. 发病情况　包括发病时间的新久、发病原因或诱因,最初的症状及其性质、部位,当时曾做何处理等。

2. 病变过程　从发病后至就诊时病情变化的主要情况。一般按发病时间先后顺序进行询问。

3. 诊治经过　此次就诊前曾做过的诊断和治疗情况。

4. 现在症状　患者就诊时所感觉到的痛苦与不适,以及与疾病相关的全身情况。

（四）既往史

既往史又称过去病史,是指患者患病以前的身体健康状况以及过去曾患其他疾病的情况。一般包括过去的一般健康情况、传染病史、预防接种史及其他疾病史等。

（五）个人史

个人史是指患者的日常生活、工作等方面的有关情况。一般包括患者的生活经历、饮食起居、精神情志、婚姻生育等方面的情况。

（六）家族史

家族史是指与患者长期生活相处的父母、兄弟姐妹、爱人、子女及接触密切的人等的健康和患病情况。必要时注意询问直系亲属的死亡原因及时间,以帮助诊断某些遗传性和传染性疾病。

三、问现在症

问现在症的内容包括询问主症的特征、伴随症状,以及全身其他情况等。

（一）问寒热

问寒热是指询问患者有无怕冷或发热的感觉、是否同时出现、出现的时间、持续时间的长短、轻重及其伴随症状等,可辨别病邪性质和机体阴阳盛衰。

1. 恶寒发热　患者自觉恶寒,同时伴有体温升高。主外感表证。

（1）恶寒重发热轻:患者感觉恶寒明显,并有轻微发热,主风寒表证。

（2）发热重恶寒轻:患者感觉发热较重,同时又感轻微怕冷,主风热表证。

（3）发热轻而恶风:患者感觉有轻微发热,并有遇风觉冷,避之可缓,较恶寒轻,称为恶风,属伤风表证。

2. 但寒不热 患者只感怕冷而不觉发热的症状。

(1)新病恶寒:凡患者自觉怕冷,加衣被或近火取暖不缓解者,主外感表证或表里俱寒证。

(2)久病畏寒:患者身寒怕冷,加衣被或近火取暖可以缓解者,主里虚寒证。

3. 但热不寒 患者但感发热恶热而不觉寒冷者。主里热证。

(1)壮热:患者身发高热(体温 39 ℃以上)持续不退,不恶寒反恶热者。主里实热证或气虚发热。

(2)潮热:按时发热;或按时热甚,如潮汐之有定时。分日晡潮热与午后及夜间潮热等。

(3)微热:轻度发热。其热势较低,一般不超过 38 ℃,或仅自觉发热而体温正常者,称为微热。多见阴虚内热、气虚清阳被郁而长期微热,甚或高热不退;情志不舒,气郁化火而时有微热,称为郁热。

4. 寒热往来 恶寒与发热交替发作,故又称往来寒热。主半表半里证。

恶寒发热交替出现,发无定时,伴见口苦、咽干、目眩、胸胁苦满、不欲饮食、脉弦等,属少阳病。寒战与高热交替发作,发有定时,每日发作一次,或二、三日发作一次,并兼头痛剧烈、口渴、多汗等症,属疟疾。寒战:恶寒严重,且伴有身体战栗者。

(二)问汗

询问了解患者汗出的异常情况,如有无汗出,汗出的时间、多少、部位及其主要兼症等,可诊察病邪的性质及人体阴阳盛衰。

1. 有汗、无汗

(1)表证有汗:多属太阳中风表虚证或表热证。

(2)表证无汗:多属伤寒表实证。

(3)里证有汗:需根据出汗的时间、部位、汗量多少及伴随症状等情况辨别病证的寒热虚实。内容见"特殊汗出"。

(4)里证无汗:里证患者当汗出时而不出汗,多属久病、虚证。

2. 特殊汗出

(1)自汗:时时汗出,汗出不止,动则更甚者,称为自汗。伴神疲乏力、畏寒肢冷等症,多属于气虚、阳虚证。

(2)盗汗:睡后汗出,醒则汗止,称为盗汗。伴潮热、颧红、舌红少津、脉细数等症,多属于阴虚内热证。气阴两虚,常自汗、盗汗并见。

(3)大汗:出汗量多,津液大泄。属里实热证或亡阴或亡阳。

(4)战汗:病势沉重之时,先见全身战栗抖动,表情痛苦,几经挣扎而后汗出者。战汗是邪正剧烈相争的表现,为疾病发展的转折点。若汗出热退,脉静身凉,为邪去正复、疾病好转;若汗出而身热不减,甚或烦躁不安,脉来疾急者,为邪盛正衰、疾病恶化。

3. 局部汗出

(1)头汗:患者仅见头部或头项部汗出较多者,又称但头汗出。多系上焦热盛或中焦湿热蕴结所致。若头额冷汗不止,面色苍白,四肢厥冷,脉微欲绝者,为亡阳证。头汗出见于进食辛辣、热汤、饮酒之时,属生理现象。

（2）半身汗出:身体一半出汗,另一半无汗,或左侧,或右侧,或上半身,或下半身。见于中风、痿证及截瘫患者。

（3）手足汗:多与脾胃功能密切相关。汗出而微者,一般为生理现象。

（4）心胸汗:心胸部容易汗出或汗出过多。多见于各种心虚证。汗出黏衣,色黄如黄柏汁者,谓之黄汗,多因风湿热邪交蒸之故。

（三）问疼痛

询问疼痛的部位、性质、程度、时间、喜恶等,可辨别疾病的虚实寒热。

病机:因实致痛,邪气闭阻,不通则痛;因虚致痛,正气不足,不荣而痛。

1. 问疼痛的部位

（1）头痛:整个头部或头的前后、两侧及顶部疼痛。头痛连项者,病属太阳经;两侧头痛者,病属少阳经;前额连眉棱骨痛者,属阳明经;巅顶痛者,属厥阴经;头痛连齿者属少阴经。

（2）胸痛:胸部正中或偏侧疼痛。胸前"虚里"部位作痛,或痛彻臂内,病位多在心;胸膺部位作痛,病位多在肺。

（3）胁痛:胁的一侧或两侧疼痛。多与肝胆病变密切相关。

（4）胃脘痛:脘指上腹部剑突下,是胃所在部位,故称"胃脘"。胃脘痛是胃病的特征。

（5）腹痛:问腹痛常与按诊密切配合,查明疼痛的确切部位,判断病变所属脏腑。大腹（横膈以下,肚脐以上）包括胃脘部、左上腹和右上腹,统属脾胃与肝胆;小腹（脐以下至耻骨毛际以上）属肾、膀胱、大小肠、胞宫;少腹（小腹两侧）是足厥阴肝经所过之处。

（6）背痛:背部中央为脊骨,脊内有髓,督脉行于脊里,脊背两侧为足太阳膀胱经所过之处,两肩背部又有手三阳经分布。脊痛不可俯仰者,多因督脉损伤所致;背痛连及项部,常因风寒之邪客于太阳经腧而致;肩背作痛,多为风湿阻滞,经气不利所引起。

（7）腰痛:腰脊正中或腰部两侧疼痛。临床结合按诊,询问患者腰部两侧有无叩击痛,作为肾病诊断的重要指征。

（8）四肢痛:四肢部位疼痛,痛在肌肉、关节,或经络、筋脉等。关节疼痛,屈伸不利,多见于痹证。四肢肌肉作痛,多因脾胃虚损所致。若独见足跟或胫膝酸痛,多属肾虚。

（9）周身疼痛:头身、腰背、四肢等部均觉疼痛者。新病周身疼痛,多属实证,以感受风寒湿邪居多;久病卧床不起而周身作痛,多属虚证。

2. 问疼痛的性质

（1）胀痛:疼痛且有胀的感觉。主气滞。

（2）刺痛:疼痛如针刺之状。主瘀血。

（3）走窜痛:痛处游走不定,或走窜攻痛。肢体关节疼痛而游走不定的,称为游走痛,多见于风湿痹证。胸胁脘腹疼痛而走窜不定的,称为窜痛,多属脏腑气机阻滞。

（4）固定痛:痛处固定不移。胸胁脘腹等处固定作痛,多属血瘀。肢体关节疼痛固定不移,多为寒湿痹证。

(5)冷痛:疼痛有冷感,遇寒加重,得温痛减。主寒证。

(6)灼痛:疼痛有灼热感,遇热痛甚,遇冷痛缓。主热证。

(7)绞痛:疼痛剧烈如刀绞。主实证。多因有形实邪阻闭气机,或寒邪凝滞气机所致。

(8)隐痛:疼痛不甚剧烈,尚可忍耐,但绵绵不休者。主虚证。

(9)重痛:疼痛而有沉重感。主湿证。或肝阳上亢,气血上壅所致。

(10)酸痛:疼痛而有酸软感,为湿邪致病。腰膝酸痛,多属肾虚。

(11)掣痛:疼痛而抽掣牵扯其他部位,亦称为引痛、彻痛。多因经脉失养或阻滞不通所致,多与心肝病变有关。

(12)空痛:疼痛而有空虚感。多因气血精髓亏虚,组织器官失其荣养所致。头脑空痛,多属肾虚;小腹空痛,多属血虚。

问疼痛,还应结合起病的急缓,病程的新久,疼痛的时间、程度等进行辨证。一般新病疼痛痛势较剧,持续不止,痛而拒按者,多属实证;久病疼痛痛势较轻,时痛时止,痛而喜按者,多属虚证。

(四)问头身胸腹不适

1. 头晕 患者自觉头脑有晕眩之感,轻者闭目则止,重者感觉自身或景物旋转,站立不稳,不能张目,甚则晕倒。

2. 胸闷 胸部有痞塞满闷之感,亦称胸痞。多与心、肺病证有关。

3. 心悸 患者经常自觉心慌、心跳、悸动不安,甚至不能自主的症状。多是心神或心脏病变的反映。心悸由受惊而致。或心悸易惊,恐惧不安者,称为"惊悸";心跳剧烈,上至心胸,下至脐腹者,称为"怔忡"。惊悸、怔忡均属心悸的范畴。

4. 胁胀 胁的一侧或两侧有胀满不舒的感觉。多见于肝胆病变。

5. 脘痞 患者自觉胃脘部胀闷不舒,或称脘胀。多属脾胃病变。

6. 腹胀 患者多见于脾、胃、肠、肝、胆等病变。若腹胀如鼓,皮色苍黄,腹壁青筋暴盛者,称臌胀。

7. 身重 身体有沉重酸困的感觉,多与痰饮水湿停聚有关。常见于肺、脾、肾三脏病变。

8. 麻木 患者肌肤感觉减退,甚至消失,亦称不仁。多因气血亏虚,或肝风内动,或湿痰瘀血阻络所致。

(五)问耳目

1. 问耳

(1)耳鸣:患者自觉耳内鸣响,如闻蝉鸣,或如潮声,妨碍听觉。突发耳鸣,声大如雷,或如潮声,以手按压,鸣声不减者,多属实证。多因肝胆火盛,上扰清窍所致。渐觉耳鸣,声音细小,如闻蝉鸣,以手按压,鸣声减轻或暂止者,多属虚证。常因肝肾阴虚,肝阳上亢,或肾虚精亏。

(2)耳聋:患者有不同程度的听力减退,甚至听觉丧失。新病耳暴聋者,多属实证。久病耳渐聋者,多属虚证。年老耳渐聋者,多是精衰气虚之故,属生理现象。

（3）重听：听力减退，听音不清，声音重复。日久渐致重听，虚证居多。常因肾之精气虚衰，耳窍失荣所致。多见于年老体衰的患者。耳骤发重听，实证居多。常因痰浊上蒙，或风邪上袭耳窍所致。

2．问目

（1）目痒：眼睑、眦内或目珠有痒感，轻者揉拭则止，重者极痒难忍。多属实证。如两目痒如虫行，畏光流泪，并有灼热之感，是肝经风火上扰。若两目微痒而势缓者，多属血虚，目失濡养。

（2）目痛：单目或双目疼痛。临床实证较多。目痛难忍，兼面红目赤、口苦、烦躁易怒者，为肝火上炎；目赤肿痛，羞明眵多者，为风热上攻。目微赤微痛，时痛时止，并感干涩者，多由阴虚火旺所致。

（3）目眩：视物旋转动荡，如在舟车之上，或眼前如有蚊蝇飞动之感，亦称眼花。

（4）目昏：视物昏暗不明、模糊不清者。

（5）雀盲：白昼视力正常，每至黄昏视物不清，如雀之盲者。

（6）歧视：视一物成二物而不清者，或称视歧。以上三者均为视力减退的病变，其病因、病机基本相同，多由肝肾亏虚，精血不足，目失充养而致。常见于久病或年老、体弱之人。

（六）问睡眠

1．失眠　失眠又称不寐，是指患者经常不易入睡，或睡而易醒不能再睡，或睡而不酣时易惊醒，甚至彻夜不眠的证候，且常并见多梦。失眠是阳盛阴虚，阳不入阴，神不守舍的病理表现。

2．嗜睡　患者不论昼夜，睡意很浓，经常不自主地入睡，亦称多寐。嗜睡痰湿内盛，阳虚阴盛的病理表现。

（七）问饮食口味

1．口渴与饮水

（1）口不渴饮：患者口不渴，不欲饮，提示津液未伤，多见于寒证、湿证，或无明显燥热变化的病证。

（2）口渴多饮：患者口渴明显，饮水量多。提示津液损伤，多见于燥证、热证。

（3）渴不多饮：患者虽有口干或口渴的感觉，但饮水不多或不欲饮水。提示营阴耗损或津液输布障碍，见于阴虚、湿热、痰饮、瘀血等病证。

2．食欲与食量

（1）食欲减退：不欲食，即不想进食，或食之无味，食量减少，又称食欲不振。

①纳少：进食量减少，常由不欲食所致。

②纳呆：无饥饿感，可食可不食，甚则恶食。

③厌食：厌恶食物，或恶闻食味，称为厌食，或称恶食。新病食欲减退，是正气抗邪的保护性反应。久病食欲减退，兼神疲倦怠，面色萎黄，舌淡脉虚者，属脾胃虚弱。食少纳呆，伴头身困重、脘闷腹胀、舌苔厚腻者，属湿邪困脾。厌食兼嗳气酸腐，脘腹胀满，多属食滞胃脘。厌食油腻之物，兼胸闷呕恶、脘腹胀满者，多属脾胃湿热。厌食油腻厚味，伴胁肋胀痛灼热、身热不扬者，多为肝胆湿热。妊娠早期有厌食反应，一般属

生理现象,但严重者呕不能食,为妊娠恶阻。

(2)消谷善饥:食欲过于旺盛,食后不久即感饥饿,进食量多,亦称多食易饥,乃胃火炽盛,腐熟太过所致。消谷善饥,形体反见消瘦者,多见于消渴病。多食易饥,兼大便溏泻者,属胃强脾弱。

(3)饥不欲食:患者虽有饥饿感,但不欲食,或进食不多。多因胃阴不足,虚火内扰所致。

(4)偏嗜食物:患者偏嗜某种食物或异物。嗜食生米、泥土等异物,常见于小儿,多属虫积。妇女妊娠期间,偏嗜酸辣等食物,属早孕反应,一般不属病态。偏嗜肥甘,易生痰湿;偏食生冷,易伤脾胃;过食辛辣,易病燥热等。

询问疾病过程中食欲、食量的变化,可了解疾病的轻重预后。食欲恢复,食量渐增,是胃气渐复,疾病向愈之兆;食欲逐渐减退,食量渐减,是脾胃功能衰弱的表现,提示病情加重;久病或重病患者,一般食少无味,甚至不能食,如突然欲食或暴食,称为"除中",是脾胃之气将绝的征象,属病危。

3. 口味 口味是指口中有异常的味觉或气味。

(1)口淡乏味:口中无味,舌上味觉减退。为脾胃气虚,或属寒证。

(2)口甜:自觉口中有甜味。口中甜而黏腻不爽,舌苔黄腻者为湿热蕴脾;口甜但舌苔薄净,口中涎沫稀薄者为脾虚。

(3)口苦:自觉口中有苦味。见于心火、胃热、肝胆火旺、胆气上逆等。

(4)口中泛酸:自觉口中有酸味,或闻之有酸腐气味。为食滞胃脘或肝气犯胃。

(5)口咸:自觉口中有咸味。多与肾虚及寒水上泛有关。

(6)口涩:口有涩味如食生柿子的感觉。每多与舌燥同时出现。为燥热伤津,或脏腑阳热偏盛,气火上逆所致。

(7)口黏腻:口中黏腻不爽,常伴舌苔厚腻,多属湿浊停滞或痰饮食积。如黏腻而甜,多为脾胃湿热;黏腻而苦,多属肝胆湿热。

(8)口舌麻木而感觉减退者,多为肝阳化风或某些药物过量。

(9)口腔疼痛,多为胃火上炎,或阴虚火旺。

(八)问二便

1. 问大便 健康人一般每日大便一次或隔日一次,成形不燥,干湿适中,排便通畅,多呈黄色,便内无脓血、黏液及未消化的食物等。

(1)便次异常:

①便秘:大便秘结不通,排出困难,便次减少,或排便时间延长,欲便而艰涩不畅者,亦称大便难。因热结肠道,或津液亏少,或阴血不足,肠燥失润,传导失常;或气虚传送无力,或阳虚寒凝,肠道气机滞塞而致。又称冷秘。

②泄泻:便次增多,便质软不成形,甚至便稀如水样者。多因内伤饮食、感受外邪、机体阳气不足、情志失调等,致脾失健运,水湿直趋于下,大肠传导失常而致。大便溏泻,兼纳少腹胀、大腹隐痛者,属脾胃气虚;呕恶酸腐,脘闷腹痛,泻下秽臭,泻后痛减者,属伤食;泻下黄糜,腹痛,肛门灼热者,多属大肠湿热;黎明前腹痛作泻,泻后则安,形寒肢冷,腰膝酸软者,称为"五更泻",多属命门火衰,脾寒失运。

（2）便质异常：

①完谷不化：大便中含有较多未消化的食物。多见于脾胃虚寒，或肾阳虚衰所致的泄泻。

②溏结不调：大便时干时稀。多因肝郁脾虚，肝脾不调而致。若大便先干后稀，多属脾胃虚弱。

③脓血便：大便中夹有脓血黏液，多见于痢疾。

④便血：若先便后血，便血紫暗，则为远血；先血后便，便血鲜红，则为近血。

（3）排便感异常：

①肛门灼热：排便时肛门有灼热感。见于热泻或湿热痢。

②里急后重：腹痛窘迫，时时欲便，肛门重坠，便出不爽。多因湿热内阻，肠道气滞所致，为痢疾的主症之一。

③排便不爽：排便不通畅，有滞涩难尽之感。腹痛，泻下黄糜，黏滞不爽，为大肠湿热；腹痛腹泻而排出不爽，兼腹胀矢气者，为肝郁乘脾；便泻不爽，夹有未消化食物，酸腐臭秽难闻，泻后腹痛减轻者，为伤食。

④滑泻失禁：大便不能控制，滑出不禁，甚则便出而不知，又称滑泻。多因脾肾虚衰、肛门失约所致。

⑤肛门气坠：肛门有下坠之感，甚则脱肛，常于劳累或排便后加重，多属脾虚中气下陷。

2. 问小便　健康成人在一般情况下，日间排尿 3～5 次，夜间 0～1 次。尿次和尿量受饮水、温度、出汗、年龄等因素的影响。

（1）尿量异常：

①尿量增多：尿量、尿次明显超过正常量次。小便清长量多，畏寒喜暖者，属虚寒证。若口渴、多饮、多食，而且多尿、消瘦，属消渴病。

②尿量减少：尿量、尿次皆明显少于正常量次。尿赤量少，多属实热证。尿少水肿，为水肿病。

（2）尿次异常：

①尿频：排尿次数增多，时欲小便。新病小便频数，短赤而急迫，为下焦湿热；小便频数，量多色清，夜间尤甚，为肾阳不足，肾气不固，膀胱失约。

②癃闭：小便不畅，点滴而出为癃；小便不通，点滴不出为闭，统称为癃闭。因肾阳不足，气化无力，开合失司所致者，多属虚证；因湿热下注，或有瘀血、结石阻塞而成者，多属实证。

（3）排尿感异常：

①小便涩痛：小便排出不畅而痛，或伴急迫、灼热等感觉，多因湿热下注所致，见于淋证。

②余沥不尽：小便后点滴不尽，又称尿后余沥。多因肾气不固，开合失司所致，常见于老年或久病体衰患者。

③小便失禁：小便不能随意控制而自遗，称为小便失禁。多属肾气不固，或下焦虚寒，膀胱失约。

④遗尿：睡眠中小便自行排出，俗称尿床。多属肾气不足，膀胱失约。若神昏而小

便自遗,属于危重证候。

四、妇科问诊

(一)问月经

月经是指规律性、周期性的子宫出血。一般每月一次,信而有期,又称月讯、月水或月信。健康女子,一般到十四岁左右月经便开始来潮,称为初潮。到四十九岁左右,月经便停止,称为绝经。问月经时应注意了解月经的周期,行经的天数(经期),月经的量、色、质以及有无闭经或行经腹痛等伴随症状。必要时可询问末次月经日期、初潮或绝经年龄。正常月经周期约 28 天,行经期一般 3~5 天。经期排出的血量一般为 50~100 mL,月经的颜色正红。经质不稀不稠,不夹杂血块。

1. 月经先期 月经周期提前八九天及以上,连续发生两次以上者,亦称月经超前。多因气虚、血热所致。

2. 月经后期 月经周期错后八九天及以上,连续发生两次以上者,亦称经迟。因血虚、宫寒、气滞、血瘀而致。

3. 经期错乱 月经或前或后,差错在八九天及以上,连续发生三次以上者,称经期错乱,亦称月经先后不定期或月经愆期。多因肝郁气滞、脾肾虚损、瘀血阻滞、血海蓄溢失常所致。

4. 月经过多 月经量较以往明显增多,周期基本正常者。多因血热、气虚、血瘀等引起。

5. 崩漏 不在行经期间,阴道内大量出血,或持续下血,淋漓不止者,称为崩漏。一般来势急,出血量多的称崩,或称崩中;来势缓,出血量少,持续不止者称漏,或称漏下。统称为崩漏。多因血热、气虚、血瘀所致。

6. 月经过少 月经周期基本正常,经量明显减少,甚或点滴即净者。因血虚、精亏所致者,多属虚;因寒凝、血瘀或痰湿阻滞而引起者,多属实。

7. 闭经 女子至十八岁仍未初潮,或曾行经而又中断达三个月以上而又未受孕者,称为闭经。因气虚血亏,血海空虚所致者,属虚证;因气滞血瘀,或寒凝痰阻,胞脉不通而致者为实证。

8. 经色、经质异常 若经色淡红质稀,为血虚不荣;经色深红质稠,乃血热内炽;经色紫暗,夹有血块,兼小腹冷痛,属寒凝血瘀。

9. 痛经 正值经期或行经前后,出现周期性小腹疼痛,或痛引腰骶,甚至剧痛难忍者,亦称经行腹痛。

(二)问带下

带下是指妇女阴道内的一种少量、无色、无臭的分泌物,具有润泽阴道的作用。带下过多,淋漓不断,或有色、质的改变,或有臭味,均为病理性带下。问带下,应注意量的多少、色质、气味及伴随症状等。

1. 白带 带下色白量多,质稀如涕,淋漓不绝,无臭味者。多属寒湿下注。

2. 黄带 带下色黄量多,质稠臭秽者。多属湿热下注所致。

3. 赤白带 白带中混有血液,赤白杂见,多属肝经郁热,或湿热下注。

若绝经后又见杂色带下,气味臭秽者,应警惕患有癌症的可能。

五、儿科问诊

小儿的生理特点:脏腑娇嫩,生机蓬勃,发育迅速。病理特点:发病较快,变化较多,易虚易实。

1. 问出生前后情况

(1)新生儿(出生至1个月)的疾病多与先天因素或分娩情况有关,应着重询问妊娠期及产育期母亲的营养健康状况,有何疾病,曾服何药,分娩时是否难产、早产等,以了解小儿的先天情况。

(2)婴幼儿(1个月至3周岁)发育较快,应重点询问喂养方法及坐、爬、立、走、出牙、学语的迟早情况,从而了解小儿后天营养状况和生长发育是否符合规律。

2. 预防接种、传染病史

3. 易使小儿致病的原因　易外感,易伤食,易受惊吓。

第四节　切　诊

本节课件

切诊是指医生用手触按患者身体,以此了解病情的一种方法。切诊包括脉诊和触诊两个部分。

一、脉诊

脉诊是以医生用手指按切患者动脉以了解病情的内在变化,也称切脉或诊脉。

脉为血府,贯通周身,五脏六腑的气血都要通过血脉周流全身,当机体受到内外因素刺激时,必然影响到气血的周流,随之脉搏发生变化,医者可以通过了解脉位的深浅,搏动的快慢、强弱(有力无力)、节律(齐否)、脉的形态(大小)及血流的流利度等不同表现而测知脏腑、气血的盛衰和邪正消长的情况以及疾病的表里、虚实、寒热。如病变在肌表时,呈现浮脉;病变在脏腑时,呈现沉脉;阴证病候时阳气不足,血行缓慢,呈现迟脉;阳证病候时,血流加速,呈现数脉等。脉诊是中医辨证的一个重要依据,前人在长期的实践中积累了丰富的经验,是中医独特的诊法。但在临诊中也有脉证不符的特殊情况,如阳证反见阴脉,阴证反见阳脉,因此把脉诊作为唯一的诊断方法是非常片面的,必须强调"四诊合参",才能了解疾病全貌,做出正确的诊断。

1. 切脉的部位　一般取寸口脉,即桡动脉腕后浅表部分。

2. 切脉的方法　切脉时让患者取坐位或仰卧位,伸出手臂置于心脏近于同一水平,手掌向上,前臂放平,以使血流通顺。

切成人脉,以三指定位,先用中指按在高骨(桡骨茎突)部位的桡动脉定"关",继续以食指在关前(远心端)定"寸",然后用无名指在关后(近心端)定"尺"(图7-4)。三指应呈弓形斜按在同一水平,以指腹触按脉体。三指的疏密应以患者的高矮适当调整,如患者身体较高,医生三指排列可松一些,而患者身体较矮,则三指排列可紧一些,同

Note

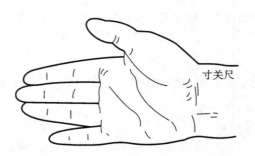

寸关尺

图7-4 脉诊寸关尺部位图

时要三指排列整齐,否则影响脉形的准确性。

小儿寸口部位狭小,不能容纳三指,可用"一指"(拇指)定关法,而不细分三部。三岁以下的小儿,可用望指纹代替切脉。

切脉时运用三种指力,开始轻度用力,在皮肤为浮取,名为"举",然后中等度用力,在肌肉为中取,名为"寻",再重度用力,在筋骨为沉取,名为"按"。根据临床需要,可用举、寻、按或相反的顺序反复触按,也可分部以一指直按的方法体会。

3.寸口脉分候脏腑情况 寸口脉的不同部位,反映不同部位和不同脏腑的功能情况。以寸关尺分候相应的脏腑,这是前人的经验,在诊病时有一定的参考意义,但在临诊时仍需全盘考虑。寸口脉与脏腑的关系见表7-1。

表7-1 寸口脉与脏腑的关系

寸关尺三部	左脉	右脉
寸	心、小肠	肺、大肠
关	肝、胆	脾、胃
尺	肾、膀胱	命、门

4.切脉应注意的事项

(1)医者须全神贯注,仔细触按,反复细心体验,防止主观臆测、粗枝大叶,时间也不能过于短促(每次诊脉时间不应少于50 s)。

(2)注意内外因素对脉象的影响:如小儿脉较成人脉软而数,妇女脉较男子脉细弱而略数,胖人脉较瘦人脉沉。夏天脉较洪大,冬天脉较沉小。剧烈运动后脉洪数,酒后脉数,精神刺激和某些药物也可引起脉象的暂时变化。

(3)有些人因桡动脉解剖位置的差异,脉不见于寸口部而于拇指腕侧处,称为"反关脉",从尺部斜向手背,称为"斜飞脉"。

5.正常脉象 健康人的脉象称为正常脉象。一般是不浮不沉,不大不小,不强不弱,不快不慢,均匀和缓,节律整齐,又称为平脉或缓脉。平脉至数清楚,一息(即一呼一吸)之间四至五至;相当于72~80次/分,节律、强弱一致。脉象受体内外因素的影响而发生生理的或暂时的变化,也属正常。如年龄越小,脉跳越快。婴儿脉急数,每分钟120~140次;五六岁儿童常为一息六至,每分钟90~110次;青壮年体强,脉多有力;年老人体弱,脉来较弱;成年女性较成年男性脉细弱而略快,瘦人脉较浮,胖人脉多沉;重体力劳动,剧烈运动,长途步行,饮酒饱餐,情绪激动,脉多快而有力,饥饿时则脉较弱。

Note

6. 异常脉象与临床意义　在祖国医学有关脉学的专著中所记载的病脉有 28 种，然而根据脉位、脉率、脉力、脉形、脉流的流利度及节律等划分的脉象往往是混合构成，有些病脉是两个以上单一脉复合组成的脉。现将临床常见的 14 种脉象及其临床意义分述如下。

（1）浮脉：脉搏呈现部位浅。轻取即得，重按反觉稍减。此脉多属外感表证，表明病位在表，浮紧为表寒，浮数为表热，浮而有力为表实，浮而无力为表虚。常见于伤风、感冒及多种传染病的初期。但也有久病体虚或阴虚阳无所依，浮阳外越而呈现浮而无力的虚脉。

（2）沉脉（附伏脉）：脉搏显现部位深。轻取不显，重按始得。此脉主里证，沉而有力为里实，沉而无力为里虚，沉迟为里寒，沉数为里热，沉涩为气滞血瘀，常见于水肿、腹痛、久病及多种虚弱性疾病。

伏脉：比沉脉显现部位更深，重按推筋着骨始得。为邪气内闭或剧烈疼痛或厥证。

（3）迟脉：脉搏次数少，一息不足四至（每分钟脉搏少于 60 次），主寒证，迟而有力为冷积（阳虚阴盛），迟而无力为虚寒证，常见于心气虚弱等病证。

（4）数脉（附疾脉）：脉搏次数多，一息六至以上（每分钟脉搏多于 90 次）。主热证，浮数为表热，沉数为里热，洪数为实热，细数为虚热，弦数多为肝火旺，常见于热性病或甲状腺功能亢进，数而无力也可见于气虚证。

疾脉：一息七、八至（每分钟 120 次左右），多属阳气极盛，阴气欲竭，或元气将脱的重证。

（5）滑脉：脉来流利圆滑，如盘滚珠，多属邪盛，痰食内滞。气血充盛的正常人有时可见此脉，妇女妊娠时多见此脉，病脉则多见于痰饮、食滞、瘀血、实热，如各种炎症，消化不良，实证闭经，恶性肿瘤等。

（6）涩脉：脉来涩滞不畅，如刀刮竹，多属精亏、血少、气滞、血瘀，常见于贫血、失血、产后及血瘀等疾病。

（7）弦脉：脉挺直而长，如按弓弦，有劲有弹力，脉管的硬度大。主气郁，肝胆病证及痛证。常见于外感少阳证，肝病，胆病，高血压病，动脉硬化及各种疼痛病证。

（8）紧脉：脉来绷急，应指有力，如绳索绞转，脉的张力大，脉跳有力。主寒证，痛证及宿食。见于外感风寒，剧痛等。

（9）缓脉：一息四至，不快不慢，不强不弱，脉来和缓，脉的硬度、张力适中，是有胃气的正常脉象，见于健康人。病脉则见于气机为湿所困之湿证，或病后复原。

（10）洪脉（附大脉）：脉形洪大，脉来如波涛汹涌，来盛去衰，脉形宽，波动大。主热证，阳热亢盛。常见于高热患者。

大脉：脉形大而无来盛去衰之势，多是病势进展之象，所谓"大则病进"（大而有力），也主正虚（大而无力）。

（11）细脉（小脉）：脉形细如线，脉形窄，波动小。主虚证（气虚血少）。常见于诸虚劳损、慢性病患者。

小脉也即细脉，主病与细脉同。

（12）促脉：脉来急数，时而一止，止无定数，即脉搏快，有不规则的间歇。为阳盛热实，或气血痰食停滞，见于气血痰食瘀滞，肿痛，诸实热证。脉细促而无力，多为虚脱

Note

之象。

（13）结脉：脉来缓慢，时见一止，止无定数，即脉搏慢，有不规则的间歇，为阴盛寒积或气血瘀滞，见于气滞血瘀，痰结食积，癥积，疝痛等。结而无力为气血虚衰，见于虚劳久病及各类心脏病所致的心律不齐。

（14）代脉：脉来歇止，止有定数，不能自还，良久复动，即有规律的间歇，脉搏动到一定至数歇止一次，歇止时间较长，为脏气衰微之征象，可见于心律失常的二联律、三联律等。

7. 相兼脉与主病 引起疾病的原因是多方面的，疾病的表现和变化是错综复杂的，因此临床常见的脉象常是反映疾病多个方面的相兼脉。

相兼脉又称"复合脉"，是两种或两种以上单一脉象的综合表现。只要不是完全相反的两种或几种单一脉，都可能同时出现而成为相兼脉，如浮紧、浮数、沉迟、沉细数等，其临床意义一般是组成相兼脉的各单一脉主病的总合，如浮紧脉主表寒证，浮数脉主表热证，沉迟脉主里寒证，沉细数脉主里虚热证等。

二、触诊

触诊是医生对患者肌肤、四肢、胸腹等病变部位进行触摸按压，分辨其温、凉、润、燥、软、硬、肿胀、包块及患者对按压的反应，如疼痛、喜按、拒按等，以推断疾病的部位和性质的一种诊断方法。

（一）皮肤触诊

皮肤的温凉，一般可以反映体温的高低，但须注意热邪内闭时胸腹灼热而四肢、额部不甚热，甚至皮肤欠温。皮肤的润燥，可以反映有汗、无汗和津液是否耗伤。如皮肤湿润，多属津液未伤；皮肤干燥而皱缩，是伤津脱液，气阴大伤；久病皮肤十分干燥，触之刺手，称为肌肤甲错，为阴血不足，瘀血内结。皮肤按之凹陷成坑，不能即起的是水肿；皮肤臃肿，按之应手而起者，为气肿、虚胖。

（二）四肢触诊

四肢欠温是阳虚的一种表现；四肢厥冷，是亡阳或热邪内闭。身发热而指尖独冷，可能是亡阳虚脱或热闭痉厥的先兆；手足心热是阴虚发热的一种表现。此外，四肢触诊还应注意检查四肢的瘫痪或强直。

（三）胸部触诊

诊虚里，可辨疾病的轻重。虚里的跳动即心尖冲动，在胸部左乳下第四、五肋间，内藏心脏，为诸脉之本。凡按之应手，动而不紧，不缓不急，是宗气积于胸中，为无病之症。其动微而不显的，为宗气内虚。若动而应衣，为宗气外泄之象。若动甚仅是一时性的，不久即复原，则多见于惊恐或大醉后。正常情况下胖人跳动较弱，瘦人跳动较强，不表示病态。按心下，即按胸骨以下的部分的软硬、压痛与否，心下按之硬而痛的，是结胸，属实；按之濡软而不痛的，多是痞证，属虚。

（四）腹部触诊

病变在脘腹（中上腹）属胃，在两胁下（左右侧腹）属肝、胆，在脐周围属胃或大、小肠,在小腹属肝、膀胱或肾。

按压后疼痛减轻的(喜按),多属虚痛,按压后疼痛加剧的(拒按),多属实痛、热痛。

腹部有块物,按之软,甚至能散的,称之为"瘕"或"聚",多属气滞;部位固定,按之较坚,不能消失的称为"癥"、"积",多属瘀血、痰、水等实邪结聚而成。

（五）按腧穴

脏腑病变可以在相应的体表穴位反映出来,通过在经络腧穴上进行触诊,发现结节、条索状物、痛点或反应过敏点,可以作为某些疾病的辅助诊断。如肝炎患者在期门和肝俞穴有压痛,胆囊疾病的患者在胆俞穴有压痛,胃及十二指肠溃疡的患者在足三里穴有压痛,急性阑尾炎的患者在阑尾穴(足三里下一寸)有明显压痛等。

📋 小　结

望、闻、问、切是中医诊断疾病的方法。望诊是对病体的神色、形态、舌质、舌苔、排泄物、分泌物进行观察,以了解疾病的变化;闻诊是听患者语声大小、呼吸粗细、咳嗽的轻重及闻某些气味,以了解病情;问诊是询问患者的自觉症状、病因、病情变化、诊治经过及既往史等情况,以了解病情;切诊是通过切脉、按肌肤、四肢手足、胸腹、腧穴等,以了解疾病的变化。

运用四诊时,要把四诊有机地结合起来,切不可偏废。脉诊、舌诊虽是中医诊断的特殊方法,但不应把它神秘化,必须四诊合参,才能较全面掌握疾病的变化情况,从而为正确的诊治提供必要的依据。

📋 案 例 分 析

望:皮肤干燥,舌质偏红,舌苔薄而少津。

闻:咳嗽,声音嘶哑。

问:邱某,女,32岁,演员。国庆节后从外地巡回演出归来,咳嗽频作,痰少而黏,伴有胸痛,以致影响演出。近三天来,干咳更剧,昨日曾咳出血丝少许。现咳嗽胸痛,咽喉干燥作痒,口渴饮水不太多,小便尚调,大便燥结。

切:脉细数。

📋 学 习 检 测

一、选择题

1. 下列除哪项外都是得神的表现?(　　　)

A. 两目精彩　　　B. 面色荣润　　　C. 肌肉结实　　　D. 面色潮红　　　E. 口唇红润

2. 下列除哪项外皆可面见青色?(　　　)

A. 虚证　　　B. 痛证　　　C. 寒证　　　D. 惊风　　　E. 瘀血

3. 满面通红者多属于(　　　)。

A. 戴阳证   B. 虚热证   C. 实热证

D. 上热下寒证   E. 真寒假热证

4. 小儿食指脉络色鲜红为（   ）。

A. 实热证   B. 虚热证   C. 惊风证   D. 外感表证   E. 疳积证

5. 望舌的顺序为（   ）。

A. 先看舌体，再看舌苔   B. 先看舌苔，再看舌体

C. 舌体、舌苔同时看   D. 先看舌苔后看舌下络脉

E. 先看舌下络脉，再看舌质

6. 下列哪项可见于正常人？（   ）

A. 胖大舌   B. 淡嫩舌   C. 淡白舌   D. 裂纹舌   E. 地图舌

7. 舌质红，苔黄腻，多见于（   ）。

A. 里热炽盛   B. 湿热内蕴   C. 阴虚火旺   D. 寒湿阻滞   E. 胃热火旺

8. 下列除哪项外都是淡白舌主病？（   ）

A. 气血两虚   B. 气虚   C. 阳虚   D. 阴虚   E. 血虚

9. 干咳无痰，咳声清脆多属于（   ）。

A. 风寒犯肺证   B. 燥邪犯肺证   C. 痰热壅肺证

D. 风热犯肺证   E. 痰湿蓄肺证

10. 滑数脉多见于（   ）。

A. 痰热内蕴证   B. 肝阳上亢证   C. 肝气郁结证

D. 阴虚内热证   E. 气血两虚

二、问答题

1. 从四诊的角度，如何鉴别虚热证和实热证？

2. 面色中青色和黑色主证有何异同点？

3. 如何识别滑脉？

（辛增辉 焦 磊）

第八章 辨 证

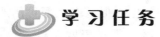

学习任务

1. 掌握八纲的概念、八纲辨证的临床意义。
2. 掌握表证与里证、寒证与热证、虚证与实证的辨证要点。
3. 掌握脏腑病辨证中各常见证候的辨证要点。
4. 了解卫气营血辨证的要点。

案 例 引 导

案例1：某女，39岁，半年来因工作劳累带下色白量多，腰酸作痛，肢体沉重，纳呆思睡，近半月来带下色黄而腥臭，口微渴，尿黄而频，苔薄黄而腻，脉滑数。

问题：八纲辨证的证型结果是什么？

案例2：某女，35岁，两个多月前因家事不和，与人争吵，随后出现胸胁、乳房胀痛，喜太息。月经前期，舌苔薄白，脉弦。

问题：请写出主诉和八纲辨证、脏腑病辨证的证型。

辨证就是辨别、分析疾病的证候，它是中医认识和诊断疾病的方法。

辨证的过程即是诊断的过程，也就是从整体观念出发，运用中医理论作依据，将四诊收集的病史、症状、体征等资料，进行分析、综合，辨出疾病的病因、病位、性质、正邪盛衰等情况，从而判断疾病属何种证。

中医的辨证方法很多，都是在长期的医疗实践中总结出来的。临床常用的有八纲辨证、脏腑病辨证、六经辨证、卫气营血辨证等。这些辨证方法各有特点，对于不同疾病的诊断各有其侧重点，但又是互相联系和相互补充的。其中八纲辨证是各种辨证的总纲，也是从各种辨证方法的个性中概括出来的共性；脏腑病辨证是以脏腑学说为依据，从脏腑病变中总结出来的一种辨证方法，为各种辨证的基础，主要应用于杂病辨证；六经辨证、卫气营血辨证是从外感病的发展变化过程中总结出的一种辨证方法，主要使用于外感疾病。

Note

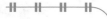

本节课件

第一节　八　纲　辨　证

　　八纲，即阴、阳、表、里、寒、热、虚、实八种辨证纲领。八纲辨证是根据四诊收集的资料,进行分析综合,将疾病的深浅、性质、邪正盛衰、证候类别等情况归纳为表里、寒热、虚实、阴阳八类证候。

　　临床上尽管疾病的表现极其复杂,但基本上都可用八纲来加以归纳。如病证的类别,不属阴证便属阳证;病位的深浅,不在表就在里;疾病的性质,不是寒便是热;邪正的盛衰,不是邪盛,就是正虚。因此,八纲辨证就是把千变万化的病证归纳为表与里、寒与热、虚与实、阴与阳等纲领性的证候。所以八纲辨证是辨证的总纲,在疾病诊断中起到执简驭繁、提纲挈领的作用。

　　八纲辨证虽然每一纲均有其独特的内容,但不能截然分开,它们之间又是相互联系的。如辨别表里必须与寒热、虚实联系,辨别虚实又必须与表里、寒热联系。因为疾病的变化,往往不是单纯的,而经常出现表里、寒热、虚实交织在一起的错综复杂情况。此外还有表证入里,里证出表,寒证化热,热证转寒,虚实互变,以及寒热真假等。因此,运用八纲辨证时,不仅要熟练掌握八类证候的各自特点,还要注意它们之间的相互联系,灵活运用,这样才能全面正确地认识病证,为论治提供可靠的依据。

一、表里

　　表里是辨别病变部位深浅的一对纲领。人体的皮毛、肌腠、经络在外,属表;脏腑、气血、骨髓在内,属里。外邪犯表,病多轻浅;脏腑受病,病多深重。从病势上看,外感病中表邪入里为病进;里邪出表为病退。

（一）表证

　　表证是指六淫邪气经皮毛、口鼻侵入机体,致病位浅在肌肤的证候。多见于外感病的初起阶段,具有起病急、病程短、病位浅的特点。

　　【证候】　以恶寒（风）、发热、舌苔薄白、脉浮为主。常兼见头身痛、鼻塞流涕、咽痛、咳嗽等症状。

　　【分析】　外邪侵犯皮毛肌腠,正邪相争则发热;卫气受遏,肌表失于温煦,故恶寒或恶风;表邪未入里,故舌象无变化,呈薄白舌;正邪相争于表,脉气鼓动于外故脉浮;邪气阻滞经脉,气血运行不畅故头身痛;肺主皮毛,鼻为肺窍,咽喉为肺气之通道,邪气从皮毛、口鼻而入,伤及肺系,肺失宣降,故鼻塞、咳嗽、咽痛。

（二）里证

　　里证是泛指病变部位在内,由脏腑、气血、骨髓等病变所反映的一类证候。多见于外感病的中、后期或内伤疾病。

　　里证的成因,大致有三种情况:一是由表邪不解,内传入里,侵犯脏腑所致;二是由外邪直接入里,侵犯脏腑而成;三是情志内伤、劳倦过度、饮食不节等因素,直接损伤脏

Note

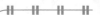

腑,使脏腑气血的功能失调,而出现各种病证。

里证与表证相对而言,其包括的范围非常广泛。概括地说,凡不是表证(及半表半里证)的特定证候,一般都属于里证的范畴,即所谓"非表即里"。因此,里证临床表现是多种多样的,但概括起来以脏腑的证候为主。其具体内容将在脏腑病辨证等章节中介绍。

(三)表证和里证的关系

1. 表里同病 表证和里证在一个患者身上同时出现,称表里同病。一般多见于表证未解,邪已入里;或旧病未愈,复感外邪;或先有外感,又伤饮食;或病邪同时侵犯表里等。

2. 表里转化 表、里证可以相互转化,主要取决于正邪双方斗争的盛衰。表邪入里,多因正气不足,或邪气过盛,或护理不当,或误治、失治等因素所致;里邪出表,多为治疗及时,或护理得当,使机体抗邪能力增强所致。总之,病邪由表入里,表示病势加重;由里出表,表示病势减轻。

附:半表半里证

【证候】 往来寒热,口苦咽干,目眩,心烦喜呕,胸胁苦满,默默不欲饮食,脉弦等。

【分析】 外邪由表内传,尚未入里,或里邪外透,尚未出于表,邪正相搏于表里之间所表现的证候,称为半表半里证。

二、寒热

寒热是辨别疾病性质的两个纲领。寒证与热证反映机体阴阳的偏盛与偏衰。阴盛或阳虚则表现为寒证;阳盛或阴虚则表现为热证。寒热辨证为治疗时选用温(热)药或寒(凉)药的依据。

寒热辨证,不能孤立地根据个别症状做判断,特别是不能单以体温的高低为标准,而要通过四诊对疾病本身所反映的各种症状、体征进行综合的分析概括。具体地说,热证是指一组有热象的症状和体征;寒证是指一组有寒象的症状和体征。恶寒、发热与寒证、热证是完全不同的概念,恶寒、发热只是疾病的现象,而寒证、热证则是对疾病本质的判断。

(一)寒证

寒证是感受寒邪,或阳虚阴盛,机能活动衰退所表现出的证候。

【证候】 恶寒或畏寒喜暖,面色苍白,肢冷倦卧,口淡不渴,分泌物、排泄物清稀不复,舌淡苔白而润滑,脉迟或紧等。

【分析】 阳气不足或外感寒邪阻遏阳气,使其不能正常发挥温煦形体的作用,故恶寒或畏寒喜暖,肢冷倦卧,面色苍白;阴寒内盛,津液不伤,故口淡不渴;阳虚不能温化水液,分泌物、排泄物皆澄澈清冷;阳虚不化,寒湿内生,则舌淡苔白而润滑;寒主收引,脉道收缩,故见脉迟。

(二)热证

热证是感受热邪,或阳盛阴虚,机能活动亢进所表现出的证候。

【证候】 但热不寒,渴喜冷饮,面红目赤,烦躁不宁,分泌物、排物物黄、稠、臭,舌红苔黄而干,脉数等。

【分析】 阳热充斥,则化热不寒;火热伤阴,津液被耗,故渴喜冷饮;火性炎上,故面红目赤;热扰心神,则烦躁不宁;热邪煎熬津液,分泌物、排泄物黄稠,舌红苔黄为邪热亢盛之症。

（三）寒证与热证的鉴别

辨别寒证与热证,不能根据某一症状做出判断,应对疾病的全部表现进行综合观察,才能得出正确的结论,尤其是恶寒发热及对寒热的喜恶、面色的赤白、四肢的温凉、口渴与不渴、二便、舌象、脉象等是辨别寒证与热证的重要依据（表8-1）。

表 8-1　寒证、热证鉴别表

症状证型	寒热	口渴	面色	四肢	神态	痰涕	二便	舌象	脉象
寒证	恶寒喜热	不渴	淡白	冷	倦卧	清稀色白	大便稀溏,尿清长	舌淡苔白而润滑	迟或紧
热证	恶热喜冷	渴喜冷饮	红赤	热	躁动	黄稠	大便干结,尿短赤	舌红苔黄而干	数

（四）寒证与热证的关系

1. 寒热错杂　寒证与热证交错在一起同时出现,称为寒热错杂。临床常见的有表寒里热、表热里寒、上热下寒、上寒下热等。

寒热同时并见,除了要分清表里、上下、经络、脏腑之外,还要分清寒与热孰多孰少和标本先后主次。这些鉴别十分重要,是临床用药的准绳。

2. 寒热转化　寒证与热证,有着本质的区别,但在一定的条件下,可以相互转化。如患者先出现寒证,后出现热证,热证出现而寒证消失,称寒证转化为热证;患者先出现热证,后出现寒证,寒证出现后热证消失,称为热证转化为寒证。

寒证与热证的相互转化,其关键在于邪正双方力量的对比。一般而言,寒证转化为热证,是人体正气尚盛,邪气从阳化热,提示人体正气尚能抗御邪气,疾病有向愈之征兆;若热证转化为寒证,多由大汗不止、吐泻太过,阳随津耗,以致阳气虚衰,正不胜邪,病情恶化。

3. 寒热真假　在疾病发展过程中,尤其是病情危重阶段,有时出现疾病症状与本质不符的现象,称为假象,即真寒假热或真热假寒的证候。

（1）真热假寒:真热假寒又称阳盛格阴,是内有真热而外见假寒的证候。其表现有手足逆冷、脉沉等证,似属寒象,但肢冷而胸腹灼热,不欲近衣被,不恶寒而反恶热,脉虽沉但数而有力,并见口渴喜冷饮,烦躁不安,小便黄赤,大便燥结,咽干口臭,舌红苔黄而干,甚则神昏谵语等一派热象。此为内热炽盛,阳气郁闭于内,格阴于外所致。

（2）真寒假热:真寒假热又称阴盛格阳,是内有真寒而外见假热的证候。其表现有面赤、身热、口渴、脉大等,似是热证,但仔细观察,面虽赤却仅颧红如妆,且时隐时现,身虽热而反欲盖衣被,口虽渴但不欲饮或喜热饮,脉虽大但按之无力;同时还有四肢厥冷,下利清谷,小便清长,舌淡苔白等一派真寒之象。其为阴寒内盛,格阳于外所致。

三、虚实

虚实是用以概括和辨别正气强弱和邪气盛衰的两个纲领。虚主要指正气虚,实主要指邪气盛,正如《素问·通评虚实论》所说:邪气盛则实,精气夺则虚。辨别疾病的属虚属实,可以掌握病体邪正盛衰的情况,为治疗时确定补虚扶正或泻实祛邪提供依据。

（一）虚证

虚证是指正气虚弱、脏腑功能衰减、抗病能力低下所表现的一系列衰退、不足的证候。

人体正气包括阴、阳、气、血、津液、精和脏腑的功能,故阴虚、阳虚、气虚、血虚、津液亏虚、精髓亏虚以及脏腑各种不同的虚损,都属于虚证的范畴。

虚证的形成,有先天不足和后天失养两个方面,但以后天失调为主。如思虑劳倦太过,耗伤气血营阴;饮食失调,营血生化之源不足;房事不节,耗损肾精元气;久病失治、误治,损伤正气等,均可形成虚证。临床常见血虚证、气虚证、阴虚证、阳虚证。关于各脏腑的虚证,将在脏腑病辨证中叙述。

1. 血虚证 血虚证是指血液不足,脏腑、组织、器官失其濡养所表现出的证候。

【证候】 面色淡白或萎黄,唇、舌、爪甲色淡,头晕眼花,心悸,失眠,多梦,手足麻木,妇女月经量少,愆期或闭经,脉细无力等。

【分析】 血虚不能滋养头目,则头晕眼花;不能上荣于面,则面色无华或萎黄,唇舌淡白;血少心失所养则心悸失眠多梦;血虚筋脉失养,则爪甲苍白,手足麻木;冲任不足,血海空虚,故月经量少,愆期或闭经;血虚不能充盈脉管,故脉细无力。

2. 气虚证 气虚证是指全身或某一脏腑机能活动减退所表现出的证候。

【证候】 乏力气短,神疲自汗,面黄,舌淡苔白,脉缓。

【分析】 元气不足,脏腑各部功能减退,气血化源不足,故精神疲倦,气短不足一息;不能固摄津液,故自汗常出;气虚无力鼓动血脉上荣于舌,故面黄舌淡;血运无力,故脉缓。

3. 阴虚证 机体阴液亏损,阴不制阳,虚热内生所表现出的证候。

【证候】 形体消瘦,午后潮热,颧红,盗汗,五心烦热,口燥咽干,舌红少苔或无苔,脉细。

【分析】 阴液亏损,形体失其濡养,故形体消瘦;阴虚生内热,虚热内扰,则见五心烦热,午后潮热,颧红;虚热逼津外泄,则盗汗;津液不足,则口燥咽干;舌红少苔,脉细数,为阴虚内热之象。

4. 阳虚证 阳虚证是指机体阳气不足,失却温煦,阴寒内盛所表现出的证候。

【证候】 畏寒肢冷,面色㿠白,精神萎靡,身倦乏力,气短懒言,口淡不渴,或渴喜热饮,尿清便溏,或尿少水肿,舌淡胖苔白,脉沉迟无力。

【分析】 阳气不足,不能温煦形体,故畏寒肢冷;气血运行无力,故面色㿠白,神疲乏力,气短懒言,精神萎靡;阴寒内盛,故口淡不渴,或喜热饮,尿清便溏;阳气亏虚,不能蒸化水液,水湿泛滥,故尿少水肿。舌淡胖嫩苔白,脉沉迟无力,皆为阳虚之象。

（二）实证

实证是指邪气过盛,正气未衰,脏腑机能活动亢盛所表现出的证候。

实证多因外感六淫邪气,侵犯人体,或脏腑功能失调,以致痰饮、水湿、瘀血、宿食等病理产物停留体内所致。由于病邪的性质及所在部位的不同,其临床表现亦不一样。

【证候】 一般常见的有发热,形体壮实,胸胁脘腹胀满,疼痛拒按,精神烦躁,声高气粗,痰涎壅盛,大便秘结或下痢,小便不利或淋沥涩痛,舌质苍老,脉实有力等。

【分析】 邪气过盛,正气与之抗争,以致阳热亢盛,故发热;邪盛正未衰,邪正斗争激烈,故表现形体壮实;实邪扰心,故烦躁;邪阻于肺,肺失宣降,故胸胁胀满,声高气粗,痰涎壅盛;实邪积于肠胃,腑气不通,故腹胀满疼痛拒按,大便秘结;湿热下注,故下痢;水湿内停,气化不行,故小便不利;湿热下注膀胱,故小便淋沥涩痛;正盛邪实,气血壅盛,故脉实有力,为实邪之症。

（三）虚证与实证的鉴别

辨别虚证与实证,主要从患者的形体盛衰,精神好坏,声音气息的强弱,痛处喜按与拒按,二便以及舌苔、脉象来鉴别(表 8-2)。

表 8-2　虚证与实证鉴别表

证型	病程	体质	精神	声息	疼痛	二便	舌象	脉象
虚证	久病	虚弱	精神萎靡	声低息微	隐痛喜按	小便清长、大便稀溏	舌淡嫩少苔	细弱无力
实证	新病	壮实	精神烦躁	声高气粗	痛重拒按	小便短赤、大便秘结	舌苍老苔厚	实而有力

（四）虚证与实证的关系

疾病的变化是一个复杂过程,体质、治疗、护理等各种因素的影响,致使虚证和实证可发生虚实错杂、虚实转化、虚实真假等证候。

1. 虚实错杂 患者在同一时期出现正虚与邪实两个方面的病变,称为虚实错杂。如疳积患儿,既可见腹胀嗳腐,大便有不消化食物的实象;又有形体消瘦,面黄发稀,神疲乏力,脉细弱的虚象,这便是虚实错杂。

2. 虚实转化 在疾病发展过程中,由于正邪相争,在一定条件下,虚证、实证可相互转化。

（1）实证转虚:多为邪气过盛,损伤正气,或失治、误治等,以致病程迁延,虽然邪气渐去,然正气已伤,变为虚证,临床较为多见。如外感热病的患者,原为高热、汗出、口渴、脉洪大之实证,因治疗不当,日久不愈,导致津气耗伤,出现形体消瘦,面色淡白,乏力气短,唇舌淡,少苔,脉细无力等虚证,此为实证转化为虚证。

（2）虚证转实:正气不足,脏腑功能失调,而致痰、食、血、水等凝结阻滞为患,成为因虚致实证。如病本心气虚,症见心悸气短、神疲乏力,久治不愈,突然胸闷心痛不止,这是气虚血瘀,心脉痹阻,证已由虚转实,但此时气虚仍在,并非全部转化为实证,治疗当以益气活血化瘀止痛。临床上,虚证完全转为实证的较为少见,大多为虚实夹杂证。

四、阴阳

阴阳是概括病证类别的一对纲领,也是八纲辨证的总纲。它可以概括其他三对纲领,即表、热、实证属阳,里、寒、虚证属阴。

（一）阴证与阳证

阴证与阳证的概念极广,临床把复杂多变的证候统括为阴证和阳证两大类。

1. 阴证 凡符合"阴"的一般属性如抑制、衰退、沉静、晦暗等征象的证候,称为阴证。如里证、虚证、寒证,概属于阴证范围。一般常以"虚寒证"作为阴证的代表,是体内阳气虚衰,或寒邪凝滞所表现出的证候。

【证候】 畏寒肢冷,面色苍白,精神萎靡,气短声低,口淡不渴,便溏尿清,舌淡胖嫩,苔白,脉迟弱等。

【分析】 阳气虚衰,则相对阴寒偏盛,脏腑功能衰减,不能温煦全身,故出现一派虚寒征象。

2. 阳证 凡符合"阳"的一般属性如兴奋、亢进、躁动、明亮等征象的证候,称为阳证。如表证、实证、热证,概属于阳证范围。一般常以"实热证"作为阳证的代表,是体内热邪壅盛,或阳气亢盛所表现出的证候。

【证候】 身热面赤,精神烦躁,气粗声高,口渴喜冷饮,呼吸气粗,大便秘结,小便短赤,舌红绛,苔黄而干,脉滑数有力。

【分析】 热邪炽盛,正气未衰,或因脏腑功能活动亢奋,邪正斗争激烈,表现出一派实热征象。

(二)亡阴证与亡阳证

亡阴与亡阳是疾病过程中的危重证候。一般在高热大汗或发汗太过,或剧烈吐泻、失血过多等阴液或阳气迅速亡失的情况下出现。

1. 亡阴证 亡阴证是指体液大量耗损,阴液衰竭的危重证候。

【证候】 汗出而黏、如珠如油,呼吸短促,身热,手足温,烦躁不安,渴喜冷饮,面色潮红,皮肤皱瘪,小便极少,舌红而干,脉细数无力。

【分析】 亡阴可以是在病久而阴液亏虚基础上的进一步发展,也可因壮热不退、大吐大泻、大汗不止、严重烧伤致阴液暴失而成。由于阴液欲绝,不能内守,故见汗出如油,身热烦渴,脉细数疾等一派阴竭而阳热亢盛的证候。

2. 亡阳证 亡阳证是指体内阳气极度损耗而表现出阳气欲脱的危重证候。

【证候】 冷汗淋漓,面色苍白,神情淡漠,肌肤不温,手足厥冷,呼吸气微,舌淡而润,脉微欲绝。

【分析】 亡阳一般是在阳气由虚而衰的基础上的进一步发展,但亦可因阴寒之邪极盛而致阳气暴伤,还可因大汗、失精、大失血等阴血消亡而阳随阴脱。由于阳气极度损耗而欲脱散,失却温煦、固摄、推动之能,故见冷汗、肢厥、面色苍白、神情淡漠、息弱、脉微等垂危病状。

亡阴可迅速导致亡阳,亡阳之后亦可出现亡阴,只不过是先后主次的不同而已,最终均可导致阴阳离决而死亡。因此对亡阴、亡阳证要高度重视,一旦发现,应迅速查明原因,及时正确抢救。

本节课件

第二节 脏腑病辨证

脏腑病辨证,是在认识脏腑生理功能、病变特点的基础上,结合八纲、病因、气血等理论,将四诊所收集的病情资料,进行分析、综合,从而判断疾病所在的脏腑部位、病性及邪正盛衰状况的一种辨证方法。

脏腑病证是内在脏腑功能失调反映于外的客观征象。由于各脏腑的生理功能不同,所以其反映出来的症状、体征也不相同,根据脏腑不同的生理功能及其病理变化来分辨病证,这是脏腑病辨证的理论依据。所以熟悉各脏腑的生理功能及病变特点,则是掌握脏腑病辨证的基本方法。

中医的辨证方法很多,且各有其特点及侧重面,但要确切地辨明疾病的部位、性质,并指导治疗,都必须落实到脏腑上。因此,脏腑病辨证不仅是内伤杂病最主要的辨证方法,也是其他各种辨证方法的基础,在整个辨证体系中占有非常重要的地位。本节仅介绍临床比较常见的一些证候。

一、心与小肠病辨证

心的主要生理功能是主血脉和主神志。心开窍于舌,在体合脉,其华在面,与小肠相表里,因此心的病变主要反映在血液运行障碍和精神、意识、思维活动等的异常。

心的病证有虚有实。虚证为气、血、阴、阳之不足;实证多是火、热、痰、瘀等因素引起心的生理功能失常。

小肠主分清别浊,小肠病变常见的有小肠实热证和小肠虚寒证。小肠虚寒证将概括在脾胃病中的脾阳虚证内。

（一）心气虚、心阳虚证

心气虚证是指心气不足,鼓动无力所表现出的证候;心阳虚证是指心阳虚衰,鼓动无力,虚寒内生所表现的证候。

【证候】 心悸,气短,自汗,活动时加重,脉细弱或结代为其共有症状。若兼见面白无华,体倦乏力,舌淡苔白等症为心气虚;若兼见形寒肢冷,心胸憋闷或疼痛,舌淡胖或紫暗为心阳虚。

【分析】 多由久病体虚,或禀赋不足,或年高脏气亏虚导致心气、心阳受损所致。心气、心阳虚,则推动乏力,气血不能正常运行,因而心悸气短;劳则气耗,故活动时加重;汗为心液,阳气虚弱,阴液不敛则自汗;舌为心窍,其华在面,气虚运血无力,不能上荣,故面白无华,舌淡;血少不能充盈脉管或脉气不相连续,故脉细或结代。若气虚进一步发展,损及心阳,致心阳虚。阳虚不能温煦肢体,故形寒肢冷;胸阳不振,心脉阻滞,故心胸憋闷或疼痛,舌质紫暗。本证以心悸、怔忡和气虚证、阳虚证为审证要点。

（二）心血虚、心阴虚证

心血虚证是指心血亏虚,心失濡养所表现出的证候;心阴虚证是指心阴亏损,虚热内扰所表现的证候。

【证候】 心悸,健忘,失眠,多梦为其共有症状,若兼见头晕目眩,面白无华,唇舌色淡,脉细弱,为心血虚;若兼见心烦口渴,颧红盗汗,舌红少苔,脉细数为心阴虚。

【分析】 多由久病耗伤阴血,或失血过多,或阴血生成不足,或情志不遂,暗耗阴血,或因热病后期,耗伤阴津等所致。心主血、藏神,心阴血不足,心失所养,心不藏神,故心悸、健忘、失眠多梦;心血虚,不能上荣头面,不能充盈于脉,故眩晕、面白无华、唇舌色淡、脉细;心阴虚,心阳偏亢,虚火内扰,故心烦口渴、午后潮热、颧红盗汗,舌红少津,脉细数。本证以心悸、失眠及血虚证、阴虚证为辨证要点。

(三) 心火亢盛证

心火亢盛证是指心火内炽所表现出的实热证候。

【证候】　心烦失眠,面赤口渴,身热,便秘溲黄,舌尖赤红,苔黄,脉数;或见口舌糜烂疼痛;或见小便赤涩灼痛,甚则尿血。

【分析】　常因七情郁久化火,或六淫内郁化火,或过食辛辣食物、温补药物所致。心火炽盛,内扰心神,故烦热失眠,甚则狂躁谵语;热盛,伤津则口渴,尿黄便秘;心开窍于舌,心火上炎,故舌尖红,甚则口舌糜烂生疮;心火下移小肠则见小便赤涩灼痛,热伤血络则见尿血;面赤、苔黄、脉数有力均为实热之象。本证以神志症状及舌、脉出现火热炽盛之象为审证要点。

(四) 心脉痹阻证

本证是指由于瘀血、痰浊、寒邪、气滞等阻滞心脉所表现出的证候。

【证候】　心悸怔忡,心胸憋闷作痛,痛引肩背内臂,时作时止;或见痛如针刺,舌暗或有青紫斑点,脉细涩或结代;或为心胸闷痛,体胖痰多,身重困倦,舌苔白腻,脉沉滑或沉涩;或遇寒痛剧,得温痛减,形寒肢冷,舌淡苔白,脉沉迟或沉紧;或疼痛而胀,遇情志不畅时加重,脉弦。

【分析】　本证多因正气先虚,有形之邪阻滞心脉所致。

心脉痹阻,血运不畅,故心悸怔忡,心胸憋闷疼痛;手少阴心经循肩臂而行,故痛引肩背内臂。瘀阻心脉以刺痛为特点;痰阻心脉以闷痛为特点,寒凝心脉以痛势剧烈、发作突然、得温则减为特点;气滞心脉以胀痛为特点,其发作往往与精神因素有关。本证以心悸怔忡、心胸憋闷作痛为审证要点。

(五) 痰迷心窍证

本证是指痰浊蒙闭心神所表现出的证候。

【证候】　意识模糊,甚则昏不知人;或精神抑郁,表情淡漠,神志痴呆,喃喃独语,举止失常;或突然昏仆,不省人事,口吐涎沫,喉中痰鸣。胸闷呕恶,舌苔白腻,脉滑。

【分析】　本证多由感受湿浊之邪,阻遏气机,气结痰凝;或因情志不遂,气机郁滞,气不行津,津聚为痰;或痰浊挟肝风内扰,致痰浊蒙蔽心神所致。心主神志,痰浊蒙蔽心窍,神明失司,故见意识模糊,甚则昏不知人;气郁痰凝,痰气搏结,阻蔽神明,则见神志痴呆,精神抑郁,表情淡漠,喃喃独语,举止失常;若痰浊挟肝风闭阻心神,则见突然昏仆,不省人事,口吐涎沫,喉中痰鸣;胃失和降,胃气上逆,则胸闷作呕。舌苔白腻,脉滑,均为痰浊内盛之症。本证是以神志异常和痰浊内盛见症为审证要点。

(六) 痰火扰心证

本证是指由于火热痰浊侵扰心神,表现出以神志异常为主的证候。

【证候】　发热烦躁,面赤气粗,口苦,痰黄,喉中痰鸣,狂躁谵语,舌红苔黄腻,脉滑数;或见失眠心烦;或见神志错乱,哭笑无常,狂躁妄动;甚则打人骂人。

【分析】　本证多因情志刺激,气机郁滞化火,煎熬津液为痰;或外感湿热之邪,蕴成痰火;或外感热邪,灼津为痰,致痰火内扰引起。痰火扰心有外感和内伤之分。外感热病中,邪热亢盛,炼液为痰,热痰内扰心神,神志不宁,故见狂躁谵语;发热,面赤气粗,痰黄,喉中痰鸣,舌红苔黄腻,均为痰热内盛之象。内伤病中,因痰火扰心而见失眠心烦,神志错乱,哭笑无常;火属阳,主动,痰火内积,故见狂躁妄动,甚则打人骂人。外感热病以高热、痰盛、神志不清为辨证要点;内伤杂病中,轻者以失眠心烦,重者以神志狂乱为辨证要点。

(七)小肠实热证

小肠实热证是指心火炽盛,下移膀胱所表现出的证候。

【证候】 发热口渴,心烦失眠,口舌生疮,小便赤涩,尿道灼痛,舌红,苔黄,脉数。

【分析】 本证多由心热下移小肠所致。心与小肠相表里,小肠有分清别浊的功能,使水液下渗膀胱。心热下移小肠则见小便赤涩,尿道灼痛;热甚灼伤血络则见尿血;心火内炽,热扰心神则心烦失眠;心火上炎则口舌生疮;舌红苔黄、脉数为里热之象。本证以失眠心烦、口舌生疮、小便赤涩疼痛为辨证要点。

二、肺与大肠病辨证

肺的主要生理功能是主气,司呼吸,主宣发、肃降,通调水道,外合皮毛,开窍于鼻,与大肠互为表里。肺的病证有虚有实,虚证多见气虚和阴虚,实证多由风、寒、燥、热等邪气侵袭或痰湿阻肺所致。

大肠的功能是主传导、排泄糟粕。大肠的病变主要表现:传导功能的失常,如泻泄、便秘等。在其病证亦有虚有实,实证为大肠湿热,虚证为大肠津亏。

(一)肺气虚证

肺气虚证是指其主气、卫外功能失职所表现出的证候。

【证候】 咳喘无力,气短懒言,语音低怯,咯痰清稀,自汗畏风,易感冒,面色淡白,倦怠乏力,舌淡,脉虚弱。

【分析】 多因久病咳喘,耗伤肺气;或气的化生不足所致。肺气虚弱,宣降失权,气逆而上,故喘咳无力;宗气不足,气短懒言,语音低怯;肺气亏虚,津液失布,聚而为痰,随肺气上逆则咯痰清稀;肺气虚不能宣发卫气于肌表,腠理不固,故自汗畏风易感冒;面色淡白,倦怠乏力,舌质淡,脉虚弱,均为气虚之象。本证以咳喘无力与气虚见症为辨证要点。

(二)肺阴虚证

肺阴虚证是指肺阴不足,虚热内生所表现出的证候。

【证候】 干咳无痰,或痰少而黏,不易咯出,甚则痰中带血,口燥咽干,声音嘶哑,五心烦热,盗汗,颧红,舌红少苔,脉细数。

【分析】 多由久咳伤肺,或燥热伤肺;或痨虫袭肺,或热病后期,耗伤肺阴所致。肺阴不足,虚热内生,肺气上逆,故干咳无痰,或痰少而黏,不易咯出;虚火灼伤肺络,络伤血溢,则咳痰带血;阴津亏虚,不能上润,故口干咽燥、声音嘶哑;虚火内扰,则五心烦热;热扰营阴,迫津外泄,则盗汗;虚火上炎,则见颧红;舌红少苔,脉细数,为阴虚之象。本证以干咳无痰或痰少而黏与阴虚见症为辨证要点。

（三）风寒束肺证

风寒束肺证是指风寒之邪袭表，肺卫失宣所表现出的证候。

【证候】　咳嗽声重，痰白而稀，恶寒发热，鼻塞流清涕，或见身痛无汗，舌苔薄白，脉浮紧。

【分析】　多由外感风寒，侵袭肺卫所致。风寒束肺，肺失宣降，肺气上逆，故咳嗽声重，痰稀色白；寒邪外侵，阻遏卫阳，肌表失于温煦，故见恶寒；正气抗邪外出则发热；寒主收或腠理闭塞，则无汗；肺气失宣，上窍不利，则鼻塞流清涕；寒邪凝滞经脉，经气不利，故头身疼痛；苔薄白，脉浮紧，为外感风寒之象。本证以咳嗽声重、痰白而稀与风寒表证并见为辨证要点。

（四）风热犯肺证

风热犯肺证是指风热之邪侵表，肺卫失宣所表现出的证候。

【证候】　咳嗽阵作，痰稠色黄，鼻塞流黄浊涕，发热微恶风寒，咽痛，舌尖红，苔薄黄，脉浮数。

【分析】　本证为外感风热之邪，侵袭肺卫所致。风热犯肺，肺失宣肃，肺气上逆，故咳嗽阵作；热伤津液，灼津成痰，故痰稠色黄；咽喉为肺之门户，风热上壅故咽痛；风热犯肺，卫气失宣故发热、微恶风寒；舌尖红，苔薄黄，脉浮数，为外感风热之象。本证以咳嗽、咯痰黄稠与风热表证共见为辨证要点。

（五）燥邪伤肺证

燥邪伤肺证是由燥邪犯肺伤津所表现出的证候。

【证候】　干咳无痰，或痰少而黏不易咳出，甚则痰中带血，唇、舌、鼻、咽干燥，或发热，微恶风寒，舌红苔薄白或薄黄而干，脉浮数。

【分析】　多因秋季感受燥邪，耗伤肺津所致，燥热伤肺，肺失清润，故干咳无痰，痰少而黏，不易咳出；燥伤肺络则痰中夹血；燥胜则干，失于滋润，故唇、舌、咽、鼻干燥；燥邪外袭，肺卫失宣，故发热，微恶风寒，舌红苔薄黄而干，脉浮数。本证以干咳、痰少与干燥少津见症为辨证要点。

（六）痰热壅肺证

痰热壅肺证是指热邪夹痰内壅于肺所表现出的实热证候。

【证候】　咳嗽喘促，痰稠色黄，壮热烦渴，甚则鼻翼煽动，或胸痛，咳吐脓血腥臭痰，小便短赤，大便秘结，舌红苔黄腻，脉滑数。

【分析】　多因外邪犯肺，郁而化热，热伤肺津，炼液成痰，或素有宿痰，内蕴日久化热，痰与热结，壅阻于肺所致。痰热壅肺，肺失清肃，肺气上逆，故咳喘、咯痰黄稠量多；痰热阻滞肺络，气滞血壅，肉腐血败成脓，故见脓血腥臭痰，或痰中带血、胸痛；肺气壅滞，气道不利，故鼻翼煽动；热扰心神，则烦躁不安；发热，口渴，小便黄，大便秘结，舌红苔黄腻，脉滑数，均为痰热内盛之象。本证以咳喘、痰多与里实热证并见为辨证要点。

（七）痰浊阻肺证

本证是指痰湿壅阻于肺，肺失宣降所表现出的证候。

【证候】　咳嗽痰多，色白易咯，胸闷，甚则气喘痰鸣，舌淡苔白腻，脉滑。

【分析】 多由长期咳喘,损伤肺气、肺不布津,聚液成痰;或脾虚生湿,湿聚为痰,上渍于肺所致。痰湿阻肺,肺气上逆,故咳嗽痰多,色白易咯;痰湿阻滞气道,肺气不利,则胸闷、气喘;舌淡苔白腻,脉滑,是痰浊内阻之象。本证以咳喘痰多,色白易出为辨证要点。

(八)大肠病辨证

1. 大肠湿热证 大肠湿热证是指湿热蕴结于大肠,致传导功能失职所表现出的证候。

【证候】 腹痛,下痢脓血,里急后重;或暴注下泻,色黄臭秽,肛门灼热,小便短赤;或发热,口渴,舌红苔黄腻,脉滑数。

【分析】 多因夏秋之季,感受暑热湿邪,下注大肠;或饮食不洁,湿热内生,蕴结肠道所致。湿热蕴结大肠,气机阻滞,故腹痛,里急后重;湿热熏灼肠道,脉络损伤,血腐为脓,故下痢脓血;湿热秽浊下注大肠,传导失职,则暴注下泻,色黄臭秽,肛门灼热;湿热内盛,耗伤津液,则发热口渴;舌红苔黄腻,脉滑数,均为湿热之象。本证以腹痛下痢、泄泻与湿热证共见为辨证要点。

2. 大肠津亏证 本证是由于阴液亏虚,不能濡润大肠所表现出的证候。

【证候】 大便秘结干燥,难于排出,常数日一行,口干咽燥,或伴见口臭,舌红苔黄少津,脉细数。

【分析】 多由素体阴虚,或久病伤阴,或吐泻、温热病后期津伤未复,或年老阴血不足,或妇女产后出血过多等所致。津液不足,肠失濡润,传导失司,故大便干结,难于排出,数日一行;阴液不能上承,故口干咽燥;大便日久不解,腑气不通,秽浊之气不得下泄而上逆,故口臭;舌红苔黄少津、脉细数均为津亏内热之象。本证以大便干燥、难于排出与津亏失润共见为辨证要点。

三、脾与胃病辨证

脾的主要生理功能是主运化,主统血。胃的主要生理功能是主受纳腐熟。脾胃相表里共处中焦,脾气主升,胃气主降,脾喜燥恶湿,胃喜润恶燥,二者升降相因,燥湿相济,共同完成饮食物的消化、吸收与转输,为气血生化之源、后天之本。脾又主肌肉、四肢,开窍于口,其华在唇。

脾胃病证,有寒热虚实之不同。脾以虚证为多,胃以实证常见。脾病主要以运化、升清功能失职,致使水谷、水湿不运,消化功能减退,化源不足,以及脾不统血,清阳不升为主要病理改变;胃病主要以受纳腐熟功能障碍,胃气上逆为主要病机。

(一)脾气虚证

本证是指脾气不足,失其健运所表现出的证候。

【证候】 少气懒言,倦怠乏力,面色萎黄,腹胀,纳差,便溏,形体消瘦,舌淡苔白,脉缓无力。

【分析】 多由饮食失调,或思虑劳倦过度;或病久虚损;或先天禀赋不足,体素虚弱;或其他疾病的影响,损伤脾气所致。脾主运化,脾气虚弱,运化失职,故食少纳呆;气机升降不利则腹胀;水湿不运则便溏;脾气不足,化生乏源,肢体失养,则倦怠乏力,消瘦；中气不足故见少气懒言；气血不荣则面色萎黄；舌淡苔白，脉缓无力为脾气虚之象。本证以食少、腹胀、便溏与气虚证共见为辨证要点。

（二）脾气下陷证

本证是指脾气亏虚，升举无力而反下陷所表现出的证候，亦称中气下陷。

【证候】　脘腹坠胀，食后益甚，或便意频数，肛门重坠，或久泻不止，或小便混浊如米泔，或脱肛、子宫下垂、胃下垂等。常伴见气短懒言，倦怠乏力，头晕，面黄无华，食少便溏，舌淡苔白，脉虚弱等。

【分析】　本证多由脾气虚进一步发展，或久泻久痢，或劳倦过度；或孕育过多、产后失养等原因损伤脾气所致。脾气主升，能升发清阳，举托内脏。脾气虚衰，升举无力，故脘腹重坠作胀，食后更甚；中气下陷，故便意频数，肛门重坠，或久泻不止，甚或脱肛、子宫下垂等。脾主散精，精微不能正常输布，清浊不分，反注膀胱，故小便混浊如米泔；清阳不升，头目失养，故头晕；食少便溏，气短懒言，倦怠乏力，面白无华，舌淡白，脉虚弱，均为脾气虚之症。本证以内脏下垂与脾气虚见症为辨证要点。

（三）脾不统血证

本证是指脾气虚，不能统摄血液，致血溢脉外所表现出的证候。

【证候】　便血，尿血，肌衄、齿衄，或妇女月经过多、崩漏等；伴有食少，腹胀便溏，神疲乏力，少气懒言，面白无华，舌淡，脉细弱。

【分析】　多因久病脾气虚弱，或劳倦伤脾，以致脾气虚，统摄无权所致。脾气虚弱，固摄失职，血液不能循经而行，溢于肌肤则肌衄；溢于肠胃则便血；溢于膀胱则尿血；冲任不固则月经过多、崩漏；食少腹胀便溏，神疲乏力，少气懒言，舌淡脉细弱，为脾气虚之象。本证以脾气虚与出血见症为辨证要点。

（四）脾阳虚证

本证是指脾阳虚衰，阴寒内生所表现出的中焦虚寒证候。

【证候】　腹胀纳少，脘腹冷痛，喜按喜温，形寒肢冷，大便稀溏，口淡不渴，或肢体水肿，或白带清稀量多，舌淡胖嫩，苔白滑，脉沉迟无力。

【分析】　多由脾气虚发展而来，也可因过食生冷，或过用寒凉药物，或肾阳不足，或久病伤阳，导致脾阳不足。脾阳虚，运化无力，故腹胀纳少；阳虚阴盛，寒从中生，凝滞气机，故脘腹冷痛，喜温喜按；中阳虚寒，水湿内盛，则口淡不渴；大肠燥化不及，水湿流注肠中，则大便稀溏，甚则泄泻清谷；水湿溢于肌肤则水肿；水湿下注，带脉失约，则白带清稀量多；形寒肢冷，舌淡胖嫩，苔白滑，脉沉迟无力，均为阳虚之象。本证以脾虚失运与虚寒见症为辨证要点。

（五）寒湿困脾证

本证是指寒湿内盛，脾阳受困，致运化失职所表现出的证候。

【证候】　脘腹胀满，不思饮食，恶心欲吐，口淡而腻，腹痛便溏，头重身困，或身目发黄而晦暗，或妇女白带量多，舌淡胖苔白腻，脉濡缓。

【分析】　多由过食肥甘生冷，致寒湿内生，停滞中焦；或冒雨涉水、居处寒冷潮湿，致寒湿内侵于脾，或内湿素盛，脾阳被困所致。寒湿困脾，脾失健运，气机升降失常，故

121

脘腹胀满,不思饮食,腹痛便溏;中阳受阻,胃失和降,故恶心欲吐;湿泛于上,则口淡而腻;湿性重着,流注肢体,阻遏清阳,故肢体困重,头重如裹;脾不运湿,湿溢肌肤,则肢体水肿;寒湿困阻中阳,肝胆疏泄失常,胆汁外溢,则身目黄而晦暗;寒湿下注,损伤带脉,故白带量多;舌淡胖,苔白腻,脉濡缓,为寒湿内盛之象。本证以脾胃纳运功能障碍与寒湿内盛的表现为辨证要点。

(六) 蕴湿热脾证

本证是指湿热内蕴中焦,致脾运化功能失调所表现出的证候。

【证候】 脘腹胀满,恶心欲吐,口黏腻,渴不多饮,肢体困重,便溏不爽;或面目肌肤发黄,色泽鲜明如橘;或有身热不扬,汗出热不解,苔黄腻,脉濡数。

【分析】 因感受湿热之邪,或饮食不节,过食肥甘厚腻酿成湿热,内蕴脾胃所致。湿热蕴结脾胃,运化受纳失职,升降失常,故脘腹胀满,恶心欲吐;湿性黏滞重浊,湿热阻遏,故肢体困重,便溏不爽;湿遏热伏,热处湿中,则身热起伏,汗出热不解;湿热内蕴脾胃,熏蒸肝胆,肝失疏泄,胆汁不循常道而外溢,故面目肌肤发黄;舌红苔黄腻,脉滑数,为湿热之象。本证以脾运失调与湿热内阻见症为辨证要点。

(七) 胃病辨证

1. 寒邪犯胃证 本证是因寒邪犯胃,胃失和降所表现出的证候。

【证候】 胃脘冷痛,痛势较剧,遇寒加重,得温则减,口泛清水,口淡不渴,舌淡苔白滑,脉迟或弦。

【分析】 多因过食生冷,或脘腹受凉,以致寒凝胃脘所致。寒邪犯胃,凝阻气机,胃失和降,故胃脘冷痛,痛势急剧;寒为阴邪,得温则散,遇寒则凝,故得温痛减,遇寒加剧;寒伤胃阳,水饮不化而随胃气上逆,故口淡不渴或口泛清水;苔白,脉迟或弦,为阴寒内盛之象。本证以脘腹冷痛与实寒见症为辨证要点。

2. 胃火炽盛证 本证是指胃中火热炽盛,胃失和降所表现出的证候。

【证候】 胃脘灼痛,吞酸嘈杂,渴喜冷饮,或食入即吐,或消谷善饥,或牙龈肿痛、齿衄,口臭,便结尿黄,舌红苔黄,脉滑数。

【分析】 多由过食辛辣厚味,化热生火,或邪热犯胃,或情志不遂,肝火犯胃所致。胃火内炽,煎灼津液,故胃脘灼热疼痛,渴喜冷饮;胃气上逆,则吞酸嘈杂,呕吐;胃气有余,机能亢进,故消谷善饥;胃的经脉上行齿龈,胃热上蒸,灼伤络脉,故口臭,牙龈肿痛,齿衄;便结尿黄,舌红苔黄,脉滑数为热盛之象。本证以胃脘灼痛与实热见症为辨证要点。

3. 胃阴虚证 本证是指胃阴亏虚,胃失濡润、和降所表现出的证候。

【证候】 胃脘隐隐灼痛,饥不欲食,嘈杂不舒,口燥咽干,干呕呃逆,大便干结,舌红少苔或无苔,脉细数。

【分析】 多由胃病久延不愈,或热病后期阴液未复,或偏嗜辛辣燥热食物、药物,或情志不遂,气郁化火所致。胃阴不足,虚热内生,胃气不和,故胃脘隐隐灼痛,嘈杂不舒;胃失濡润,受纳失权,则饥不欲食;胃失和降,胃气上逆,故干呕呃逆;阴亏津不上承则口燥咽干;肠失濡润则便秘;舌红少苔,脉细数,为阴虚内热之象。本证以胃失和降与阴虚见症为辨证要点。

4. 食滞胃脘证　本证是指饮食停滞胃脘,致受纳腐熟功能失调所表现出的证候。

【证候】　脘腹胀满疼痛,嗳腐吞酸,或呕吐物酸腐,吐后胀痛得减,厌食,或肠鸣矢气,泻下不爽,大便酸腐臭秽,舌苔厚腻,脉滑。

【分析】　多因饮食不节,暴饮暴食,或吃不易消化食物,或脾胃素弱,复为食伤,引起宿食停滞所致。食滞胃脘,阻滞气机,故脘腹胀满疼痛;伤于食者,厌食;宿食内停,胃失和降,胃气挟食积浊气上逆,则吞酸嗳腐或呕吐物酸腐,吐后胃气暂得通畅,故吐后痛减;若食积下移,肠道腐气充斥,气机不畅,可见肠鸣腹痛泄泻,泻下物酸腐臭秽;苔厚腻,脉滑为食浊内阻之象。本证以胃脘胀满或胀痛、呕吐、泄泻酸腐食物为辨证要点。

四、肝与胆病辨证

肝的主要生理功能是主疏泄、主藏血、主筋。肝开窍于目,与胆互为表里。肝的病变主要反映在疏泄失常、血不归藏和筋脉不利等方面。

肝病有虚有实。虚证多为肝阴、肝血不足,实证多为气郁火盛及寒邪、湿热等侵犯,而肝阳上亢,肝风内动,多为虚实夹杂之症。

胆的主要生理功能是储藏和排泄胆汁,以助脾胃对饮食物的消化,在发病上多肝胆同病。

(一)肝血虚证

本证是指肝血亏虚,相关组织器官失养所表现出的证候。

【证候】　面白无华,头晕目眩,视物模糊或夜盲,爪甲不荣,或见肢体麻木,关节拘急不利,手足震颤,肌肉瞤动;妇女月经量少色淡,甚则闭经;舌淡,脉弦细无力。

【分析】　多因生血不足,或失血过多,或久病耗伤肝血所致。肝血不足,不能上荣头面,则眩晕耳鸣,面白无华;目失所养,则视物模糊或夜盲;肝主筋,血虚筋脉失养,故肢体麻木,爪甲不荣,关节拘急不利;血虚生风而见手足震颤,肌肉瞤动;肝血不足,胞宫空虚,故妇女月经量少色淡,甚则闭经;舌淡,脉弦细无力,为肝血虚常见之证。本证以筋脉、爪甲、目睛失养与血虚见症为辨证要点。

(二)肝阴虚证

本证是指由于肝之阴液亏虚,虚热内扰所表现出的证候。

【证候】　头晕耳鸣,两目干涩,视力减退,胁肋隐隐灼痛,面部烘热或颧红,五心烦热,潮热盗汗,口燥咽干,或手足蠕动,舌红少津,脉弦细数。

【分析】　多由肝郁化火,火灼肝阴;或温热病后期,耗伤肝阴;或肾阴不足,水不涵木所致。肝阴不足,不能上滋头目,则头晕耳鸣,两目干涩,视力减退;肝阴不足,脉络失养,则见胁肋灼痛;肝阴亏虚,筋脉失养,虚风内动,则手足蠕动;阴亏津不上承,则口燥咽干,舌干少津;阴虚不能制阳,虚火上炎,故面部烘热或颧红;虚热内蒸则五心烦热、潮热;虚火迫津外泄则为盗汗;舌红少津,脉弦细数,为肝阴不足,虚热内扰之证。本证以头目、筋脉、肝络失润与阴虚内热见症为辨证要点。

(三)肝气郁结证

【证候】　胸胁或少腹胀闷窜痛,情志抑郁或易怒,喜叹息,或咽中如物梗阻,妇女可见乳房胀痛、痛经、月经不调，苔薄白，脉弦缓。

【分析】 多因情志不遂或精神刺激，郁怒伤肝所致。肝气郁结，疏泄失常，故情志抑郁易怒；气郁胸中，强求疏泄，故善叹息；肝脉循少腹布胸胁过乳中，肝郁则经脉气机不畅，故胸胁、少腹、乳房胀痛；气机阻滞，津液不布，聚而为痰，痰随气逆，痰气搏结于咽喉，故咽部有梗阻感（梅核气）；肝气郁滞，气病及血，冲任失调，则月经不调、痛经；弦脉为肝郁之象。本证以情志抑郁或易怒、肝经循行部位发生胀闷疼痛，以及妇女月经失调为辨证要点。病情轻重常与情志变化关系密切。

（四）肝火炽盛证

本证是指肝经火盛，气火上逆所表现出的证候。又称肝火上炎证、肝经实火证。

【证候】 胁肋灼痛、口苦咽干，或呕吐苦水，急躁易怒，失眠多梦，或头晕胀痛，痛势若劈，面红目赤，耳鸣如潮，甚或突发耳聋，便秘，尿黄，舌红苔黄，脉弦数。

【分析】 多因情志不遂，肝郁化火，或因火热之邪内侵，或他脏火热累及肝所致。火热之邪内扰肝胆，循经上攻，故胁肋灼痛，头晕胀痛，面红目赤，耳鸣耳聋；肝火内盛不能疏泄情志，故急躁易怒；火热内扰，心神不安，故失眠多梦；热迫胆汁上溢，则呕吐苦水，口苦咽干；便秘，尿黄，舌红苔黄，脉弦数，为肝火内盛之象。本证以头晕胀痛、胁肋灼痛、急躁易怒与实火见症为辨证要点。

（五）肝阳上亢证

本证是指肝肾阴亏，肝阳亢于上所表现出的上实下虚证候。

【证候】 眩晕耳鸣，头目胀痛，面红目赤，急躁易怒，失眠多梦，腰膝酸软，步履不稳，五心烦热，口苦咽干，舌红少津，脉弦有力或弦细数。

【分析】 本证多因七情内伤，郁而化火，火热耗伤肝肾之阴；或因房劳所伤、年老肾亏，水不涵木，致使肝肾阴亏阳亢所致。肝肾之阴不足，阴不制阳，阳亢于上，故眩晕耳鸣，头目胀痛，面红目赤，失眠多梦；肝木失涵，失其柔顺之性，故急躁易怒；肝主筋，肾主骨，腰为肾之府，肝肾阴虚，筋骨失养，则见腰膝酸软；阳亢于上，阴亏于下，上实下虚，故步履不稳；舌红少津，脉弦有力或弦细数，为阳亢阴亏之症。本证以头晕胀痛，步履不稳，腰膝酸软为辨证要点。

（六）肝风内动证

凡病变过程中出现眩晕欲仆、抽搐、震颤等"动摇"特点的症状，称为肝风内动。一般常见有肝阳化风、热极生风与血虚生风三种。

1.肝阳化风证 本证是肝阳亢逆无制而出现的动风证候。

【证候】 眩晕欲仆，头胀痛，肢体麻木，行走不稳，语言不利，舌红，脉弦细；甚则猝然昏倒，不省人事，口眼歪斜，半身不遂，舌强语謇，喉中痰鸣，舌红苔黄腻，脉弦有力。

【分析】 多由情志不遂，气郁化火伤阴，或肝肾阴虚，不能潜阳，肝阳亢逆无制，阳动化风所致。肝阳化风，风阳上旋，故眩晕欲仆；气血随风上逆，阻滞血络，故见头胀痛；肝主筋，阴亏筋脉失养，见手足麻木；阴亏于下，阳亢于上，上实下虚，故步履不稳；舌红，脉弦细，为肝肾阴亏阳亢之症。肝阳亢盛，灼液成痰，风痰上扰，蒙蔽心窍，则猝然昏倒，不省人事，喉中痰鸣；风痰阻络，气血运行不利，故口眼歪斜，半身不遂，舌强语謇。舌红苔黄腻，脉弦有力，为风火痰盛之象。本证以素有头晕目眩等肝阳上亢病史，

124

而又突发动风之象,甚或猝然昏倒、半身不遂见症为辨证要点。

2.热极生风证 本证是指邪热亢盛,筋脉失养,引动肝风所表现出的证候。

【证候】 高热烦渴,躁扰如狂,神昏谵语,四肢抽搐,颈项强直,甚则角弓反张,两目上视,牙关紧闭,舌红绛苔黄燥,脉弦数。

【分析】 本证多见于外感温热病中,由于热邪亢盛,筋脉失养所致。邪热亢盛,则见高热烦渴;热入心包,心神被扰,则神昏谵语,躁扰如狂;热灼肝经,筋脉失养而挛急,故抽搐项强,角弓反张,两目上视,牙关紧闭;舌红绛苔黄燥,脉弦数,为热盛之症。本证以高热神昏与动风见症为辨证要点。

3.血虚生风证 本证是肝血虚,筋脉失养所表现出的风动证候。多由急慢性出血过多,或久病血虚所引起。本证的证候、分析,参见"肝血虚证"。

(七)肝胆湿热证

本证是指湿热蕴结肝胆,疏泄功能失职所表现出的证候。

【证候】 胁肋灼热胀痛,厌食腹胀,口苦泛恶,大便不调,小便短赤;或见寒热往来,身目发黄如橘子色;或男子阴囊湿疹,睾丸肿胀热痛,女子带下黄臭,外阴瘙痒;舌红苔黄腻,脉弦数或滑数。

【分析】 本证多由感受湿热之邪,或过食肥甘厚腻,湿热内生,或脾胃运化失司,湿浊化热,蕴结肝胆所致。湿热内蕴,肝胆疏泄失常,气机郁滞,故胁肋灼热胀痛;湿热郁阻,脾胃运化失健,则厌食腹胀,泛恶,大便不调;湿热熏蒸,胆气上溢则口苦;胆汁不循常道而外溢,则身目发黄,少阳枢机不利则发热;肝经绕阴器,湿热循经下注,可见男子阴囊湿疹,睾丸肿胀热痛,女子带下黄臭,外阴瘙痒;舌红苔黄腻,脉滑数或弦数,为湿热内蕴之象。本证以胁肋胀痛、厌食腹胀、身目发黄、带下黄臭与湿热见症为辨证要点。

(八)寒滞肝脉证

本证是指寒邪侵袭,凝滞肝经所表现出的证候。

【证候】 少腹牵引阴部坠胀冷痛,或阴囊收缩引痛,或见巅顶冷痛,干呕,遇寒加剧,得温痛减,舌淡苔白滑,脉沉弦。

【分析】 本证多因感受寒邪所致。足厥阴肝经绕阴器,抵少腹,上巅顶。寒邪凝滞肝脉,阳气阻遏,气血运行不畅,不通则痛,故少腹牵引阴部坠胀冷痛,或阴囊收缩引痛,巅顶冷痛;寒则气血凝滞,热则气血流通,故疼痛得温则减,遇冷加重;阴寒凝滞,胃失和降,则干呕;舌淡苔白滑,脉沉弦,是阴寒内盛之象。本证以少腹、阴部、巅顶冷痛与实寒见症为辨证要点。

五、肾与膀胱病辨证

肾的主要生理功能是主藏精,主人体生长、发育与生殖。肾内藏元阴、元阳,为脏腑阴阳之根本,肾为"先天之本"。此外,肾又主水,主纳气,主骨、生髓、充脑,开窍于耳及二阴,其华在发,与膀胱互为表里。所以,肾的病变主要反映在人体生长、发育和生殖机能障碍,水液代谢失常,呼吸功能减退,脑、髓、骨、发、耳及二便的异常等方面。肾的特性是宜藏不宜泄,此外任何疾病发展到严重阶段都可累及肾,所以肾病多虚证。

膀胱有储存和排泄尿液的生理功能,其病变主要反映小便的异常。

（一）肾阳虚证

阳虚证是肾阳虚衰,温煦失职,气化失权所表现出的一类虚寒证候。

【证候】 腰膝酸软冷痛,畏寒肢冷,下肢尤甚,神疲乏力,面色㿠白或黧黑;或见性欲减退,男子阳痿、滑精早泄,女子宫寒不孕;或大便久泻不止,完谷不化,五更泄泻;或尿少水肿,腰以下为甚,按之凹陷不起,甚则心悸气短,咳喘痰鸣。舌淡胖苔白滑,脉沉迟无力,尺部尤甚。

【分析】 本证多因素体阳虚,或年高肾亏,或久病及肾,或房劳过度等所致。腰为肾之府,肾主骨,肾阳虚衰,不能温养筋脉,故腰膝酸软冷痛;肾居下焦,阳气不足,失于温煦,则畏寒肢冷,且以下肢尤甚;阳虚气血运行无力,不能上荣于面,故面色㿠白,甚或黧黑无泽;阳虚不能鼓舞精神,则神疲乏力;肾主生殖,肾阳虚不能激发生殖功能,故性欲减退,甚则男子阳痿、滑精、早泄,女子宫寒不孕;肾阳虚衰,不能温煦脾阳,脾失健运,则大便稀溏或五更泄泻;肾阳不足,气化失司,水湿内停,泛滥肌肤,则尿少水肿,腰以下为甚,按之没指;水气上逆,凌心射肺,则见心悸气短,咳喘痰鸣。舌淡苔白,脉沉迟无力,尺部尤甚,为肾阳不足之象。本证以腰膝酸冷、性与生殖机能减退与阳虚见症为辨证要点。

（二）肾阴虚证

本证是肾阴亏虚,虚热内扰所表现出的证候。

【证候】 腰膝酸软,眩晕耳鸣,健忘失眠,齿松发脱,男子阳强易举,遗精早泄,女子经少经闭,或见崩漏,口燥咽干,潮热盗汗,五心烦热,形体消瘦,舌红少苔或无苔,脉细数。

【分析】 本证多由久病伤肾,或温热病后期,或过服温燥劫阴之品,或房事不节等耗伤肾阴所致。肾阴为人身阴液之根本,具有滋养、濡润各脏腑、组织、器官,并制约阳亢之功。肾阴不足,不能生髓充骨养脑,故腰膝酸软,健忘眩晕耳鸣,齿松发脱;肾阴不足,虚热内生,相火妄动则男子阳强易举,精室被扰,则遗精早泄;血海不宁则崩漏;虚火上扰心神,则失眠多梦;女子以血为用,阴亏,则经血来源不足,故经少或经闭;肾阴不足,失于滋润,虚火蕴蒸,故潮热盗汗、五心烦热,口干咽燥,形体消瘦;舌红少苔或无苔,脉细数为阴虚内热之象。本证以腰酸耳鸣、男子遗精、女子月经失调与阴虚见症为辨证要点。

（三）肾精不足证

本证主要表现为生长发育迟缓、生殖机能低下、早衰的证候。

【证候】 小儿发育迟缓,身材矮小,囟门迟闭,智力低下,动作迟钝,骨骼痿软;男子精少不育,女子经闭不孕,性功能减退;成人早衰,发脱齿摇,耳鸣耳聋,健忘恍惚,足痿无力,舌淡,脉细弱。

【分析】 本证多因先天禀赋不足,或后天失养,或久病伤肾,或房劳过度等所致。肾精不足,不能化气生血,充骨养脑,小儿则见发育迟缓,囟门迟闭,身材矮小,骨骼痿软,精少髓亏,则智力低下,动作迟钝。成人则见发脱齿摇,耳鸣耳聋,健忘等早衰之表现;肾为先天之本,精主生殖,肾精亏虚,生殖机能低下,故性功能减退,男子精少不育,女子经少或闭经不孕;舌淡,脉细弱,为精血亏虚之象。本证以小儿生长发育迟缓、成人生殖机能低下、性功能减退、早衰为辨证要点。

（四）肾气不固证

本证是肾气亏虚,封藏固摄功能失职所表现出的证候。

【证候】　腰膝酸软,神疲乏力,耳鸣失聪,小便频数清长,或余沥不尽,或遗尿,或小便失禁,夜尿多,男子滑精、早泄,女子带下量多、清稀,或胎动易滑,舌淡苔白,脉沉弱。

【分析】　本证多由年老体衰,或先天不足,或房劳过度,或久病伤肾所致。腰为肾之府,肾主骨生髓,开窍于耳。肾气亏虚,失于充养,故腰膝酸软,耳鸣失聪;肾气虚,全身机能减退,则神疲乏力;肾气不固,膀胱失约,不能储藏津液,故小便频数、遗尿、小便失禁、尿后余沥;夜间阴气盛,阳气衰,故夜尿频多;肾气虚,精关不固,故滑精早泄;肾虚冲任不固,带脉失约,故胎动易滑、带下清稀;舌淡苔白,脉沉弱,为肾气虚之象。本证以腰酸耳鸣、遗尿、滑精或滑胎为辨证要点。

（五）膀胱湿热证

本证是指湿热蕴结膀胱,膀胱气化不利所表现出的证候。

【证候】　尿急尿频,尿道灼痛,小腹胀痛,小便黄赤短少,或混浊,或尿血,或尿有砂石,可伴有发热、腰痛、舌红苔黄腻、脉滑数。

【分析】　本证多由外感湿热之邪,蕴结膀胱,或饮食不节,湿热内生,下注膀胱所致。湿热蕴结,膀胱气化不利,故小便短涩不利,淋沥不尽;湿热下迫,故尿频、尿急、尿痛,小便黄赤混浊;伤及血络则尿血;湿热久郁,煎熬尿中杂质,则尿中可见砂石;湿热郁蒸则发热;膀胱经挟脊抵腰络肾,湿热之邪阻滞经脉,故腰痛;舌红苔黄腻,脉滑数,为湿热内蕴之症。本证以尿频、尿急、尿痛与湿热见症为辨证要点。

六、脏腑兼病辨证

人体各个脏腑之间,在生理功能上密切联系,发生病变时,常相互影响。凡两个以上脏腑相继或同时发病者,即为脏腑兼病。

（一）心脾两虚证

本证是指心血不足、脾气亏虚所表现出的证候。

【证候】　心悸健忘,失眠多梦,食欲不振,腹胀便溏,倦怠无力,面色萎黄,或皮下出血,月经量多色淡,崩漏或经少、经闭,舌淡脉细弱。

【分析】　多由久病失调、慢性失血,或思虑过度,或饮食不节,致心血耗伤,脾气受损所致。心主血,藏神,脾为气血生化之源,又具统血功能。心血不足,心失所养,神不守舍,故心悸健忘、失眠多梦;脾气虚,脾失健运,故食少腹胀便溏;气血不足,则倦怠无力,面色萎黄;脾虚不摄血,故皮下出血、月经量多色淡、崩漏;气血生化无源故经少、经闭;舌淡脉细弱为气血亏虚之症。本证以心悸、失眠、食少、腹胀、便溏、出血与气血亏虚见症为辨证要点。

（二）心肾不交证

本证是指心肾水火既济失调,心肾阴虚阳亢所表现出的证候。

127

【证候】 心烦失眠,心悸健忘,头晕耳鸣,口燥咽干,腰膝酸软,多梦遗精,潮热盗汗,小便短赤,舌红少苔或无苔,脉细数。

【分析】 本证多因禀赋不足,或久病虚劳耗伤精血,或房劳过度损伤肾阴,使肾水亏于下;或情志过极,郁而化火,或外感热邪入里化热,使心阴暗耗,心火亢盛于上,形成心肾不交证。肾水不升,心火无制,心不藏神,故心烦失眠、多梦、健忘、心悸;肾阴不足,脑髓失养,故眩晕耳鸣;虚火内扰,扰乱精室而遗精;腰膝酸软,口燥咽干,潮热盗汗,舌红少苔,脉细数等为肾阴虚之象。本证以心悸、失眠、腰膝酸软、多梦遗精与阴虚见症为辨证要点。

(三)肝郁脾虚证

本证为肝失疏泄,脾失健运所表现出的证候。

【证候】 胸胁胀痛,胸闷叹息,情志抑郁,或急躁易怒,纳呆腹胀,便溏不爽,肠鸣矢气,或腹痛欲泻、泻后痛减,舌苔白,脉弦或弦缓。

【分析】 多因情志不遂,郁怒伤肝,肝失条达而横逆侮脾;或饮食不节,劳倦伤脾,脾病及肝,而致肝失疏泄,脾失健运所致。肝失疏泄,肝郁气滞,则胁胀作痛,情绪抑郁,善叹息,或急躁易怒。肝气横逆犯脾,脾失健运,则纳呆腹胀;脘腹气滞则腹痛,泻后气机得畅,故泻后痛减;气滞湿阻,则便溏不爽,肠鸣矢气;舌苔白,脉弦或弦缓为肝失疏泄,脾失健运之象。本证以胸胁胀满、善叹息、腹胀、纳呆、便溏为辨证要点。

(四)肝胃不和证

本证是指肝气郁滞,横逆犯胃,胃失和降所表现出的证候。

【证候】 胸胁胃脘胀痛或窜痛,嗳气呃逆,吞酸嘈杂,食少纳呆,情志抑郁,急躁易怒,舌红苔薄黄,脉弦或弦数。

【分析】 多因情志不遂,肝气横逆犯胃,胃失和降。肝主疏泄,胃主受纳,肝气条达,则胃气和降。肝胃不和则气机不畅,故见胃脘、胁肋胀痛或窜痛;胃气上逆,则嗳气呃逆;气火内郁犯胃,则吞酸嘈杂;肝失条达,气机郁滞,故情志抑郁;若肝郁化火,肝性失柔,则急躁易怒;肝气犯胃,胃纳失司,则食少纳呆;舌红苔薄黄,脉弦或弦数为气郁化火之象。本证以胃脘、胁肋胀痛或窜痛、嗳气呃逆为辨证要点。

(五)肝肾阴虚证

本证是指肝肾两脏阴液亏虚,虚火内扰表现出的证候。

【证候】 头晕目眩,耳鸣健忘,失眠多梦,视物模糊,胁痛,腰膝酸软,口燥咽干,五心烦热,颧红盗汗,男子遗精,女子月经不调,舌红少苔,脉弦细数。

【分析】 多由久病失调,或房劳过度,或情志内伤,或温热病后期致肝肾阴亏所致。肝肾同源,精血互化,盛则同盛,衰则同衰,临床常见肾阴不足,肝阴亦亏;肝阴不足,肾阴亦亏,形成肝肾阴虚。肝肾亏虚,水不涵木,肝阳上亢,则头晕目眩;肾之阴精不足,脑、耳、腰、膝失养,则健忘耳鸣,视物模糊,腰膝酸软;阴虚肝脉失养则胁痛;虚热上扰,心神不安,则失眠多梦;下扰精室则遗精;肝肾阴亏,冲任失调,则月经不调;五心烦热,口燥咽干,颧红盗汗,舌红少苔,脉弦细数,均为肝肾阴虚内热之象。本证以头晕耳鸣、腰膝酸软、胁痛、遗精、经少与虚热见症为辨证要点。

（六）肺肾阴虚证

本证是指肺肾阴液亏虚，虚热内扰所表现出的证候。

【证候】 咳嗽痰少或痰中带血，口燥咽干或声音嘶哑，腰膝酸软，形体消瘦，骨蒸潮热，颧红盗汗，男子遗精，女子月经不调，舌红少苔，脉细数。

【分析】 因久咳耗伤肺阴，进而损及肾阴，或痨虫、燥热耗伤肺阴，病久及肾；或房劳过度，肾阴耗伤，不能滋养肺阴所致。肺阴不足，清肃失职，故咳嗽痰少；阴虚内热，灼伤肺络，则痰中带血；津不上承则口燥咽干；虚火熏灼会厌则见声音嘶哑；肾阴不足，失于滋养，故腰膝酸软；阴津不足，肌肉失养，而见形体消瘦；阴虚内蒸，则自觉热自骨髓蒸腾而出，且午后热势明显，故称骨蒸潮热；虚火上扰则颧红，热扰营阴则盗汗；虚火迫精，精关不固，则见遗精；阴亏血少，冲任空虚，故女子月经不调；舌红少苔，脉细数属阴虚内热之象。本证以咳嗽痰少、腰膝酸软、遗精、月经不调与虚热见症为辨证要点。

（七）脾肺气虚证

本证是指脾肺两脏气虚，机能活动减退所表现出的证候。

【证候】 纳差，腹胀便溏，久咳不止，气短而喘，痰多而清稀，面白无华，少气乏力，声低懒言，或见面浮肢肿，舌淡苔白滑，脉缓弱。

【分析】 本证多因久病咳喘，肺虚及脾；或饮食不节，劳倦伤脾，脾病及肺所致。脾为气血生化之源，脾气不足，不能输精于肺，致肺气日衰；肺主一身之气，肺气不足，宣降失常，脾气受困，致脾气亦虚，两脏气虚相互影响而成脾肺气虚证。脾气虚运化失职，故食欲不振，腹胀便溏；肺气不足，宣降失职，肺气上逆，则久咳不止，气短而喘；气虚水津不布，聚湿成痰，故痰多而清稀；气虚机能活动减退，则少气乏力，声低懒言；气虚血少，肌肤失养，则面白无华；若脾虚水湿不运，肺虚水道失调，泛溢肌肤，则面浮肢肿；舌淡苔白滑，脉缓弱为脾肺气虚之症。本证以腹胀、食少、便溏、咳喘、气短与气虚见症为辨证要点。

（八）脾肾阳虚证

本证是指脾肾两脏阳气亏虚，虚寒内生所表现出的证候。

【证候】 形寒肢凉，面色㿠白，腰酸、下腹冷痛，久泻久痢，或完谷不化，或五更泄泻，或水肿少尿，舌淡胖苔白滑，脉沉迟无力。

【分析】 本证多由脾、肾久病耗气伤阳，或久泻久痢，或水邪久留，以致肾阳虚不能温暖脾阳，或脾阳虚不能化生精微充养肾阳，终则脾肾阳气俱虚所致。脾肾阳虚，不能温养形体，故形寒肢冷，面色㿠白，腰酸、下腹冷痛；肾阳虚不能暖脾阳，故久泻久痢，或完谷不化，或五更泄泻；脾肾阳虚不能运化水液，水液内停，溢于肌肤，则水肿；水湿内聚，气化无能，则小便不利；舌淡胖苔白滑，脉沉迟无力，为阳虚之象。本证以腰腹冷痛，久泻久痢，水肿与虚寒见症为辨证要点。

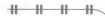

本节课件

第三节　卫气营血辨证

卫气营血辨证,是用于外感温热病的一种辨证方法,即将外感温热病发展过程,概括为卫、气、营、血四个不同阶段的证候类型,用以说明病位的深浅,病情的轻重和疾病的传变规律,为治疗提供依据。

温热病是感受温热之邪所引起的急性发热性疾病的总称,其特点是发病急速、病情多变;在病理方面,热势偏盛,易于化燥伤阴,甚至耗血动血;在证候方面,初起即见热象偏盛而多有口渴;在病变过程中,易于出现神昏谵语、斑疹、吐衄;在病变后期,易动风惊厥。

温热病多起于卫分,渐次传入气分、营分、血分,这是病情发展的一般规律。但这种传变规律并不是一成不变的,由于患者体质有强弱之分,感邪有轻重之别,临床上亦有起病即从气分或营分开始的;亦有病虽入气分,而卫分之邪仍未消除的;还有不仅气分有热,而血分同时受到热灼,酿成气血两燔的。因此临证时应根据病情的具体情况做具体分析,灵活运用。温热病的治疗大法是:卫分证宜辛凉解表;气分证宜清热生津;营分证宜清营透热;血分证宜凉血散瘀。

一、卫分证

卫分证是温热病邪侵袭肌表,卫气功能失常所表现出的证候。常见于温热病的初期阶段。其特点是发热、微恶风寒、脉浮数,属八纲证候中的表热证。

【证候】　发热,微恶风寒,舌尖边红,苔薄白或微黄,脉浮数;常伴有头痛、咳嗽、口微渴、无汗或有少许汗、咽喉肿痛等症。

【分析】　温热之邪侵袭肌表,卫阳被郁;正邪交争故发热;温热之邪属阳,故发热重恶寒轻;温邪上扰清窍则头痛;肺失宣降故咳嗽;咽喉为肺之门户,温热袭肺则咽喉肿痛;温热袭表,卫气被郁,开合失司,故有汗或无汗;津伤不重故口微渴;舌尖边红,苔薄白或微黄,脉浮数,为热邪在卫分之象。

二、气分证

气分证是指温热病邪内入脏腑,正盛邪实、正邪剧争,阳热亢盛所表现出的里实热证候。其特点是发热不恶寒,口渴,苔黄,脉数。温热入气分的途径大致有两个方面:一是从卫分传来;二是温热病邪直入气分。由于邪犯气分所在脏腑部位的不同,故其病理变化与临床证候也不一样。常见的有气分热盛、热结肠道等证。

（一）气分热盛证

气分热盛证为邪热入胃,胃热炽盛所表现的证候。

【证候】　大热,大汗,大渴,喜冷饮,面赤,心烦,舌红苔黄,脉洪大。

【分析】　邪热入胃,正邪剧争,胃热炽盛,灼伤津液,故大热,大渴喜冷饮;邪热蒸

Note

腾,迫津外泄故大汗;热扰心神故心烦;里热炽盛、气盛血涌故面赤;舌红苔黄,脉洪大,为里实热证之象。

（二）热结肠道证

热结肠道证为邪热入里与肠中糟粕互结,耗伤津液的证候。

【证候】 日晡潮热,大便燥结,腹满硬痛,拒按,甚则烦躁,时有谵语,舌苔黄燥或焦黑起刺,脉沉实有力。

【分析】 大肠属手阳明经,阳明经气旺于日晡,热入肠道,正邪交争,故日晡潮热;热结肠道,耗伤津液,肠道不润,故大便燥结;燥屎内结,腑气不通,故腹满硬痛拒按;热邪上扰心神,故烦躁,时有谵语;舌苔黄燥或焦黑起刺,脉沉实有力均为实热伤阴之象。

三、营分证

营分证是温热病邪内陷心营的深重阶段。营行脉中,内通于心,故营分证是以营阴受损,心神被扰的病变为主。其病位在心和心包。其特点是身热夜甚,舌红绛,脉细数。营分证多由气分不解而内传入营;亦有从卫分不经气分而直入营分,称为"逆传心包";或温邪直入营分。

【证候】 身热夜甚,心烦不寐,或见神昏谵语,斑疹隐隐,舌红绛,脉细数。

【分析】 邪热入营,耗伤营阴,故身热夜甚;营气通于心,邪热入营,内扰心神,则见心烦不寐,热入心包,心窍被阻,故神昏谵语;热伤血络,血溢脉外,故斑疹隐隐;脉细数、舌红绛是热伤营阴之症。

四、血分证

血分证是温热病发展过程中最为危重的阶段,也是温热病的最后阶段。心主血,肝藏血,热入血分,势必影响心肝两脏。而邪热久留,使真阴耗损,病久及肾,故血分证以心、肝、肾的病变为主。其特点是舌质深绛、耗伤阴血、动血、动风。温热入血,多由营分证不解传入血分;或由气分直入血分,称为"气血两燔"。

（一）血热妄行证

血热妄行证为血分热炽,灼伤血络而导致出血的证候。

【证候】 在营分证的基础上,又出现躁扰不安,斑疹显露,吐衄、便血、尿血或血色鲜红或深红带紫,舌质深绛,脉细数。

【分析】 热入血分,神明被扰,故躁扰不安;热迫血妄行,故见发斑、吐衄、尿血、便血等,且血色鲜红;若热邪深重则血色深红带紫,舌深绛,脉细数,是热邪深入血分的特征。

（二）肝热动风证

肝热动风证为血热灼伤肝经,筋脉失养所致的证候。本证的证候及分析,参见肝病辨证中"热极生风证"。

案例分析

案例 1　病位在里;病因病性为前属实寒,现属实热;八纲辨证为里实热证。

案例 2　主诉为胸胁、乳房胀痛两月余;八纲辨证是里证、实证、阳证;脏腑病辨证为肝气郁结证。

学习检测

选择题

A₁/A₂ 型题

1. 刘某,女,21 岁。近日气候骤冷,调摄不慎,出现恶风畏寒,头痛时作,痛连项背,遇风尤剧,不渴,苔薄白,脉浮紧。证属（　　）。

　　A.风寒头痛　　　B.风湿头痛　　　C.风热头痛　　　D.肝阳头痛　　　E.痰浊头痛

2. 症见头痛而眩,心烦易怒,夜眠不宁,面红口苦,苔薄黄,脉弦有力。应诊断为（　　）。

　　A.风热头痛　　　B.痰浊头痛　　　C.肝阳头痛　　　D.肾虚头痛　　　E.瘀血头痛

3. 患者,女,20 岁。5 个月来因学习紧张,压力较大,近日难以入睡,有时眠中多梦,伴心悸健忘,肢倦乏力,纳少,食欲不振,面色少华,舌质淡,苔薄白,脉细弱。辨证属（　　）。

　　A.心胆气虚　　　B.阴虚火旺　　　C.血虚肝热　　　D.心脾两虚　　　E.心肾不交

4. 哪一症状不属于肝郁胁痛的特点?（　　）

　　A.胁肋掣痛　　　B.痛而兼胀　　　C.痛无定处　　　D.怒则痛甚　　　E.喜则痛缓

5. 痰浊中阻型眩晕的证候特点是（　　）。

　　A.眩晕头重如裹　　　　　　　　　　　　B.眩晕头重如蒙

　　C.眩晕耳鸣,头痛且胀　　　　　　　　　D.眩晕头重

　　E.眩晕头痛

6. 患者两侧胁肋胀痛,走窜不定,甚则连及胸肩背,且随情绪激惹加重,胸闷,善太息,伴有纳呆,脘腹胀满,舌苔薄白,脉弦。其辨证为（　　）。

　　A.肝气犯胃　　　B.瘀血阻络　　　C.湿热蕴结　　　D.肝阴不足　　　E.肝气郁结

7. 肝经郁热,内伤发热的特点是（　　）。

　　A.午后或夜间发热　　　　　　B.五心烦热　　　　　　C.骨蒸劳热

　　D.发热因情绪而波动　　　　　E.夜热早凉

B 型题

(8~10 题共用题干)

崔某,女,67 岁。主诉:便秘 6 个月。患者就诊时,已患“糖尿病”20 余年,现血糖仍高(空腹血糖 97 mmol/L),有“三消”症状。近半年来排便间隔延长,少则 3 日,多则 5 日,便质不干,便后疲乏汗出,常有便意,但努挣而粪便难出。自觉肢体倦怠,神疲懒言,气短难续。检查:舌淡,苔薄白,脉细。

8. 该患者的中医诊断是(　　)。

A. 消渴　　　　　　　　　　B. 便秘　　　　　　　　　　C. 虚劳

D. 自汗　　　　　　　　　　E. 以上都不是

9. 该病的辨证分型是(　　)。

A. 热秘　　　　　　　　　　B. 气虚秘　　　　　　　　　C. 冷秘

D. 气秘　　　　　　　　　　E. 以上都不是

10. 该病的中医治法是(　　)。

A. 理气行滞　　　　　　　　B. 泻热通腹　　　　　　　　C. 温通开秘

D. 益气润燥　　　　　　　　E. 以上都不是

知识链接

　　脾的功能包括了现代医学中消化吸收、水盐代谢、能量转化和血液、神经、内分泌、免疫及运动等功能在内。在脾的一系列功能中,主运化的功能最为重要,近20年来有关脾气虚证本质的研究亦主要围绕脾的运化功能展开。

　　肝气郁结证是对暴怒、郁怒、抑郁、焦虑等负性情绪心理应激状态下,以高级神经中枢调节机制紊乱为前提,神经、内分泌、循环、消化、免疫、感觉、运动等多系统的某些病理改变、病证表现的综合概括。

(梁丽英　焦　磊)

第九章　中医防治原则

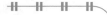

 学习任务

1. 掌握预防疾病的意义及措施。
2. 掌握治疗原则的分类。

案 例 引 导

曹某,女,11岁,主诉:哮喘反复发作8年,加重半月。

现病史:患者患哮喘近8年,每于气候转换之时反复发作。近半月出现哮喘持续发作,呼吸急促,不能平卧,遂来就诊。现症见:呼吸急促,咳嗽剧烈,打喷嚏流涕,倚母怀喘息,不能平卧。痰多白沫,不易咳出。苔薄腻,舌质青,脉细数。

问题:

1. 治疗顽固性哮喘分几个阶段?每一阶段采用什么原则处理标本关系?
2. 本例患者哮喘病的"标"是什么?"本"是什么?

第一节　预　　防

预防是指预先采取一定的措施,以防止疾病的发生及发展。中医学在其漫长的发展过程中,对于预防疾病的重要性有了充分的认识,早在《黄帝内经》中就已提出了"治未病"的预防思想。《素问·四气调神大论》曰:圣人不治已病治未病,不治已乱治未乱。这种强调"防患于未然",防重于治的保健观点,对指导医疗实践、保护人民健康发挥了极其重要的作用。预防为主,也是我国卫生工作四大方针之一。

所谓治未病,包括未病先防和既病防变两个方面的内容。

一、未病先防

未病先防,就是在机体未发生疾病之前,采取各种预防保健措施,以防止疾病的发

Note

生。疾病的发生有正邪两个方面的因素。正气不足是疾病发生的内在原因和根据,而邪气侵害是发病的重要条件。因此,预防疾病的发生,须从这两个方面着手。

(一)培育正气

若正气不足,抗邪无力,则邪气方能乘虚入侵而发病。《素问·遗篇·刺法论》曰:正气存内,邪不可干。因此,培育正气,提高机体抗病能力,是预防疾病发生的关键。而正气之强弱,又主要由体质所决定。体质壮实者,则正气充沛;体质虚弱者,则正气多不足。增强体质,需从锻炼身体、调摄精神情志、合理营养及适当药物预防等方面做起。

1. 锻炼身体　经常锻炼身体是提高正气抗邪能力、增强体质、减少和防止疾病发生的重要措施。汉代著名医家华佗,通过模仿五种动物的动作姿态(虎的上肢攫扑,鹿的伸展头颈,熊的卧倒匍匐,猿的脚尖纵跳,鸟的展翅飞翔),创立"五禽戏",来锻炼身体,以促使血脉流通,关节疏利,气机调畅,从而达到强壮身体、预防疾病的目的。此后,经后世不断演变、发展的太极拳、易筋经、八段锦,以及气功等多种健身方法,对增强体质,预防疾病,都具有积极的意义;而且对多种慢性疾病还有一定的调治作用。

2. 调摄精神情志　精神情志的活动,是脏腑气血功能活动的体现,与人体的正气密切相关。突然强烈的精神刺激,可导致人体气机紊乱,气血阴阳失调而发生疾病,或使人体正气虚弱,招致外邪而发病。在疾病的发生发展过程中,精神情志的异常变化,也往往能引起病情的改变或加重。因此,注意精神情志的调养,减少不良精神刺激和过度情志变动,对于减少或防止疾病的发生,具有十分重要的积极意义。《素问·上古天真论》指出:恬淡虚无,真气从之,精神内守,病安从来。就是说思想上安定清静,不贪欲妄想,心情舒畅,精神愉快,则人体的气机调畅,气血和平,正气充沛,抗病能力强,这样疾病一般就无从发生。

3. 合理营养　营养物质是人类赖以生存和维持健康的基本条件。注意饮食调节,保持合理营养摄入,对于增强体质、扶养机体正气、促进健康、预防疾病都具有非常重要的意义。《素问·脏气法时论》指出:五谷为养,五果为助,五畜为益,五菜为充。气味合而服之,以补益精气。就是说食物的摄取应多样化,不能有所偏嗜。必须谷、肉、菜、果等杂合以食,适当调配,才能满足机体的不同需求,起到补益精气,维持健康,增强体质的作用。此外,注意饮食有节,不可过饥过饱,致脾胃受损,健运失职,而影响营养吸收。同时,还要注意饮食卫生等。

4. 适当药物预防与人工免疫　《素问·遗篇·刺法论》曰:小金丹……服十粒,无疫干也。说明我国很早就开展了用药物预防疾病的工作。十六世纪以前发明的人痘接种法以预防天花,开创了"人工免疫"法预防疾病的先河。此外,还有用苍术、雄黄等烟熏以消毒防病的方法。近年来,运用中草药预防疾病也得到了很大的发展。

(二)防止病邪侵袭

病邪是导致疾病发生的重要条件,有时可起决定性作用。因此,防止病邪侵害,是未病先防的另一重要环节。人们生活在自然界中,时常会受到各种外界致病因素的侵袭,须时刻注意防范,顺时避害,才不致得病。正如《素问·上古天真论》中所曰:虚邪贼风,避之有时。当疫病发生之时,更要"避其毒气",以避免或减少疫病的流行。如讲究卫生，防止环境、食物和水源污染；加强劳动保护，防范意外伤害等措施，都是预防疾病发生的有效方法。

二、既病防变

防病于未然，当然是最理想的愿望，但若疾病已然发生，则应争取早诊断、早治疗，以防止疾病的发展与传变。正如《素问·阴阳应象大论》中所曰：故邪风之至，疾如风雨，故善治者治皮毛，其次治肌肤，其次治筋脉，其次治六腑，其次治五脏。治五脏者，半死半生也。即是说外邪侵袭人体，如不及时诊治，病邪由表传里，侵犯内脏，从而使病情愈来愈复杂、深重，其治疗也就愈加困难。因此，在防治疾病的过程中，一定要掌握疾病的发生发展规律，从而进行有效的治疗，控制其传变。故《难经·七十七难》曰：见肝之病，则知肝当传之于脾，故先实其脾气，无令得受肝之邪。所以，根据此传变规律和防治原则，中医临床常常于治肝的同时，配用健脾和胃的方药，这就是既病防变思想的具体体现。又如清代著名医家叶天士，根据温热病伤及胃阴之后，病势进一步发展，往往耗及肾阴的病变规律，主张在甘寒养胃的方药中加入某些咸寒滋肾之品，以补其肾阴，并提出了"务必先安未受邪之地"的防治原则，这就是既病防变在临床上具体运用之范例。

第二节 治 则

治则，它是在整体观和辨证论治的基本精神指导下制订的，对临床治疗中立法、处方、用药，都具有普遍的指导意义，是治疗疾病的法则。

一、治病求本

治病求本是辨证论治中的一个基本原则；就是治疗疾病先要抓住疾病的本质，针对疾病本质进行治疗。病证在其发生发展过程中，会出现许多样症状，而这只是疾病的现象。要治疗疾病，就必须收集疾病的各种症状，然后经过综合、分析及推理，透过疾病的现象找出病变本质，针对本质进行治疗，最终才能取得满意的治疗效果。

治病求本的临床运用方法包括急则治其标，缓则治其本，标本兼治。标和本，是一个相对的概念，用以说明各种病证矛盾双方的主次关系。如从正邪关系来说，正气是本，邪气是标；从疾病的发生来说，病因是本，症状是标；从病变的部位来说，内脏是本，体表是标；从发病的先后来说，先病是本，后病是标。疾病的发展和变化复杂多变，常有主次轻重的不同，所以治疗就应有先后缓急的区别。

（一）急则治其标

急则治标是指标病甚急，可危及患者生命或影响本病的治疗时所采用的一种救急法则。例如肝病患者，出现腹水胀满、呼吸喘促、二便不利的危急证候时，治疗应先解决标证的腹水，使腹水消退，再治肝的本病。常见的临床急证有：高热、惊厥、抽搐、神昏、出血、二便不通、剧痛等。

（二）缓则治其本

缓则治其本是指在一般情况下，治病必须治病的根本。这个法则，对于指导慢性病的治疗更有意义。如肺结核患者，若是由于阴虚肺燥，则常见午后发热、咳嗽等症。治疗时，不应把重点放在退热止咳以治标，而应着重于滋阴润肺以治本。解决了阴虚肺燥，提高了机体抗病能力，发热、咳嗽等症，也就自然消失。

（三）标本同治

标本同治是在病证标本并重的情况下，所采用的标病与本病同时治疗的方法。例如，气虚的人患感冒，可以解表与益气两法合用。这样标本同治，不仅不会影响疗效，而且能提高疗效，缩短病程。由此可见，在标本俱急的情况下，应用标本同治、缓急兼顾的疗法，不但是可行的，而且是必要的。当然，标本同治也不是不分主次地平均对待治标与治本，而应根据临床具体情况，有所侧重。

二、扶正祛邪

扶正就是扶助正气，增强体质，提高机体的抗邪能力。扶正的原则，适用于以正虚为主要矛盾的病证。临床可根据患者的具体情况，分别运用益气、养血、滋阴、助阳等方法。祛邪就是祛除病邪，使邪去而正安。祛邪的原则，适用于以邪盛为主要矛盾的病证。可根据患者的具体情况，分别运用发汗、攻下、清解、消导、涌吐等方法。临床上祛邪与扶正常常兼用，或先扶正后祛邪、先祛邪后扶正。

三、调整阴阳

所谓调整阴阳，指调整阴阳的偏盛与偏衰；是针对机体阴阳偏盛偏衰的变化，采取补其不足，损其有余的原则，使机体阴阳恢复到相对平衡的状态。从根本上讲，人体患病是阴阳间的这种协调平衡遭到了破坏，出现了偏盛偏衰的结果。故调整阴阳，以平为期是中医治疗疾病的根本法则。

（一）损其有余

损其有余，又称损其偏盛，是指阴或阳的一方偏盛有余的病证，应当用"实则泻之"的方法来治疗。

1. 抑其阳盛　对"阳盛则热"所致的实热证，应用清泻阳热，治热以寒，用"热者寒之"的法则治疗。

2. 损其阴盛　对"阴盛则寒"所致的实寒证，应当温散阴寒，治寒以热，用"寒者热之"的法则治疗。

由于阴阳是互根的，阴盛则阳病，阳盛则阴病。在阴阳偏盛的病变中，如其相对一方有偏衰时，则当兼顾其不足，配以扶阳或滋阴之法。

（二）补其不足

补其不足是指对于阴阳偏衰的病证，采用"虚则补之"的方法予以治疗的原则。病有阴虚、阳虚、阴阳两虚之分，其治则有滋阴、补阳、阴阳双补之别。

1. 阳病治阴，阴病治阳　阳病治阴适于阴虚之证，即"壮水之主，以制阳光"。阴病治阳适用于阳虚之候，即"益火之源，以消阴翳"。"阴虚则热"所出现的虚热证，采用"阳病治阴"的原则，滋阴以制阳亢。"阳虚则寒"所出现的虚寒证，采用"阴病治阳"的原则，阴虚者补阴，阳虚者补阳，以平为期。

2. 阳中求阴，阴中求阳　根据阴阳互根的理论，临床上治疗阴虚证时，在滋阴剂中适当佐以补阳药，即所谓"阳中求阴"。治疗阳虚证时，在助阳剂中，适当佐以滋阴药，即谓"阴中求阳"。因阳得阴助而生化无穷，阴得阳升而泉源不竭。故临床上治疗血虚证时，在补血剂中常佐以补气药；治疗气虚证时，在补气剂中也常佐以补血药。

3. 阴阳双补　由于阴阳是互根的，所以阴虚可累及阳，阳虚可累及阴，从而出现阴阳两虚的病证，治疗时当阴阳双补。由于阴阳是辨证的总纲，疾病的各种病理变化都可用阴阳失调加以概括。因此从广义来讲，解表攻里、升清降浊、补虚泻实、调理气血等治疗方法，都属于调整阴阳的范围。

四、因时、因地、因人制宜

疾病的发生发展，常受到气候、地域环境和个体素质的影响。因此，在治疗疾病时，要考虑当时的季节、环境、性别、年龄等实际情况，从而制订出适宜的治疗方法。

（一）因时制宜

人和自然息息相关，四时气候的变化，如春温、夏热、秋凉、冬寒，均对人体生理病理有一定的影响，而反常气候则更是诱发疾病的重要条件。根据不同季节气候特点，指导临床治疗用药的原则，称为"因时制宜"，如《素问·六元正纪大论》曰：用寒远寒，用凉远凉，用温远温，用热远热。如夏天人体肌腠疏泄，冬天腠理致密，同是风寒外感，夏天就不宜过用辛温，以防开泄太过，损伤津气，变生它病；而冬天则可重用辛温解表药，以使病从汗解。再如，暑夏季节，雨水多，气候潮湿，患病每多挟湿，治疗时也应适当加入化湿、渗湿的药物。

（二）因地制宜

根据不同地区的地理环境特点，指导治疗用药的原则，称为"因地制宜"。不同地区，由于气候条件及生活习惯不同，人的生理活动和病变特点也不尽相同，所以治疗用药也应有所差别。如我国西北地区地高气寒，病多风寒，故寒凉药物应慎用，而温热药的用量就可以稍重；东南地区地势低，气候温暖潮湿，病多温热或湿热，故温热或助湿的药物应慎用，而清凉或化湿的药物就可适当加重用量。

（三）因人制宜

根据患者的年龄、性别、体质强弱、生活习惯以及精神状态的不同，而治疗用药有所区别，就叫作"因人制宜"。如患同一疾病，由于患者年龄不同，用药量也就不同，成人用药量大，儿童用药量小。老年人生机衰减，气血亏乏，故患病多属虚证，或正虚邪实，治疗时，虚证当补，但邪实须攻时，要慎重，以免损伤正气。小儿虽气血未充，脏腑娇嫩，但生机旺盛，生长发育很快，故称小儿为"稚阳之体"。婴幼儿不会语言，不能自理生活，患病多为饥饱不匀，寒温失调。所以治疗小儿病，治宜及时，忌投峻药，尤当慎用补剂，以免病情转化，变生它病，影响发育。妇女在生理、病理上有经、带、胎、产的特点,所以治疗时,应注意调经、止带。对妊娠患者,要慎用攻下,凡峻利、破血、滑窍、走窜及有毒的药物则不宜使用,以防堕胎;产后应考虑气血亏虚,或恶露不尽的情况。体质不同,患同样疾病,治疗用药也要有所不同。

案 例 分 析

1. 本病分为三个阶段,即发作、缓解及并发感冒三个时期。发作期用急则治其标的方法,采用中西医结合、解痉、抗感染、宣肺平喘、化痰祛邪法;缓解期用缓则治其本的方法,培补脾肾。如有感冒时,标本兼顾,采用解表祛邪,同时益气扶正。

2. 本病为本虚标实,其"标"是风寒、痰浊、蕴热、气逆在不同时期的表现,其"本"是肺脾肾虚。

学 习 检 测

选择题

1. 阴病治阳的具体应用是(　　　)。

A. 诸寒之而热者,应壮水之主　　　　　　B. 诸热之而寒者,应益火之源

C. 虚则补之　　　　　　　　　　　　　　D. 寒者热之

2. 阳病治阴的具体应用是(　　　)。

A. 善补阳者,必阴中求阳　　　　　　　　B. 善补阴者,必阳中求阴

C. 壮水之主,以制阳光　　　　　　　　　D. 益火之源,以消阴翳

3. 下列哪项不是三因制宜的内容?(　　　)

A. 因天　　　　　　B. 因时　　　　　　C. 因地　　　　　　D. 因人

4. "寒者热之"是对哪种病证的治疗原则?(　　　)

A. 实热证　　　　　B. 实寒证　　　　　C. 虚热证　　　　　D. 虚寒证

5. "见肝之病,则知肝当传之于脾,故先实其脾气"属于(　　　)。

A. 未病先防　　　B. 标本同治　　　C. 扶正祛邪　　　D. 既病防变

(吴建沙　梁丽英)

第十章 中药、方剂基本知识

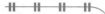

本章课件

🔶 学习任务

1. 掌握中药四气、五味的定义。熟悉中药的疗效以及副作用。了解中药毒性的临床意义。

2. 掌握中药配伍原则；熟悉药物配伍的协同作用、拮抗作用以及配伍禁忌。掌握三类配伍禁忌：十八反、十九畏、妊娠用药禁忌。熟悉服药饮食禁忌。

3. 掌握方剂的基本结构。熟悉常用的剂型。

案例引导

患者，女，27岁，因"发热1天"至门诊就诊。诉淋雨后出现打喷嚏，流清涕，发热39.5℃，头晕头痛，咽喉肿痛，咳嗽咳白痰，脉浮紧，舌淡红苔薄白。患者自觉全身燥热明显，饮入大量生地茶冷饮，症状加重。至医院就诊后以方药治疗。方药如下：荆芥15 g，防风15 g，甘草5 g，射干10 g，蝉蜕（后下）6 g，柴胡15 g，黄芩10 g，生姜3片，薄荷（后下）10 g，大枣3个，桑白皮15 g，地骨皮10 g，桔梗10 g。嘱患者不能进食生冷，两剂后，患者症状消失，告愈。

问题：

1. 患者罹患风寒感冒，一派热象，是否应该使用桑菊饮冲剂？

2. 患者发热服药后是否能够饮入大量生地茶冷饮辅助解热？

3. 患者为何症状加重？服汤药后为何能够痊愈比较快？

第一节 中药基本知识

一、中药的性能

中药的性能是对中药作用性质和特征的概括，是依据用药后的机体反应归纳出来

Note

的,以人体为观察对象。由于各种药物各自具有若干特性和作用,前人也称之为药物的偏性。意思是说以药物的偏性纠正疾病所表现的阴阳偏盛或偏衰。清代医家徐灵胎总结曰:凡药之用,或取其气,或取其味……各以其所偏胜而即资之疗疾,故能补偏救弊,调和脏腑,深求其理,可自得之。中药的性能是中药理论的核心,主要包括四气、五味、归经、升降浮沉、毒性等。

（一）四气

四气即寒热温凉四种药性,它反映人体阴阳盛衰,寒热变化方面的作用倾向,是说明药物作用性质的重要概念之一。"药有寒热温凉四气",首先是由《本经》提出的。

四气中温热与寒凉属于两类不同的性质。温热属阳,寒凉属阴;温次于热,凉次于寒。药性寒热温凉,是从药物作用于机体所发生的反应概括出来的,是与所治疾病的寒热性质相对应的。能够减轻或消除热证,具有清热泻火、凉血解毒等作用的药物,一般属于寒性或凉性;反之,能够减轻或消除寒证,具有温里散寒、补火助阳、温经通络、回阳救逆等作用的药物,一般属于温性或热性。

（二）五味

五味指药物和食物的真实滋味。辛甘酸苦咸是五种最基本的滋味。此外还有淡味和涩味。由于长期以来将涩附于酸,淡附于甘以合五行配伍关系,故习称五味。在古代,最初药食的滋味是通过口尝而得知的。《黄帝内经》根据五行学说,进一步归纳了五味的基本作用:辛散、酸收、甘缓、苦坚、咸软。

辛:除有能散、能行的特点外,还有芳香辟秽、芳香化湿、芳香开窍等作用。

甘:能补、能缓、能和,即有补益、缓急止痛、调和药性、和中的作用。某些甘味药还具有解药食中毒的作用,如甘草、绿豆等,故又有甘能解毒之说。

酸:能收、能涩,即有收敛固涩作用。多用于体虚多汗,久泻久痢,肺虚久咳,遗精滑精,尿频遗尿等证。

涩:能收敛固涩,与酸味药的区别是酸味药有生津止渴的功效,而涩味药是不具备的。

苦:能泄、能燥。泄的含义较广,有通泄、清泄、燥湿,以及"苦能坚阴"的作用;而苦能坚阴与苦能清泄直接相关。

咸:能软、能下,有软坚散结和泻下作用。多用于瘰疬、瘿瘤、痰核、癥瘕等病证。

淡:能渗、能利,有渗湿利水作用,多用于治疗水肿、小便不利等证。

（三）升降浮沉

升降浮沉反映药物作用的趋向性,是说明药物作用性质的概念之一。升是上升,降是下降,浮表示发散,沉表示收敛固藏和泻利二便。因而沉实际上包含着向内和向下两种作用趋向。升降浮沉之中,升浮属阳,沉降属阴。一般具有升阳发表、发散风寒、涌吐、开窍等功效的药物,都能上行向外,药性都是升浮的;具有泻下、清热、利水渗湿、重镇安神、潜阳熄风、消导积滞、降逆止呕、收敛固涩、止咳平喘等功效的药物,则能下行向内,药性都是沉降的。

1. 升降浮沉与性味的关系　一般来说,药性升浮的,大多具有辛甘之味和温热之性;药性沉降的大多具有酸苦咸涩之味和寒凉之性。

2. 升降浮沉与药物质地的关系 前人重视药性升降浮沉与药物质地的关系,认为花、叶、皮、枝等质轻的药物大多是升浮的,而种子、果实、矿物、贝壳等质重者大多是沉降的。这是古人的认识不足。

3. 影响药性升降浮沉的主要因素 主要是炮制和配伍。例如,酒炒则升,姜汁炒则散,醋炒则收敛,盐水炒则下行。

（四）毒性

毒性是指药物对机体的损害性。毒性反应与副作用不同,它对人体的危害性较大,甚至可危及生命。为了确保用药安全,必须认识中药的毒性,了解毒性反应产生的原因,掌握中药中毒的解救方法和预防措施。

西汉以前是以"毒药"作为一切药物的总称。东汉时代,《本经》提出了有毒、无毒的区分,《黄帝内经》七篇大论中,亦有大毒、常毒、小毒等论述。从毒药连称到有毒、无毒的区分,反映了人们对毒性认识的进步。东汉以后的本草著作对有毒药物都标出其毒性。有毒药物的治疗剂量与中毒剂量比较接近或相当。因而治疗用药时安全度小,易引起中毒反应。无毒药物安全度较大,但并非绝对不会引起中毒反应。

有毒药物偏性强,根据以偏纠偏、以毒攻毒的原则,有毒药物有其可利用的一面。古今利用某些有毒药物治疗恶疮肿毒、疥癣、麻风、瘰疬、瘿瘤、癌肿、癥瘕等积累了大量经验,获得肯定疗效。值得注意的是,在古代文献中有关药物毒性的记载大多是正确的,但由于历史条件和个人经验与认识的局限性,其中也有一些错误之处。如《本经》认为丹砂无毒,且列于上品药之首;《本草纲目》认为马钱子无毒等。

二、中药的配伍与禁忌

（一）中药的配伍

两种或两种以上的药物配合应用叫作中药的配伍。中药通过配伍,可以对较复杂的病情予以全面照顾,同时又可利用药物间的协同作用和拮抗作用而获得安全及更高的疗效。古代医家经过长期认识与实践,在药物的配伍关系方面积累了丰富的知识,并将其总结概括为以下六个方面。

1. 相须 性能相类似的药物相伍为用,可起协同作用,增强疗效。如石膏、知母合用以增强清热泻火之力。

2. 相使 性能不相同的药物相伍为用,能互相促进,增强疗效。如补气之黄芪与利水之茯苓合用,能增强补气利水之功。

3. 相畏 一种药的毒副作用,能被另一种药物减轻或抑制。如半夏和南星的毒性能被生姜减轻或控制,所以说半夏和南星畏生姜。

4. 相杀 一种药物能减轻或消除另一种药物的毒副作用。如防风杀砒霜的毒,绿豆能解巴豆的毒,所以说防风杀砒霜,绿豆杀巴豆。

5. 相恶 两种药物合用,能互相牵制而使作用降低,甚至药效丧失。如人参恶莱菔子。

6. 相反 两种药物合用后能产生毒性反应或副作用。如乌头反半夏,甘草反芫花。

在古代,以上的配伍关系中,相须、相使能够使药物之间的作用加强,相畏、相杀则会减弱甚至是抵消药物之间的作用,而相恶、相反非但不能治疗疾病,极有可能导致人体死亡。但是,现代很多的实验研究提示,相畏、相杀,相恶、相反之间的关系与古代的认识是不一样的,也就意味着,根据疾病的不同需要,我们的药物配伍有可能会使用到相畏、相杀,相恶、相反产生的效果进行治疗,因此中医药研究发展到现代,我们应该辨证地看待这些配伍关系,如相恶。用人参治元气虚脱或脾肺气虚之证,配以消积导滞的莱菔子,则人参补气效果降低;但对脾虚食积气滞之证,如单用人参益气,则不利于消除积滞胀满之证;单用莱菔子行气消积,又会加重气虚。两者合用,相制相成,故《本草新编》曰:人参得莱菔子,其功更神。所以原则上应当避免相恶,但其也有可利用的一面。

实际上中药六个方面的配伍加上单行,称为中药的"七情配伍",单行是指不用其他药物辅助,依靠单味药发挥作用。如人参熬制的独参汤,清金散单用一味黄芩治轻度的肺热咳嗽,现代单用鹤草芽驱除绦虫。

（二）中药的禁忌

中药的用药禁忌主要有三种。

1. 配伍禁忌 两种药物相伍为用产生毒、副作用或使疗效降低或消除,前人有"十八反"与"十九畏"的记述,所谓"反"者即指"相反",所谓"畏"者即指"相恶"。

（1）十八反:甘草反甘遂、大戟、芫花、海藻。乌头反贝母、瓜蒌、半夏、白蔹、白芨。藜芦反人参、沙参、丹参、玄参、苦参、细辛、芍药。

（2）十九畏:硫磺畏朴硝;水银畏砒霜;狼毒畏密陀僧;巴豆畏牵牛;丁香畏郁金;川乌、草乌畏犀角;牙硝畏三棱;官桂畏赤石脂;人参畏五灵脂。

2. 妊娠用药禁忌 妊娠期间服用某些药物,轻则胎动不安,重则流产,甚至母子俱亡。但是妊娠期又是孕妇正气比较虚弱的阶段,容易罹患不同的疾病,因此临床用药不可避免。临床中根据药物对胎儿影响程度的大小,分禁用与慎用两类。

（1）禁用药:大多毒性较强或药性猛烈。如剧烈泻下药巴豆、芦荟、番泻叶,逐水药芫花、甘遂、大戟、商陆、牵牛子,催吐药瓜蒂、藜芦,麻醉药闹羊花,破血通经药干漆、三棱、莪术、阿魏、水蛭、虻虫,通窍药麝香、蟾酥、穿山甲,其他剧毒药如水银、砒霜、生附子、轻粉等。

（2）慎用药:大多是烈性或有小毒的药物。如泻下药大黄、芒硝,活血祛瘀药桃仁、红花、乳香、没药、王不留行、益母草、五灵脂等,通淋利水药冬葵子、薏苡仁,重镇降逆药磁石,其他如半夏、南星、牛黄、贯众等。

凡禁用药都不能使用,慎用药则应根据孕妇病情酌情使用。可用可不用者,都应尽量避免使用,以免发生事故。

3. 服药时的饮食禁忌 饮食禁忌简称食忌,也就是通常所说的忌口,传统观点认为服药后不注意饮食的选择,会导致新的疾病产生或者旧病复发。传统的服药饮食禁忌有常山忌葱,地黄、何首乌忌葱、蒜、萝卜,薄荷忌鳖肉,茯苓忌醋,鳖甲忌苋菜,蜂蜜反生葱等。此外,服用发汗药应忌生冷,调理脾胃药应忌油腻,消肿、理气药应忌豆类,止咳平喘药应忌鱼腥,止泻药应忌瓜果。

第二节 方剂基本知识

方剂是中医临床治疗疾病的重要手段,是在辨证审因、确定治法之后,选择合适的药物,酌定用量,按照组方结构的要求,妥善配伍而成的。

一、方剂的组成与变化

(一)方剂配伍的目的

药物的功用各有所长,也各有所短,只有通过合理的组织,调其偏性,制其毒性,增强或改变原有功能,消除或缓解对人体的不良因素,发挥其相辅相成或相反相成的综合作用,使各具特性的群药组合成一个新的有机整体,才能符合辨证论治的要求,这种运用药物的组合过程,中医药学称之为"配伍"。正所谓"药有个性之专长,方有合群之妙用"。药物通过配伍,可起到以下作用。

1. 增强药力　功用相近的药物配伍,能增强治疗作用,如荆芥、防风同用以疏风解表。

2. 产生协同作用　药物之间在某些方面具有一定的协同作用,常相互需求而增强某种疗效。如麻黄和桂枝相配,通过"开腠"和"解肌"协同,比单用麻黄或桂枝的发汗力量明显增强。

3. 控制多功用单味中药的发挥方向　这是方剂配伍中十分重要的一个方面。如桂枝具有解表散寒、调和营卫、温经止痛、平冲降逆等多种功用,但其具体的功用发挥方向往往受复方中包括配伍在内的诸多因素的控制。如前所述,在发汗解表方面,多和麻黄相配;调和营卫、阴阳方面,须与芍药相配;温经止痛方面,常和细辛相配;平冲降逆功用,则多与茯苓、甘草相配。

4. 扩大治疗范围,适应复杂病情　中医药学在长期的发展过程中,产生了许多针对基础病机的基础方剂,如四君子汤、四物汤、二陈汤等。在临床上通过随证配伍,可使这些基础方剂不断扩大治疗范围。如四君子汤具有益气健脾的功用,是主治食少便溏、面色萎黄、倦怠乏力等脾胃气虚证的基础方。若脾虚生湿,阻滞气机,以致胸脘痞闷不舒,则可相应配伍陈皮,即异功散,可益气健脾、行气化滞;若脾虚痰湿停滞,出现恶心呕吐、胸脘痞闷、咳嗽痰多稀白,则再配半夏入方,即六君子汤,功能重在健脾气、化痰湿。

5. 控制药物的毒副作用　通过配伍控制毒副作用,主要是"七情"中"相杀"和"相畏"关系的运用,即一种药物能减轻另一种药物的毒副作用。例如,生姜能减轻和消除半夏的毒性,砂仁能减轻熟地滋腻碍脾的副作用等。

(二)方剂的基本结构

每一首方剂都需要根据病情,在辨证立法的基础上选择合适的药物,妥善配伍。但在组织不同作用和地位的药物时,应符合严密的组方基本结构,即"君、臣、佐、使"的组方形式。

1. 君药　针对主病或主证起主要治疗作用的药物。

2. 臣药　有两种意义：辅助君药加强治疗主病或主证作用的药物；针对重要的兼病或兼证起主要治疗作用的药物。

3. 佐药　有三种意义：佐助药，即协助君、臣药加强治疗作用，或直接治疗次要兼证的药物；佐制药，即消除或减弱君、臣药的毒性，或能制约君、臣药峻烈之性的药物；反佐药，即病重邪甚，可能拒药时，配用与君药性味相反而又能在治疗中起相成作用的药物，以防止药病格拒。

4. 使药　有两种意义：引经药，即能引领方中诸药至特定病所的药物；调和药，即具有调和方中诸药作用的药物。

麻黄汤方药组成的基本结构如下：

麻黄汤 {
君药——麻黄，辛温，宣通卫阳以发散风寒，宣通肺气以平喘咳。
臣药——桂枝，辛甘温，透营达卫，解肌发汗，
　　　　　助麻黄发汗解表而散风寒，兼温经止咳。
佐药——杏仁，苦温，降泄肺气，助麻黄平喘咳。
使药——炙甘草，甘温，调和诸药。
}

（三）方剂的变化形式

方剂的组成虽有严格的组方原则，但同时又有极大的灵活性。在临床应用特别是在选用成方时，应根据病情，患者体质、年龄性别差异及地域、季节不同而灵活应用，随证加减，做到"师其法而不泥其方，师其方而不泥其药"。

1. 药味加减的变化　主证、基本病机及君药不变，随着次要症状或兼证的不同，改变次要药物，以适应新的病情需要，即"随证加减"。

2. 药量增减的变化　方剂中药味不变，根据症状、病机的不同而改变药物的用量比例，或更换药物主次关系，药力的大小和治疗范围会随之发生变化，主治和功用也会有相应改变。

3. 剂型的变化　同一方剂，尽管用药、用量完全相同，若剂型不同，其作用也有区别。但这种变化只是药力大小与作用缓急的区别，在主治的病情上有轻重缓急之分而已。

二、常用剂型

方剂组成以后，还要根据病情与药物的特点制成一定的形态，称为剂型。每一剂型都有其特点及使用范围。临床可根据不同的病情需要和不同药物的性质，选择合适的剂型。常用剂型如下：

1. 汤剂　药物加水浸泡后，煎煮一定时间，去渣取汁，即成汤剂。主要供内服，亦可外用。如洗浴、熏蒸等。其特点是吸收快、作用迅速、药效强，可根据病情变化随证加减。

2. 散剂　将药物粉碎，混合均匀，制成粉末状制剂，分内服、外用两类。内服散剂量小末细者可直接吞服，量大末粗者以水煎取汁服。外用散剂一般外敷，粉末较细，掺

撒创面或患病部位。其特点是制作简便,吸收较快,节省药材,便于服用及携带。

3. 丸剂 将药物研成细粉或药材提取物,加水、蜜、酒、醋、药汁等适宜的黏合剂制成球形的固体剂型。其特点是吸收较慢,药效持久,节省药材,便于服用与携带。适用于慢性、虚弱性疾病。也有芳香不宜煎煮、贵重或药性比较峻猛有毒者,多配成丸剂使用,如安宫牛黄丸、舟车丸等。

4. 膏剂 将药物用水或植物油煎熬去渣而制成的剂型,有内服和外用两种。内服膏剂有滋润补益作用,体积小、含量高、便于服用,一般用于慢性虚弱性患者。外用膏剂,常作为痹证或跌打损伤外贴之用。

5. 酒剂 将药物用白酒或黄酒浸泡,或加温隔水炖煮,去渣取液,供内服或外用。酒有活血通络、易于发散和助长药效的特性,故常在祛风通络和补益剂中使用,如风湿药酒、参茸药酒等。外用酒剂尚可祛风活血、止痛消肿。

6. 丹剂 有内服和外用两种,内服丹剂无固定剂型,有丸剂或散剂,每以药品贵重或药效显著而名之曰丹,如至宝丹、活络丹等。外用丹剂,是以某些矿类药经高温烧炼制成的不同结晶形状的制品。常研粉涂撒疮面,治疗疮疡痈疽。

7. 冲剂 将药材提取物加适量赋形剂或部分药物细粉制成的干燥颗粒状或块状制剂,用时以开水冲服。其特点是作用迅速、体积较小、服用方便。常用的有感冒退热冲剂、板蓝根冲剂等。

8. 片剂 将药物细粉或药材提取物与辅料混合压制而成的片状制剂。其特点是用量准确、体积小、服用方便、适于携带。

9. 糖浆剂 将药物煎煮,去渣取汁,浓缩后,加入适量蔗糖溶解制成的浓蔗糖水溶液。其特点是味甜量小、服用方便、吸收较快,适于儿童服用,如止咳糖浆、桂皮糖浆等。

10. 口服液 将药物用水或其他溶剂提取,经精制而成的内服液体制剂。具有剂量较少、吸收较快、服用方便、口感适宜等优点。

11. 注射液 注射液亦称针剂,将药物经过提取、精制、配制等制成的灭菌溶液、无菌混悬液,供皮下、肌肉、静脉、穴位等注射的一种制剂。具有剂量准确、药效迅速、适于急救、不受消化系统影响的特点,对于意识昏迷、难于口服用药的患者尤为适宜,如清开灵注射液、生脉注射液等。

案例分析

患者症状、舌象、脉象均提示罹患风寒感冒,虽然出现了发热、咽喉疼痛的症状,自觉发热,实际是因为风寒之邪外束肌表,因此应该选用的是辛温解表药物(为主)、透热外达药物(为辅),而不是选用清热凉血的药物生地缓解症状,采用清热凉血药物治疗只会加重病情,而且患者口服生地茶为冷饮,外感风寒不能喝冷饮,否则导致阳气不能外达,进而继生内寒之邪。方中采用荆芥防风组、黄芩柴胡组、地骨皮桑白皮组以及桔梗甘草组均为相须之用,具有辛温解表、透热外达之效,疗效显著。另外,风寒束肺,肺失宣发肃降,导致气机升降失调,出现咳嗽,方中采用的荆芥、蝉蜕、生姜、射干、厚朴、桔梗均为恢复气机升降出入之用,故患者痊愈迅速。

146

学习检测

选择题

1. 七情配伍中可以提高药效的是（　　　）。

A. 相杀相反　　　B. 相杀相使　　　C. 相须相使　　　D. 相须相恶　　　E. 相恶相反

2. 表示减毒关系的配伍有（　　　）。

A. 相畏　　　B. 相反　　　C. 相使　　　D. 相恶　　　E. 相杀

3. 应用剧烈毒药时应考虑的配伍关系有（　　　）。

A. 相恶　　　B. 相畏　　　C. 相须　　　D. 相杀　　　E. 相反

4. 在一个方剂中不可缺少的药物是（　　　）。

A. 君药　　　B. 臣药　　　C. 佐药　　　D. 使药　　　E. 引经药

5. 有关君药的认识，不确切的是（　　　）。

A. 药力居方中之首　　　　　　B. 用量较作为臣、佐药应用时大

C. 能引方中诸药到达病所　　　D. 针对主病或主证起主要治疗作用

E. 君药在方中是首要的

6. 产于某一地区疗效最好、质量最佳而被普遍重视的中药材,可视为（　　　）。

A. 特产药材　　　B. 多产药材　　　C. 道地药材　　　D. 贵重药材　　　E. 稀有药材

7. 辛味的作用是（　　　）。

A. 活血、行气　　　B. 补虚、和中　　　C. 收敛、固涩　　　D. 燥湿、降逆　　　E. 软坚、泻下

8. 巴豆去油用霜的目的是（　　　）。

A. 改变性能　　　B. 降低毒性　　　C. 增强药效　　　D. 便于储存　　　E. 矫正味道

9. 治胁痛易怒、抽搐惊恐,当选用归何经的药物?（　　　）

A. 心经　　　B. 胃经　　　C. 脾经　　　D. 肝经　　　E. 肾经

10. 川乌反（　　　）。

A. 白果　　　B. 白芍　　　C. 白芷　　　D. 白鲜皮　　　E. 白芨

知识链接

> 十八反歌诀:本草明言十八反,半蒌贝蔹芨攻乌,藻戟遂芫具战草,诸参辛芍叛藜芦。
>
> 十九畏歌诀:硫黄原是火中精,朴硝一见便相争,水银莫与砒霜见,狼毒最怕密陀僧。巴豆性烈最为上,偏与牵牛不顺情,丁香莫与郁金见,牙硝难合京三棱。川乌草乌不顺犀,人参最怕五灵脂,官桂善能调冷气,若逢石脂便相欺,大凡修合看顺逆,炮爁炙煿莫相依。

（江　璇　梁丽英　许照艳）

第十一章　中医用药技术

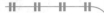

第一节　中药煎服法

学习任务

1. 掌握中药煎煮法以及用具、用水、火候等。
2. 熟悉中药服药法。

♿　案例引导

　　患者，男，57岁，农民。主因"左膝关节反复疼痛4年，加重3天"而就医。现左膝关节因近日天冷疼痛加剧，痛处固定，遇热稍缓解，关节屈伸不利，舌质淡红而润，苔薄白，脉弦紧。医生予以处方：制川乌10 g、麻黄8 g、白芍12 g、黄芪12 g、牛膝12 g、桂枝6 g、苍术6 g、甘草6 g。

　　问题：该患者对上述处方中的药物怎样煎服？

　　中药煎服是中药临床应用的一个重要环节，直接影响药物功效的发挥。尽管药物配伍与剂型的选择均对症，若煎服法不当，则药亦功微，甚则无功。正如《医学源流论》所言：病之愈不愈，不但方必中病，方虽中病，而服之不得其法，则非特无功，而反有害，此不可不知也。

一、中药煎煮法

　　汤剂是临床最常用的剂型，依据中药性味及病情的差异，应采取不同的煎药方法。《医学源流论》曰：煎药之法，最宜深讲，药之效不效，全在乎此。

　　1. 煎煮用具　煎药用具一般以砂锅为首选，因其具有导热均匀、化学性质稳定、不易与药物成分发生化学反应等优点。若无砂锅，可用陶瓷或搪瓷器皿、铝制品等代替，但不能用铜、铁等制成的器具。一是因为铜、铁本身有时也可作为中药使用，用后可能

148

与病情不相符；二是这些金属元素与药液中的某些成分易发生化学反应，致使疗效降低，甚则产生毒副作用。煎具的容量宜大些，并加盖，既防止药液外溢，又可避免水分过度蒸发。

2. 煎前浸泡　中药饮片煎煮前浸泡既有利于有效成分的充分溶出，又可缩短煎煮时间，避免因煎煮时间过长，导致部分有效成分耗损、破坏。提前浸泡的时间，一般以20～30 min为宜，以种子、果实为主的药材还可延长。浸泡药材的水温以常温或25～50 ℃为宜，忌用沸水浸泡。

3. 煎煮用水　除处方有特殊规定用水外，一般以水质纯净为原则，如新鲜洁净的自来水、河水、井水、泉水或者蒸馏水均可用作煎煮用水。煎药的用水量与治疗效果密切相关。因为加水过少，药物的有效成分不易煎出，而加水过多，则煎煮所需时间也较长，易造成有效成分的破坏。一般用水量为将饮片适当加压后，液面浸过饮片3～5 cm为宜，需久煎的药物加水量可略多，而煎煮时间较短的药物，则加水量可略少。

4. 煎煮用火及时间　煎煮用火的控制，主要取决于药性和质地。煎煮一般药物，宜先武火（大火）后文火（小火），即未沸前用武火，沸后用文火保持微沸状态，以免药汁溢出或水分迅速蒸发，影响有效成分的煎出。一般饮片，第一煎煮沸后再以文火煎约30 min，第二煎煮沸后再煎约20 min。发散药及芳香类药物，第一煎应当用武火迅速煮沸几分钟后再用文火略煮约15 min，第二煎沸后再煎约10 min，久煎易致有效成分挥发。滋补药，第一煎沸后再煎约1 h，第二煎沸后再煎约50 min，使有效成分充分溶出。有效成分不易煎出的矿物类、骨角类、贝壳类、甲壳类药材，一般煮沸后必须至少再煎约30 min，否则有效成分难以溶出。

5. 煎熬次数　一剂药一般至少应煎两次。第一次煎煮完毕后，将药液滤出，再加水至液面淹没药物，煎煮第二次，这样可使有效成分充分煎出。质地厚重或滋润的补益药可煎三次或更多。因药渣中所含有效成分会更多，所以每次滤出药液时应绞渣取汁。

6. 特殊煎煮法　一般药物可同时入煎，但部分药物由于性味、临床用途、所需煎煮时间不同，致使入药煎煮的方法也不同。

（1）先煎：矿物、贝壳类药物，如生龙骨、生牡蛎、龟板、鳖甲等，因质地坚实，药力难以煎出，应打碎先煎，待煮沸20 min以后再下其他药。附子、乌头等有毒药应先煎20 min左右，以降低其毒性。

（2）后下：有效成分煎煮时容易挥发或破坏而不耐久煎的药物，如薄荷、木香、大黄、番泻叶、钩藤等，宜在一般药物煎好前5 min左右再下。

（3）包煎：如蒲黄、海金沙等药材质地过轻，煎煮时易漂浮在液面上，或成糊状，不便于煎煮及服用；如车前子、葶苈子等较细药材，以及其他含淀粉、黏液质较多的药物，煎煮时容易粘锅、糊化、焦化；如辛夷、旋覆花等药材有毛，对咽喉有刺激。这几类药入药时宜用纱布包裹入煎。

（4）另煎：某些贵重药物，如人参、西洋参、羚羊角片等，应另煎，取汁兑服。若与他药同煎，其有效成分被其他药渣吸附，造成浪费。

（5）烊化：一些胶质类药物，如阿胶、饴糖、鹿角胶等，因易黏附于其他药渣及锅底，既浪费药材，又容易熬焦，应另行烊化后，与其他药汁兑服。

（6）冲服：某些不耐高温的药、入水即化的药、汁液性的药，如芒硝、竹沥等，宜用煎好的其他药液或开水冲服；某些贵重药、细料药，如牛黄、三七、琥珀等，应研细末，用汤液冲服。

二、中药服药法

服药方法是否恰当，对疗效也会产生一定的影响。

1. 服药时间   服药应顺应阴阳消长的规律和人体的生理病理规律，选择最佳的时间，以提高疗效。一般而言，病在上焦，宜食后服；病在下焦，宜食前服。

（1）饭前服药：饭前胃中空虚，服药后可避免与胃中食物混合，能迅速进入肠中，被人体充分吸收。驱虫药、攻下药、滋补药、制酸和开胃等治疗胃肠道疾病的药宜饭前服。

（2）饭后服药：饭后胃中存有较多食物，此时服药可减少对胃的刺激，故对胃肠道有刺激的药物如抗风湿药宜饭后服；消食药宜饭后及时服用。

此外，涌吐药宜清晨或午前服；止泻药应及早服，泻止停服；安神药宜在睡前 30 min 或 1 h 服；缓下药宜在睡前服用，以便翌日清晨排便；截疟药应在疟疾发作前 2 h 服药；急性病则不拘时服；治咽喉病药，宜少量而频频含服；涩精止遗药应夜间服一次。

一般药物，无论饭前服或饭后服，服药与进食都应间隔 1 h 左右，这样既可使食物充分消化，又可使药物充分吸收，以利药效的发挥。

2. 服药量   对于汤剂，一般疾病服药量多为每日一剂，每剂分早晚二服或早中晚三服。病情危急者，可每隔 2～4 h 服药一次，昼夜不停，使药力持续。服用药力较强的药物如发汗药、泻下药，服药应适可而止，以得效为度，不可损伤正气。呕吐患者服药应小量频服。

中成药的剂型不同，服药单位也不同，应根据服药要求和病情需要适当掌握。小儿、体质较弱者服药量应酌减。

3. 服药冷热   汤剂一般应温服。治疗寒证的药物，尤应热服，特别是辛温发汗解表药用于外感风寒表实证时，不仅药宜热服，服药后还应温覆取汗。治热病所用寒药，如热在胃肠，患者欲饮冷者可凉服；如热在其他脏腑，患者不欲饮冷者，寒药也应温服。若用于从治法时，也可热药凉服，或凉药热服。

4. 其他服药方法   中药剂型多种多样，患者情况也千差万别，所以应根据患者情况和药物剂型采取不同的给药方法。一般丸剂、片剂、胶囊、滴丸等用白开水送服；散剂、丹剂、膏剂、细丸以及某些贵重细料药，用白开水或汤药冲服或含服；呕吐患者在服药前先服少量姜汁，也可嚼少许生姜片或橘皮，预防呕吐；祛寒药可用姜汤送服；祛风湿药可用黄酒送服，以助药力；对婴幼儿、危重患者可将药调化后喂服；对神志不清、昏迷、牙关紧闭不能正常进食的患者，可鼻饲给药。

🗂 案例分析

辨证为痹证（寒痹），治宜散寒通络、祛风除湿，以乌头汤加减治疗，由于病性属寒，病情平稳，故每日一剂，分三次温服。方中制川乌有毒，故宜先煎 20 min 左右，降低毒性；再入其他药物一同煎煮。

Note

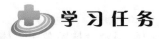

学 习 检 测

选择题

1. 煎药用具,比较而言,以（　　　）为好。

　　A. 砂锅　　　　　B. 搪瓷器具　　　C. 铝制品　　　　D. 铁器　　　　　E. 铜器

2. 煎药方法中的特殊煎煮法不包括下列哪项?（　　　）

　　A. 先煎　　　　　B. 后下　　　　　C. 包煎　　　　　D. 烊化　　　　　E. 浸泡

3. 肠燥便秘患者最好在什么时间服药?（　　　）

　　A. 饭前　　　　　B. 饭后　　　　　C. 睡前　　　　　D. 不拘时服　　　E. 夜间

4. 附子入汤剂要（　　　）。

　　A. 另煎　　　　　B. 后下　　　　　C. 包煎　　　　　D. 先煎　　　　　E. 冲服

5. 所谓中药的剂量,一般是指（　　　）。

　　A. 成人一日量　　B. 成人一次量　　C. 小儿一日量　　D. 小儿一次量　　E. 以上皆非

（赵树理　唐鼎丰）

第二节　中药外治法

学 习 任 务

1. 掌握热敷疗法、熏蒸疗法、熏洗疗法、敷贴疗法的操作方法。

2. 熟悉热敷疗法、熏蒸疗法、熏洗疗法、敷贴疗法的适用范围、禁忌及常用处方。

案 例 引 导

　　患者吴某,男,42岁,农民。双小腿瘙痒1个月余。患者1个月前无明显诱因出现双侧小腿胫骨前瘙痒,并逐渐加重,红疹处经搔抓后出现渗出、结痂。口服开瑞坦、外涂抗过敏止痒药膏,用药10天,症状有所减轻,停药2天后症状又加重,可见红疹,瘙痒不适,搔抓后渗出流水,部分结痂。舌质红,苔黄腻,脉滑数。

　　问题:

　　1. 按照中医辨证,患者为何病何证?

　　2. 可使用哪种外治法? 如何操作?

Note

中药外治疗法在临床各种疾病中被广泛应用,体现了中医整体与局部、辨证与辨病的辩证统一关系。中药外治疗法可和现代物理疗法相结合,综合多种物理化学作用,以增强疗效。以下介绍热敷疗法、熏蒸疗法、熏洗疗法、敷贴疗法等几种常用的方法。

一、热敷疗法

热敷疗法是采用药物和适当的辅料经过加热处理后,敷于患部或腧穴的一种方法。本法被广泛运用于临床各科,具有操作简单、取材方便、费用低廉、疗效迅捷、安全无痛苦的特点。

(一)治疗原理

热敷疗法借助温热之力,将药效由表达里,通过皮肤毛孔,循经运行,内达脏腑,温中散寒,畅通气机,镇痛消肿,调节脏腑阴阳,从而达到治病目的。

(二)疗法分类

热敷疗法分为普通热敷和药物热敷两大类。

1. 普通热敷

(1)热水袋敷:将热水倾入热水袋内,水量不要超过热水袋的 2/3,排出袋内多余空气,将盖拧紧,直接贴敷于患病部位。

(2)水湿热敷:将水烧热,在皮肤上涂一层凡士林油,把敷布放在热水中浸透后捞出,拧去多余的水分,直接热敷于患处,上面加盖油纸或塑料薄膜,再用棉被包好,保温。每3～5 min 更换一次敷布,一般治疗时间为 20～30 min,每日一次。

(3)砂热敷:取适量砂粒,放入铁锅内炒热至人体能耐受温度,直接热敷于患处,或用布包裹,热敷于患处。

(4)蜡热敷:利用加热熔化的医用蜡涂抹贴敷于人体体表,亦称"蜡疗"。具有温中散寒、消肿定痛,改善运动功能、促进愈合之功效。

(5)盐热敷:选用适量颗粒大小均匀、没有杂物的盐,倒入铁锅中,用小火慢慢加热,边加热边搅拌,待温度达 55～60 ℃,倒入布袋内,将口扎好,置于患部。治疗时间一般为 20～30 min,每日或隔日 1 次,15 次为 1 个疗程。

2. 药物热敷

(1)药包热敷:将选好的药物在砂锅内煮热,用布包裹,贴敷患处或穴位。每次热敷时间不宜超过 30 min,每日 2 次。

(2)药液热敷:将药物煮熬,用纱布吸取药液,直接贴敷于患病部位。

(3)药末热敷:将选定的药物共研细末或捣烂,直接置放在一定的部位或穴位进行贴敷。

(4)药渣热敷:将选好的药物煮熬,去汁存渣,用其药渣热敷于患处,并施盖纱布等物,以防散热太快。

3. 应用举例

(1)干姜 60 g,干辣椒 30 g,生乌头 20 g,宣木瓜 25 g,上药加清水煮沸,取出药液倒入盆内,趁热熏蒸患处,待药温适宜时,再擦洗患处,最后用纱布浸透药液敷患处,如此反复擦洗,热敷 2～3 次,每次 30～60 min,每日早、晚各用 1 次。每剂可用 2 日。治疗寒湿痹痛。

(2)生川乌、生草乌、生南星、生半夏、干姜、桃仁、红花、桑白皮、全蝎、丝瓜络各 20 g,桂枝、桑枝、肉桂、木防己、苍术、紫花地丁、防风、秦艽各 30 g,麻黄 25 g,细辛 15 g,稀莶草 50 g,上药加水 3000 mL,煎取汁 1500 mL,滤去药渣加水 3000 mL,煎取汁 1500 mL。两次煎汁得 3000 mL 后,再加 60 度烧酒 1000 mL,冷却后装瓶备用,隔日 1 次,外敷患处。治疗寒湿痹痛。

(3)马齿苋叶 120 g,芙蓉叶 60 g,黄连 30 g,上药加水适量煎煮,过滤去渣后取药液,待药温适度后将纱布浸入药液中,浸透取出做局部湿敷,每日 30 min,每日 1～2 次,湿敷后,将患处擦干,可外扑六一粉适量,以保持局部干燥,主治褥疮初期溃疡小面表浅者。

二、熏蒸疗法

熏蒸疗法是利用药物加水煮沸后产生的蒸汽熏蒸患处,以治疗疾病的一种方法。适用于脑卒中患者关节痉挛僵硬、运动系统疾病、慢性风湿性疾病、周围血液循环障碍等疾病。

(一)治疗原理

熏蒸疗法通过热疗、药疗的双重作用而取效。热疗能疏松腠理,开发汗孔,活血通经,缓解痉挛;药疗能对症治疗,治病除疾,两者配合而用,发挥散寒除湿、发汗祛风、温通经络、除痛止痒的作用,可以加速血液、淋巴液的循环,加快代谢产物的清除,促进新陈代谢,同时由于热能的作用,促使皮肤、黏膜充血,有利于对药物的吸收,提高体内药物浓度。

(二)疗法分类

1. 全身熏蒸法　全身熏蒸法又分为室内熏蒸法和简易熏蒸法两种。

(1)室内熏蒸法:在密闭治疗室,将所用药物加热煮沸,气体蒸发,患者裸露,或坐或卧,室温从 30～35 ℃开始,渐增至 40～45 ℃,熏蒸时间为 15～30 min。熏蒸后安静卧床休息,不要求冲洗。每日或隔日治疗 1 次,5～10 次为 1 个疗程。

(2)简易熏蒸法:将加热煮沸的中药煎剂倾入较大的容器内,容器上置木板,患者裸坐或卧其上,用被单罩住全身,仅露头面进行熏蒸,古代及民间多采用。

2. 局部熏蒸法　将加热煮沸的中药煎剂,倒入大小适当的容器中,使药液占容器体积的 1/3～1/2,患处置于容器中,距药液一定距离,以感觉皮肤温热舒适为度,也可以在容器上覆毛巾,不使热气外透,进行熏蒸。

(三)应用举例

(1)治疗中风后遗症:黄芪 30～50 g,赤芍、当归尾、干地龙、川芎、僵蚕、桃仁、红花各 9 g,丹参 15 g,蜈蚣 3 条,上药放入砂锅内,加清水 3000 mL,煮沸 5～10 min,取出药汁,倒入盆内,趁热熏蒸患侧手足部,待药温适度,用消毒毛巾蘸药液擦洗患处,每次熏蒸、擦洗 30 min 左右。每日 1 剂,早晚各熏蒸擦洗 1 次。

(2)治中风后手足肿胀:透骨草、防己、片姜黄、三棱、莪术各 15 g,桂枝 30 g,还可以加急性子 15 g,穿山甲 30 g,威灵仙 15 g,于晚餐后水煎取汁 800 mL 熏蒸患手、患足,药渣外敷。每次 30 min,每日 2 次,轻者每日 1 剂,重者每日 2 剂,7 日为 1 个疗程。连用 2 个疗程,疗程之间间隔 2 日。

三、熏洗疗法

熏洗疗法是利用药物煎汤的热蒸汽熏蒸患处,待温度稍低后再以药液淋洗局部的一种治疗方法。常用于落枕、颈椎病、腰肌劳损、腰椎间盘突出症、肩周炎、卒中后遗症以及皮肤病等。

（一）治疗原理

熏洗疗法借助药力和热力的作用发挥治疗效能。利用一定温度的药汤在皮肤或患部熏洗,通过皮肤黏膜的吸收,引起相应部位的血管扩张,促进局部和周身的血液、淋巴循环,使新陈代谢旺盛,改善局部组织营养;同时由于热能的作用,促使皮肤、黏膜充血,有利于对药物的吸收,提高体内药物浓度。药液的淋洗又能使疮口洁净,有利于祛除毒邪,从而达到腠理疏通、脉络调和、气血流畅以治疗疾病的目的。

（二）疗法分类

1. 按操作方法分类

（1）熏洗法:药物煎煮后倒入容器中,将患病部位置药物蒸汽上熏洗,为了保证疗效,往往在熏洗部位之外加上塑料薄膜或布单,以避免药物蒸汽逸出和温度降低过快而缩短有效熏蒸时间,降低熏蒸效果。药液温度降低后,将患部浸入药液中洗浴,熏洗完毕用干毛巾拭去药液或汗液。

（2）淋洗法:将药物放入容器内加水煎汤,过滤去渣,连续不断地淋洗患处,或用消毒纱布蘸药汤连续淋洗患处,多用于痈破溃流脓或创伤感染、皮肤溃疡等,尤其是发生于腹部及腰背部者。淋洗时,可用手轻轻按伤口四周,用镊子持消毒棉球拭蘸伤口,以清洁伤口。淋洗完毕,常规换药。

（3）浸渍法:煎煮后的药液倒入盆中,于盆上放置带孔横木架,将患肢放在横木架上,外盖布单或毛巾,不使热气外透,进行熏蒸。待药液温度稍降,用消毒纱布蘸药汤热渍患处,稍凉时再换热汤,连续趁热浸渍患处,多用于四肢或头面部的疾病。

2. 按熏洗部位分类

（1）全身熏洗法:煎煮后药液倒入容器,外罩塑料薄膜或布单,使入浴者头部外露,进行熏疗,待药液不烫时,再淋洗,浸渍全身。熏洗次数及时间视病情而定,一般为 15～20 min,最长不超过 1 h。每日 1～2 次。

（2）头面熏洗法:将药物煎液倒入清洁脸盆中,外罩布单,趁热熏蒸面部,待药液温度适宜后洗头,洗面,一般每次 30 min,每日 2 次。

（3）眼睛熏洗法:将药物煎煮滤清后,倒入保温瓶中,先熏后洗患眼,洗眼时可用消毒纱布和棉球浸水,不断淋洗眼部;亦可用消毒眼杯盛药液半杯,先俯首,使眼杯与眼窝缘紧紧贴住,然后仰首,并频频瞬目,进行眼浴。每次 20～30 min,每日 2～3 次。

（4）手足熏洗法:药物煎煮,将滤出的药液倒入瓷盆或木桶内,外罩布单,将患处手足与容器封严,趁热熏蒸,然后待药液温后浸洗手足,洗足时可以用手摩擦双足的穴

Note

位。每次 10～30 min,每日 1～3 次,注意水温以 50～60 ℃为宜。

（5）坐浴熏洗法:药物煎汤去渣,取药液置盆中,先熏蒸,待药液温度适宜时浸洗肛门或阴部。每次 15～30 min,每日 2～3 次。

（三）应用举例

（1）透骨草、伸筋草各 30 g,泽兰、刘寄奴各 15 g,上药加清水适量,煎煮沸,将药液倒入盆内,趁热熏洗患处,每次熏洗 15～30 min。每日熏洗 3 次,每剂药可熏洗 5～6 日。上法主治骨折愈合后关节僵硬。

（2）伸筋草、透骨草、红花各 30 g,上药入砂锅内,加清水 2500 mL,煮沸 10 min,取出药液,倒入小盆内,趁热将患肢(手足)浸泡在药液中 15～30 min,手足拘挛者,先浸泡手部,再浸泡足部。每日 1 剂,每日浸泡 3 次,浸泡时,手指与足趾在药液中进行主动伸屈运动。上法主治中风后遗症、手足拘挛。

（3）生附子、桂枝各 50 g,生黄芪、紫丹参、忍冬藤各 100 g,乳香、没药各 20 g,上药煎成药液,将患足用温开水冲净后,浸泡在盛有药液的水桶里,浸至膝部。药液温度保持在 48～50 ℃,每次浸泡时间为 30 min,完毕后,使患足自然晾干。每日 1 剂,15 日为 1 个疗程。上法用于治疗糖尿病足。

四、敷贴疗法

敷贴疗法是将中药制成丸、散、膏、糊、饼等剂型,敷贴于患处皮肤、孔窍或腧穴等部位的治病方法。通过药物作用于局部皮肤,疏通经络,调理脏腑功能,达到防治疾病、强身保健的作用。外敷能使药力直接作用于患处,治疗局部病证,还能使药力由表及里,或通过穴位作用于全身,治疗全身性疾病。敷贴疗法适用于跌打损伤、风湿痹痛、鼻炎、哮喘、脑卒中、肩手综合征、肌张力增高等病证。

（一）治疗原理

敷贴疗法以中医基本理论为指导,以经络学说为基础,其机制包括如下三个方面。

1. 经络腧穴作用　敷贴多选择芳香刺激性的药物,结合局部热敷、冷凝、发疱、艾灸等方法,对机体均有不同程度的物理化学刺激,作用于体表腧穴相应的皮部,通过经络的传导和调整,改善经络气血的运行,对五脏六腑的生理功能和病理状态产生良好的治疗和调整作用。

2. 药效作用　药物敷贴能产生渗透吸收作用。药物先穿透皮肤最外层的角质层,进入表皮和真皮。在细胞外间质,药物分子再通过皮下组织的毛细血管,从细胞外液扩散而进入血液循环。角质层角化细胞的特殊结构,可促成水溶性和脂溶性药物穿透角质层而被吸收。此外,毛细血管之间的微孔隙和皮脂腺、汗腺等也是药物透皮吸收的通道。

3. 综合作用　穴位敷贴既有药物对穴位的刺激作用,又有药物本身的作用,是几种治疗因素之间相互影响、相互作用和相互补充,共同发挥整体叠加治疗作用。用多具辛味的中药外敷于穴位,既利于激发经气,调整局部气血,又可产生温热刺激,易于吸收,增加药物的功效。

Note

（二）疗法分类

1. 敷贴法 将药物研成细末，加入适量的醋或酒、水、蜜、鸡蛋清、油类、药液等，把药末调成黏稠糊状，或将药末与含汁较多的药物捣如泥状，敷贴在穴位或患处，亦可用纱布或胶布固定，应注意保持敷贴药的干湿度，药物变干后可随时更换，或用温水时时湿润。

2. 薄贴法 即膏药之古称，是以膏药敷贴穴位或患处以治疗疾病的方法。膏药的制作方法是把植物油置锅中加热，将配制好的药物投入油内煎熬，炸至药物外表呈深褐色，内部焦黄，即捞出药渣，过滤药油，加入黄丹，随着油温下降，黄丹与药油凝结成膏。将药膏分摊于纸、布、狗皮上。用时稍加热使膏药微熔，贴于患处或穴位。

3. 发疱法 将对皮肤有刺激性的药物捣碎，敷贴于穴位或患处，使局部充血、起疱以防治疾病的治疗方法，有祛邪通络、消肿止痛等功效。发疱药物包括大蒜、白芥子、蓖麻子仁，新鲜的毛茛叶、墨旱莲、威灵仙叶或吴茱萸、巴豆等。将1～2味发疱药物捣烂，敷在选定的部位或穴位上，外用纱布固定。敷药数小时后，局部发热、疼痛或有蚁行感，皮肤潮红，到局部灼痛较强时，将药取下。取药后半天左右，局部皮肤起疱。小水疱可自行吸收，大水疱可用消毒针头刺破水疱底部，抽出液体，保持局部干燥清洁。

（三）应用举例

（1）治疗癃闭方1：磁石、商陆各5 g，麝香0.1 g，将磁石、商陆研成极细粉末后加入麝香研匀，将上述药粉分为2份，分别摊放于神阙、关元，覆盖胶布比药粉面积稍大一点，可自行排尿时即去其药，若无效，次日更换敷之。

（2）治疗扭挫伤方：川乌、草乌、麻黄各50 g，炙马钱子、土鳖虫、红花、乳香各10 g，共研细末，白酒调敷患处。

（3）治疗周围性面瘫方：马钱子5～8枚，温水浸泡3～5日，去皮毛晾干，挫为细末，加白酒适量，调成稠糊状，入瓶密封备用。另将医用胶布剪成一枚硬币大小，用时将药膏均匀涂于中央，敷贴相应的穴位。选穴：抬眉不对称者，取阳白、攒竹、童子髎；眼睑不能闭合者，选承泣、四白；鼓腮、示齿困难者，选地仓、颊车、下关。配合选用翳风、风池、合谷（左病取右，右病取左）。如三者皆见各取1～2个穴，配穴1～2个，每3日换药或根据病情变更穴位。

（4）治疗癃闭方2：鲜青蒿200～300 g，搅细碎（注意勿让汁水流掉），敷于脐部，上面覆盖25 cm×30 cm塑料薄膜及棉垫各1块，胶布固定，敷药后，患者下腹部有清凉舒适之感，待排尿后，即可去药。

🔲 案 例 分 析

1. 湿疹（湿热熏蒸）。

2. 可用熏洗法治疗，将清泻湿热、凉血止痒、清热解毒的药物煎煮，将滤好的药液倒入木桶内，外罩布单，将患足与容器封严，趁热熏蒸，然后待药液温后浸洗患足，洗足时可以用手摩擦双足的穴位。每次10～30 min，每日1～3次，注意水温以50～60 ℃为宜。

学 习 检 测

选择题

1. 不适合热敷治疗的病证是（　　　）。

A. 胃痛　　　　　　　　　　B. 咳嗽　　　　　　C. 软组织急性损伤

D. 风湿痹　　　　　　　　　E. 落枕

2. 以川乌、草乌、麻黄为主药进行熏洗治疗，适用于哪种痹证？（　　　）

A. 虚痹　　　　　B. 热痹　　　　　C. 风痹　　　　　D. 着痹　　　　　E. 寒痹

3. 药液湿热敷适宜的温度为（　　　）。

A. 35～37 ℃　　B. 37～38 ℃　　C. 38～40 ℃　　D. 40～45 ℃　　E. 45～50 ℃

4. 发疱法常用的药物有（　　　）。

A. 川芎　　　　　B. 大黄　　　　　C. 附子　　　　　D. 大蒜　　　　　E. 生姜

（焦　磊　唐鼎丰）

第三节　康复医学科常用内治方药

 学 习 任 务

1. 掌握康复医学科几种常用的中药内治方法。
2. 熟悉康复医学科补益法、调理法、延缓衰老法的常用方药及其适应证。

 案 例 引 导

　　赵某，女，72 岁，2017 年 7 月 28 日就诊。近 30 年来腰部酸痛时作，遇劳加重，卧则减轻，小便时常频数，未予诊治。近 1 个月来腰部酸痛加重，伴有头晕恶心，夜尿频数，口燥咽干，手足心热，下肢乏力，心烦失眠。查体：神清，面色潮红，双肾轻度叩击痛，爪甲稍苍白，舌淡红，有裂纹，舌体前部少苔，舌根苔黄腻，脉细弦数。B 超示：左肾 85 mm×40 mm，右肾 75 mm×35 mm，双肾缩小，肾髓质结构模糊不清。

　　问题：

　　1. 按照中医辨证，该患者诊断为何病何证？

　　2. 针对患者的情况，应该采用哪种中医内治方药进行康复治疗？

患者在疾病康复后期,常常因久病体虚、大病体虚、久残多虚及年老体衰等原因,导致患者气血不足、脏腑亏虚、阴阳失衡、功能失调,临床可根据中药的性味归经、虚实补泻、配伍等原则,辨证施治,选用相应的中成药,以帮助其复原正气,恢复机体生理功能。"虚则补之,损则益之"是传统康复医学主要治则之一。因此,康复医学科常用的中成药,按功能主治、临床应用不同归纳为补益法、调理法、延缓衰老法三大类。

一、补益法

补益法属于八法中的"补法"。针对康复医学科患者久病体虚、身体虚损、正气不足,根据病因病情采用内服补益类中成药,补养脏腑虚损,调和气血阴阳,促进形神康复的治疗方法。凡以补益药为主组成,具有滋养、补益人体气血不足,用以治疗各种虚证的一类方剂为补益类中成药。

(一)补气养血方药

补气养血方药以补气养血药为主组成,具有补益正气、补血益阴的功效,适用于脾胃虚弱或血虚证。症见气虚之倦怠乏力,气短懒言,面色㿠白,唇舌色淡无华,爪甲变薄变脆,毛发色黄稀落,头晕目眩,自汗,心悸失眠,甚或便溏脱肛,手足发麻,筋脉拘急。舌质淡,脉细弱。代表方剂有:四君子丸、补中益气丸、八珍丸、十全大补丸。

四君子丸(《太平惠民和剂局方》)

方药组成:人参、茯苓、炒白术、炙甘草。

功效:益气健脾。

主治:适用于脾胃气虚导致的运化无力、胃纳不佳、食少便溏、舌淡苔白、脉细弱等症患者的康复。

补中益气丸(《脾胃论》)

方药组成:炙黄芪、党参、炒白术、炙甘草、柴胡、升麻、当归、陈皮。

功效:补益中气,升阳举陷。

主治:适用于脾胃虚弱,中气下陷导致的泄泻。症见体倦乏力,食少腹胀,便溏,久泻,胃下垂,子宫下垂,肛门下坠等。

八珍丸(《瑞竹堂经验方》)

方药组成:当归、人参、川芎、熟地、白芍、白术、茯苓、炙甘草。

功效:补气益血。

主治:适用于气血两虚导致的形体消瘦、面色㿠白、头晕目眩、食欲不振、四肢乏力、心悸、虚热烦躁、月经过多、崩漏不止、疮疡久不收口等症患者的康复。

十全大补丸(《太平惠民和剂局方》)

方药组成:当归、熟地、人参、白芍、川芎、白术、茯苓、黄芪、甘草、肉桂。

功效:补气养血。

主治:适用于气血不足导致的内伤诸证。症见面红萎黄,肌肉消瘦,精神倦怠,头晕目眩,腰膝无力,疮疡不敛以及妇女月经过多,崩漏不止,产后体虚等。

（二）补阴助阳方药

以补阴助阳药为主组成，具有滋补阴液、补肾填精、温补真阳的功效。适用于肝肾阴虚或肾阳虚衰证。

1. 滋阴补肾　热病初愈，热邪虽衰，肝肾阴精大伤，或久病伤肾，肾阴亏虚出现形体消瘦、面容憔悴、毛发枯黄、肌肤干涩、头晕目眩、口燥咽干、牙齿松动、齿龈萎缩、腰酸腿软、遗精盗汗、月经减少、耳鸣耳聋、心悸健忘、虚烦不得眠等症。舌瘦小红赤，苔黄少津，甚或舌光无苔。脉虚或虚细。常用方剂：六味地黄丸、石斛夜光丸、左归丸、河车大造丸。

六味地黄丸（《小儿药证直诀》）

方药组成：熟地、山药、山茱萸、牡丹皮、泽泻、茯苓。

功效：滋阴补肾。

主治：肝肾阴虚引起的头晕耳鸣、身体消瘦、腰膝酸软、骨蒸潮热、遗精盗汗、消渴、口舌干燥、咽痛咽干等症患者的康复。

石斛夜光丸（《瑞竹堂经验方》）

方药组成：人参、天冬、麦冬、生地、熟地、山药、茯苓、枸杞子、决明子、牛膝、菟丝子、菊花、炒苦杏仁、石斛、酒肉苁蓉、酒五味子、甘草、炒枳壳、青葙子、盐白蒺藜、黄连、川芎、防风、水牛角、山羊角。

功效：滋阴补肾。

主治：肝肾阴虚引起的头晕耳鸣、身体消瘦、腰膝酸软、骨蒸潮热、遗精盗汗、口舌干燥、咽痛咽干等症患者的康复。

左归丸（《景岳全书》）

方药组成：熟地、山药、山茱萸、鹿角胶、龟板胶、枸杞子、菟丝子、牛膝。

功效：滋补肝肾，清热益肺。

主治：肝肾两虚引起的虚劳咳嗽、骨蒸潮热、遗精盗汗、腰膝酸软等症患者的康复。

河车大造丸（《景岳全书》）

方药组成：紫河车、熟地、醋龟甲、天冬、麦冬、盐杜仲、盐牛膝、盐黄柏。

功效：滋补肝肾，清热益肺。

主治：肝肾两虚引起的虚劳咳嗽、骨蒸潮热、遗精盗汗、腰膝酸软等症患者的康复。

2. 温补肾阳　年老体弱、久病、残疾等伤及肾阳，命门火衰，而见神疲体弱、畏寒肢冷、腰膝酸软、夜尿频多，或尿后余沥不尽、性功能减退等症。常用方剂：桂附地黄丸、右归丸、金匮肾气丸。

桂附地黄丸（《景岳全书》）

方药组成：肉桂、制附子、熟地、山茱萸、山药、牡丹皮、泽泻、茯苓。

功效：温补肾阳。

主治：肾阳不足引起的腰膝酸冷、下肢水肿、小便不利或反多、痰饮喘咳、消渴等症患者的康复。

右归丸(《景岳全书》)

方药组成:肉桂、炮附子、熟地、山茱萸、盐杜仲、当归、山药、鹿角胶、枸杞子、菟丝子。

功效:温补肾阳,填精止遗。

主治:肾阳不足、命门火衰引起的精神不振、腰膝酸冷、畏寒腹痛、阳痿滑精、大便溏薄、小便不禁、尿频而清等症患者的康复。

金匮肾气丸(《金匮要略》)

方药组成:炮附子、肉桂、熟地、山药、山茱萸、牡丹皮、泽泻、茯苓。

功效:温补肾阳。

主治:肾阳不足引起的腰痛脚软、下半身常有冷感、少腹拘急、小便不利或小便反多、舌淡胖、尺脉虚弱,以及痰饮、消渴、脚气等症患者的康复。

（三）养心安神方药

以养心安神药为主组成,具有滋养安神的功效。症见年老气虚血少,久病体虚,或思虑劳伤,阴血暗耗,心神失养,出现心悸、失眠、多梦、健忘、口舌生疮、便干尿赤、舌红少苔、脉细数等。常用方剂:天王补心丹、柏子养心丸和酸枣仁丸。

天王补心丹(《摄生秘剖》)

方药组成:生地、茯苓、麦冬、天冬、玄参、当归、丹参、炒酸枣仁、柏子仁、党参、五味子、制远志、石菖蒲、朱砂、桔梗、甘草。

功效:滋阴养血,补心安神。

主治:心肾不足、阴亏血少引起的心悸健忘、失眠多梦、精神衰弱、大便干燥、口舌生疮、舌红少苔、脉细数等症患者的康复。

柏子养心丸(《证治准绳》)

方药组成:炙黄芪、党参、当归、川芎、炒酸枣仁、柏子仁、五味子、制远志、肉桂、茯苓、半夏、朱砂、炙甘草。

功效:补气,养血,安神。

主治:心气虚寒、阴血不足引起的气短畏寒、心悸易惊、失眠健忘多梦等症患者的康复。

酸枣仁丸(《金匮要略》)

方药组成:炒酸枣仁、川芎、茯苓、知母、甘草。

功效:养血安神,清热除烦。

主治:肝血不足、阴虚内热引起的心悸、阴血不足、清阳失养之头目眩晕、虚烦不得眠、心悸盗汗、咽干口燥、脉弦或细数等症患者的康复。

二、调理法

康复医学科患者因正气不足,机体抗病力低下,常常导致虚实夹杂、寒热互结及内外合邪,产生气郁、血瘀、痰阻、食滞等,引起脏腑功能失调,经络气血不通。治疗应调和脏腑功能,疏通经络气血,并祛除体内致病邪气,即为调理法。

（一）理气方药

以理气药为主组成，具有行气或降气的作用，疏畅气机，调整脏腑功能，主要治疗气滞或气逆病证的一类方剂。属于中医八法中的"消法"。

1. 行气　适用于气滞证。具有行气开郁散结的作用。肝气郁滞者，是因肝气不舒引起的，症见胸胁胀满不适、情志抑郁、月经不调、疝气疼痛等，治疗宜疏肝理气，常用的方剂有舒肝丸、逍遥丸；脾胃气滞者，是因脾胃不和引起的，症见脘腹胀满、食少恶心、嗳气吞酸、大便失调等，治疗宜和胃止痛，常用的方剂有舒肝丸、逍遥丸、越鞠丸、木香顺气丸。

舒肝丸（《明代朱天璧方》）

方药组成：川楝子、白芍、姜黄、茯苓、沉香、麸炒枳壳、醋元胡、陈皮、木香、砂仁、豆蔻、姜厚朴。

功效：疏肝解郁，和胃止痛。

主治：适用于肝郁气滞引起的两胁胀痛、胃脘不舒、嗳气吞酸、饮食无味、消化不良等症的康复。

逍遥丸（《太平惠民和剂局方》）

方药组成：柴胡、当归、白芍、白术、薄荷、茯苓、甘草。

功效：疏肝健脾，养血调经。

主治：适用于肝气不舒引起的胸胁胀痛、头晕目眩、倦怠乏力、午后潮热、月经不调、食欲减退等症的康复。

越鞠丸（《丹溪心法》）

方药组成：醋香附、苍术、川芎、姜栀子、炒神曲。

功效：行气解郁，宽中除满。

主治：适用于气、血、痰、火、湿、食等郁证。症见胸膈痞闷、脘腹胀痛、食滞反酸呕吐、饮食不化。

木香顺气丸（《沈氏尊生书》）

方药组成：醋香附、乌药、陈皮、麸炒枳壳、醋青皮、炒莱菔子、木香、茯苓、麸炒神曲、炒山楂、炒麦芽、槟榔、甘草。

功效：行气化湿，健脾和胃，止痛。

主治：适用于湿浊中阻、脾胃不和所致的胸膈痞闷、脘腹胀痛、嗳气纳呆、停食停水、恶心呕吐等症的康复。

2. 降气　适用于气逆证，具有降气止呕、调理气机、解郁散结的作用。肺气上逆、咳喘者，治疗宜降气，兼顾止呕平喘；胃气上逆、呕吐呃逆者，治疗宜降气止呕，调理气机，解郁散结。常用的方剂有苏子降气汤、旋覆代赭汤。

苏子降气汤（《太平惠民和剂局方》）

方药组成：紫苏子、半夏、厚朴、当归、前胡、肉桂、炙甘草、生姜、大枣、紫苏叶。

功效：降气平喘，祛痰止咳。

主治：适用于上实下虚之喘咳证。症见痰涎壅肺，肺气不宣，肾阳不足，肾不纳气所致胸膈满闷,咳喘痰多,气短,呼多吸少;或腰痛脚弱、肢体倦怠;或肢体水肿,舌苔白滑或白腻,脉弦滑等。

旋覆代赭汤(《伤寒论》)

方药组成:旋覆花、代赭石、人参、生姜、炙甘草、制半夏、大枣。

功效:降逆化痰,益气和胃。

主治:适用于胃虚痰浊内阻证。症见胃脘痞闷或胀满,心下痞硬,按之不痛,频频嗳气,或见纳差,恶心,呕吐,呃逆等,舌苔白腻,脉缓或滑。临床常用于治疗胃神经官能症、神经性呃逆、膈肌痉挛、慢性胃炎、胃及十二指肠溃疡、幽门不完全性梗阻等属于胃虚痰阻者的康复。

(二)理血方药

凡以理血药为主组成,具有促进血行、消散或攻逐体内瘀血及止血等作用,主要治疗血瘀及出血病证的一类方剂。

1. 活血化瘀 具有促进血行、消散体内瘀血的作用,适用于治疗瘀血停滞引起的蓄血、瘀血、经闭、痛经,外伤瘀血肿痛,中风血脉瘀阻等病证。常用的方剂有血府逐瘀丸、补阳还五口服液、复方丹参片。

血府逐瘀丸(《医林改错》血府逐瘀汤)

方药组成:桃仁、红花、川芎、当归、牛膝、炒枳壳、赤芍、桔梗、柴胡、生地、甘草。

功效:活血祛瘀,行气止痛。

主治:适用于胸中血瘀证,症见胸痛,头痛日久不愈,痛如针刺而有定处;或呃逆日久不止;或饮水即呛,干呕;或内热烦闷;或心悸怔忡,失眠多梦;或急躁易怒,入暮潮热或血瘀经闭、痛经。口唇紫暗或两目暗黑,舌质暗红或舌有瘀斑、瘀点,脉涩或弦紧。临床常用于冠心病、心绞痛、脑血栓形成、神经官能症、高血压病、高脂血症、血栓闭塞性脉管炎、脑震荡后遗症之头晕头痛等属于瘀阻气滞者的康复。

补阳还五口服液(《医林改错》补阳还五汤)

方药组成:黄芪、当归尾、赤芍、川芎、桃仁、红花、地龙。

功效:活血行气止痛。

主治:适用于中风后遗症。症见半身不遂,口眼歪斜,语言謇涩,口角流涎,小便频数,遗尿不禁,大便干燥,舌苔白,脉缓等。

复方丹参片(《研制方》)

方药组成:丹参、三七、冰片。

功效:活血化瘀,芳香开窍,理气止痛。

主治:适用于治疗心脉瘀阻引起的胸闷、胸痹心痛、脘腹胁痛等症的康复,临床常用于治疗冠心病、心绞痛。

2. 止血 具有止血的作用,适用于治疗血液离经妄行之吐血、衄血、咳血、便血、尿血、崩漏、皮下出血等各种出血证。常用的方剂有十灰散、小蓟饮子。

十灰散(《十药神书》)

方药组成:大蓟、小蓟、侧柏叶、白茅根、茜草、大黄、棕榈皮、牡丹皮、荷叶、栀子(均炒炭）。

功效：凉血止血。

主治：适用于呕血、咯血等出血症的康复。

小蓟饮子(《济生方》)

方药组成：生地、小蓟、滑石、木通、蒲黄、藕节、淡竹叶、栀子、当归、炙甘草。

功效：凉血止血，利水通淋。

主治：适用于血淋、尿血证，症见尿中带血、赤涩热痛、小便频数、舌红脉数。

（三）治风方药

凡以辛散去风或熄风止痉药为主组成，具有疏散外风或平熄内风的作用，主要治疗风病的一类方剂。

1. 疏散外风　具有疏散外风的作用，适用于治疗邪自外来之风所致诸病，症见关节屈伸不利，肌肤麻木不仁，或破伤风口噤，出现角弓反张等。常用的方剂有：川芎茶调散、牵正散、小活络丹。

川芎茶调散(《太平惠民和剂局方》)

方药组成：川芎、白芷、羌活、荆芥、细辛、防风、甘草、薄荷。

功效：疏风止痛。

主治：适用于治疗外感风邪头痛。症见偏正头痛或巅顶头痛，恶寒发热无汗，目眩鼻塞，舌苔薄白，脉浮。常用于外感风寒引起的感冒头痛，血管神经性头痛，慢性鼻炎头痛之外感风邪者的康复。

牵正散(清代吴仪洛《成方切用》)

方药组成：白附子、白僵蚕、全蝎、天麻。

功效：祛风化痰止痉。

主治：适用于风痰阻络引起的中风面瘫，口眼歪斜、面神经麻痹、三叉神经痛等的康复。

小活络丹(《太平惠民和剂局方》)

方药组成：制川乌、制草乌、天南星、地龙、乳香、没药。

功用：祛风除湿，通络化痰，活血止痛。

主治：适用于治疗风寒湿痹引起的疾病。症见肢体筋脉疼痛，麻木拘挛，关节伸屈不利，疼痛游走不定。也治中风导致的手足麻木不仁，日久不愈，经络中痰湿瘀血而见腰腿沉重，或腿臂间作痛等症。

2. 平熄内风　具有平肝熄风、解痉的作用，适用于治疗风自内生，"热极动风"和"肝风内动"之内风所致诸病，症见高热不退、抽搐惊厥或眩晕、猝然晕倒、半身不遂、口眼歪斜等。常用的方剂有：羚角钩藤汤、镇肝熄风汤、天麻钩藤饮、大定风珠。

羚角钩藤汤(《通俗伤寒论》)

方药组成：羚羊角、钩藤、霜桑叶、菊花、白芍、生地、竹茹、川贝母、茯神木、生甘草。

功效：凉肝熄风，增液舒筋。

主治：适用于治疗肝经热盛，热极生风证。症见高热不退，躁扰烦闷，手足抽搐，发

Note

为惊厥,甚则神昏,舌绛而干,甚或舌焦起刺,脉弦而数等。

镇肝熄风汤(《医学衷中参西录》)

方药组成:怀牛膝、代赭石、生龙骨、生牡蛎、生龟板、白芍、天冬、玄参、川楝子、茵陈、生麦芽、甘草。

功效:镇肝熄风,滋阴潜阳。

主治:适用于治疗肝肾阴亏、肝阳上亢、肝风上旋导致的头目眩晕、面赤耳鸣、心胸烦热、肢体不利、口眼歪斜,甚或突然昏倒,不省人事,脉弦长有力等症的康复。

天麻钩藤饮(《杂病证治新义》)

方药组成:天麻、钩藤、石决明、栀子、黄芩、川牛膝、桑寄生、杜仲、益母草、茯神、夜交藤。

功效:平肝熄风,清热安神,补益肝肾。

主治:适用于治疗肝阳上亢、肝风上扰导致的眩晕头痛、眼花耳鸣、心烦失眠、肢体震颤,甚则半身不遂、舌红苔黄、脉弦数等症的康复。

大定风珠(《温病条辨》)

方药组成:白芍、生地、阿胶、生龟板、麻仁、五味子、生牡蛎、生鳖甲、麦冬、炙甘草、鸡子黄。

功效:滋阴养血熄风。

主治:适用于阴虚动风证。多见于温病后期,因真阴亏损,虚风内动导致的神昏瘛疭、脉气虚弱、舌绛红苔少等症。

(四)祛湿方药

凡以祛湿药为主组成,具有化湿利水,通淋泄浊的作用,为治疗水湿病证的一类方剂。属于八法中的"消法"。祛湿剂易耗伤津液,凡有素体阴液亏损、病后体虚者及孕妇慎用。根据湿邪致病引起的不同证候将祛湿方药分为以下五类:

1. 燥湿和胃 适用于湿浊内阻、脾胃失和证。症见脘腹痞满,嗳气反酸,食少体倦,呕吐泄泻。常用的方剂有:平胃散、藿香正气散。

平胃散(《太平惠民和剂局方》)

方药组成:苍术、厚朴、陈皮、甘草、生姜、大枣。

功效:燥湿运脾,行气和胃。

主治:湿滞脾胃证。症见脘腹胀满,呕吐恶心,不思饮食,嗳气吞酸,肢体沉重,怠惰嗜卧,常多自利,舌苔白厚腻,脉缓等。

藿香正气散(《太平惠民和剂局方》)

方药组成:藿香、紫苏、大腹皮、白芷、白术、茯苓、半夏、厚朴、陈皮、桔梗、炙甘草。

功效:解表化湿,理气和中。

主治:外感风寒、内伤湿滞证。症见霍乱吐泻,恶寒发热,脘腹疼痛,头痛,舌苔白腻等。

2. 清热祛湿 适用于外感湿热证,或湿热内蓄,或湿热下注所致的暑湿、湿温、黄疸、热淋、痢疾、霍乱、痿痹等证。常用的方剂有:茵陈蒿汤、三仁汤、八正散、二妙散。

茵陈蒿汤(《伤寒论》)

方药组成:茵陈、栀子、大黄。

功效:清热,利湿,退黄。

主治:湿热黄疸(阳黄)。症见一身面目俱黄,黄色鲜明,腹微满,口干渴,小便短赤,舌苔黄腻,脉沉数等。

三仁汤(《温病条辨》)

方药组成:杏仁、薏苡仁、白蔻仁、滑石、通草、竹叶、半夏、厚朴。

功效:宣畅气机,清热利湿。

主治:适用于治疗湿温初起、暑温夹湿证。症见头痛恶寒,身重疼痛,胸闷不饥,面色淡黄,午后身热,口不渴。舌苔白,脉弦细而濡等。

八正散(《太平惠民和剂局方》)

方药组成:车前子、瞿麦、萹蓄、栀子、大黄、滑石、木通、炙甘草、灯心草。

功效:清热泻火,利水通淋。

主治:适用于治疗湿热淋证。症见尿频尿急,尿色混赤,淋漓不畅,甚或癃闭不通,小腹急满,咽干口燥。舌苔黄腻,脉滑数等。

二妙散(《丹溪心法》)

方药组成:黄柏、苍术。

功效:清热燥湿。

主治:适用于湿热走注引起的筋骨疼痛,湿热下注,两足痿软无力;或足膝红肿热痛,湿热带下;或下部湿疹,湿疮;小便短黄,舌苔黄腻等症的康复。

3. 利水渗湿 适用于水湿壅盛所致的水肿、泄泻等证。常用的方剂有:五苓散、防己黄芪汤。

五苓散(《伤寒论》)

方药组成:猪苓、茯苓、泽泻、桂枝、白术。

功效:利水渗湿,温阳化气。

主治:水饮停蓄所致诸病。症见水肿,小便不利,烦渴欲饮,水入即吐,头痛微热,舌苔白,脉浮。水湿内停证:症见水肿泄泻,小便不利,霍乱等。痰饮证:症见脐下动悸,吐涎沫,头眩;或短气而咳者等。

防己黄芪汤(《金匮要略》)

方药组成:防己、黄芪、白术、甘草、生姜、大枣。

功效:健脾利水,益气祛风。

主治:风水或风湿引起的病证。症见汗出恶风,身重,小便不利,舌淡苔白,脉浮等。

4. 温化水湿 适用于寒湿所致的痰饮、水肿等证。常用的方剂有:苓桂术甘汤、真武汤、实脾散。

苓桂术甘汤(《金匮要略》)

方药组成:桂枝、茯苓、白术、甘草。

功效：健脾利湿，温阳化饮。

主治：痰饮证。适用于中气不足引起的胸胁支满、心悸目眩、舌苔白滑、脉弦滑等症的康复。

5．祛风胜湿 适用于外来风湿侵袭肌表所致的头痛身重，或风湿侵袭痹阻经络所致的腰膝痛痹。常用的方剂有：羌活胜湿汤、独活寄生丸、蠲痹汤、桂枝芍药知母汤。

羌活胜湿汤（《内外伤辨惑论》）

方药组成：羌活、独活、藁本、防风、炙甘草、川芎、蔓荆子。

功效：祛风，胜湿，止痛。

主治：风湿在表，头痛身重，肩背疼痛不可回顾，或腰脊疼痛难以转侧，苔白，脉浮者。

独活寄生丸（唐朝孙思邈《备急千金要方》独活寄生汤）

方药组成：独活、秦艽、桑寄生、杜仲、牛膝、细辛、茯苓、肉桂、防风、川芎、党参、甘草、当归、芍药、熟地。

功效：祛风湿，止痹痛，益肝肾，补气养血。

主治：风寒湿邪侵袭，痹证日久，肝肾两虚，气血不足证。症见腰膝疼痛，肢节屈伸不利，肢体酸软无力或麻木不仁，畏寒喜暖，心悸气短，舌淡苔白，脉细弱等。

蠲痹汤（《百一选方》）

方药组成：当归、炙黄芪、羌活、姜黄、赤芍、防风、甘草。

功效：益气和营，祛风胜湿。

主治：适用于营卫两虚导致的风湿痹痛，身体烦痛，项背拘急，肩项臂痛，举动艰难，手足麻木等症的康复。

桂枝芍药知母汤（《金匮要略》）

方药组成：桂枝、芍药、知母、白术、防风、麻黄、附子、甘草、生姜。

功效：祛风除湿，温经宣痹。

主治：肢体疼痛肿大，脚肿如脱，但身体瘦弱，头目眩晕，气短欲吐；或发热，舌淡苔白，脉沉细等症的康复。

（五）止咳、祛痰、平喘药

凡以止咳、祛痰、平喘药为主要组成，具有止咳平喘、消除痰饮的作用，治疗各种痰病的一类方剂。属于八法中的"消法"。根据临床表现分为以下五类：

1．燥湿化痰 适用于湿痰证。症见咳嗽痰多，痰滑易咳出，恶心呕吐，胸胁满闷，肢体困重；或头眩心悸，舌苔白滑或白腻，脉滑。常用的方剂有：二陈丸、温胆汤、涤痰汤。

二陈丸（《太平惠民和剂局方》）

方药组成：姜半夏、陈皮、茯苓、甘草。

功效：燥湿化痰，理气和中。

主治：适用于外感温燥证之轻证。症见头痛，身热不甚，咽干，口渴，鼻燥，干咳无痰或痰多而黏，胸膈胀满，恶心呕吐，头眩心悸，舌红苔薄白而干，脉浮数等。

温胆汤(《三因极一病证方论》)

方药组成:姜半夏、竹茹、茯苓、枳实、橘皮、炙甘草。

功效:理气化痰,清胆和胃。

主治:适用于胆胃不和,痰热内扰证。症见胆怯易惊,虚烦不宁,失眠多梦,呃逆呕吐,癫痫等。

涤痰汤(《济生方》)

方药组成:姜半夏、竹茹、茯苓、枳实、橘红、胆南星、人参、石菖蒲、甘草、生姜、大枣。

功效:涤痰开窍。

主治:适用于心脾不足、痰火相壅引起的中风、痰迷心窍、舌强不能言等症的康复。

2. 清热化痰　适用于热痰证。症见咳吐黄痰不利,甚至因痰热导致胸痛、眩晕、惊痫、舌红苔黄腻。常用的方剂有:清气化痰丸、大陷胸丸。

清气化痰丸(《景岳全书》)

方药组成:胆南星、黄芩、瓜蒌仁、炒枳实、橘红、姜半夏、杏仁、茯苓。

功效:清肺降逆,止咳化痰。

主治:适用于痰热咳嗽。症见咳嗽痰稠色黄,咳嗽不爽,气急喘促,胸膈痞闷,惊悸不安,小便短赤,舌质红,苔黄腻,脉滑数等。

大陷胸丸(《伤寒论》)

方药组成:大黄、玄明粉、黄连、半夏、瓜蒌实。

功效:清热化痰,攻下利水,宽胸散结。

主治:适用于胸胁积水、满闷疼痛、气喘、胸满、水肿等症的康复。

3. 润燥化痰　适用于燥痰证。症见咳嗽呛咳,咳痰不爽,涩而难出,咽喉干燥哽痛,舌苔白而干。常用的方剂有:百合固金丸、贝母瓜蒌散。

百合固金丸(谢观《中国医学大辞典》)

方药组成:百合、麦冬、熟地、生地、川贝、玄参、白芍、当归、桔梗、甘草。

功效:养阴润燥,清热止咳。

主治:适用于肺肾阴虚引起的咳喘、口干咽痛、燥咳、痰中带血、虚劳骨蒸、午后潮热、小便短赤等症的康复。

贝母瓜蒌散(《医学心语》)

方药组成:贝母、瓜蒌、天花粉、橘红、桔梗、茯苓。

功效:润肺清热,理气化痰。

主治:燥痰咳嗽。症见干咳少痰,痰稠而黏,咯痰不爽,涩而难出,咽喉干燥,苔白而干等。

4. 温化寒痰　适用于寒痰证。症见咳吐白痰,胸脘痞闷,畏寒肢冷,舌苔白滑,脉弦滑。常用的方剂有:苏子降气丸、苓甘五味姜辛汤、三子养亲汤。

苏子降气丸(《太平惠民和剂局方》苏子降气汤)

方药组成:紫苏子、法半夏、当归、炙甘草、前胡、姜厚朴、肉桂、沉香、生姜、大枣。

功效:降气化痰。

主治:适用于痰涎壅盛,咳嗽喘促,胸膈满闷。

苓甘五味姜辛汤(《金匮要略》)

方药组成:茯苓、甘草、干姜、细辛、五味子。

功效:温肺化饮。

主治:适用于寒饮咳嗽。症见咳痰量多,清稀色白,胸膈不舒,舌苔白滑,脉弦滑等。

三子养亲汤(《韩氏医通》)

方药组成:苏子、白芥子、莱菔子。

功效:降气消食,温化痰饮。

主治:适用于痰壅气滞引起的咳嗽气喘、痰多胸闷、食少难消、舌苔白腻、脉滑等症的康复。

5. 化痰熄风 适用于内风夹痰证。症见头痛眩晕,甚或晕厥,不省人事,舌苔白腻,脉弦滑。常用的方剂有:半夏白术天麻汤。

半夏白术天麻汤(《医学心语》)

方药组成:半夏、白术、天麻、茯苓、橘红、甘草。

功效:燥湿化痰,平肝熄风。

主治:适用于风痰上扰证。症见眩晕头痛,胸闷痞闷,呕吐恶心,舌苔白腻,脉弦滑等。

(六)温里方药

凡以温热药为主组成,具有温里助阳,散寒通脉等作用,用于治疗里寒证的一类方剂。属于八法中的"温法"。根据里寒证轻重不同,分为三大类。

1. 温中祛寒 适用于中焦虚寒证。症见脘腹疼痛,喜温按,呕吐,不欲饮食,大便溏薄,畏寒肢冷,舌淡苔白,脉沉细无力。常用的方剂有:理中丸、小建中汤。

理中丸(《伤寒论》)

方药组成:人参、白术、干姜、炙甘草。

功效:温里祛寒,补气健脾。

主治:适用于脾胃虚寒证。症见脘腹疼痛,喜温按,自利不渴,呕吐,不欲饮食,畏寒肢冷,舌淡苔白,脉沉细;或阳虚失血;或小儿慢惊;或病后喜唾涎沫,或霍乱吐泻,以及中焦虚寒所致的胸痹。

小建中汤(《伤寒论》)

方药组成:芍药、桂枝、炙甘草、生姜、大枣、饴糖。

功效:温中补虚,和缓里急。

主治:适用于虚劳里急证。症见腹中时痛,喜温喜按,舌淡苔白,脉细弦;或虚劳心悸,虚烦不宁,面色无华;或手足烦热,口燥咽干等。

2. 回阳救逆 适用于阳气衰微,阴寒内盛,甚至阴盛格阳或戴阳证。症见精神萎靡,恶寒踡卧,四肢厥冷,下利清谷,甚则大汗淋漓,脉微细或脉微欲绝。常用的方剂有：四逆汤、回阳救急汤。

四逆汤（《伤寒论》）

方药组成：干姜、附子、炙甘草。

功效：回阳救逆。

主治：适用于少阴病。症见精神萎靡，恶寒踡卧，四肢厥冷，呕吐不渴，腹痛下利，甚则大汗淋漓，舌苔白滑，脉微细；或太阳病误汗亡阳等。

回阳救急汤（《伤寒六书》）

方药组成：熟附子、干姜、肉桂、白术、茯苓、人参、五味子、陈皮、炙甘草、制半夏、生姜、麝香。

功效：回阳救急，益气生脉。

主治：适用于寒邪直中三阴，真阳衰微证。症见精神萎靡，恶寒踡卧，四肢厥冷，吐泻腹痛，口不渴；或身寒战栗；或指甲口唇青紫；或口吐涎沫，舌淡苔白，脉沉微，甚或无脉等。

3. 温经散寒　适用于阳气虚弱，营血不足，寒邪凝滞经脉证。症见手足厥冷，或肢体痹痛，或肌肤麻木不仁，舌淡苔白，脉沉细或脉细欲绝。常用的方剂有：当归四逆汤、黄芪桂枝五物汤。

当归四逆汤（《伤寒论》）

方药组成：当归、桂枝、芍药、细辛、通草、炙甘草、大枣。

功效：温经散寒，养血通脉。

主治：适用于血虚寒厥证。症见手足厥冷，或局部青紫，口不渴，或腰股腿足疼痛或麻木，舌淡苔白，脉沉细或脉细欲绝等。

黄芪桂枝五物汤（《金匮要略》）

方药组成：黄芪、芍药、桂枝、生姜、大枣。

功效：益气温经，和血通痹。

主治：适用于血痹证。症见手足厥寒，肌肤麻木不仁，脉微紧等。

三、延缓衰老法

通过服用药物，调理人体脏腑，可以补精益气，延缓衰老，延年益寿。实践证明，许多延年益寿的传统医方，不但能延缓衰老，还有康复治疗的作用。常用方剂有：延寿丹、八仙长寿丸、七宝美髯丹、琼玉膏等。

延寿丹（《世补斋医书》）

方药组成：何首乌、豨莶草、杜仲、牛膝、菟丝子、女贞子、霜桑叶、忍冬藤、生地、桑椹膏、黑芝麻膏、金樱子膏、墨旱莲膏。

功效：补肝肾，强筋骨，益精血，乌须发。

主治：适用于肝肾不足所致头晕眼花，耳鸣健忘，腰膝无力，四肢酸麻，夜尿频数，须发早白。目前多用于高血压病、动脉粥样硬化、冠心病、肝肾功能不全患者等的康复。

八仙长寿丸（又称麦味地黄丸，来源于《医级》）

方药组成：生地、山药、山茱萸、茯苓、泽泻、牡丹皮、麦冬、五味子。

功效：敛肺纳肾。

主治：适用于肺肾阴虚引起的肾虚喘嗽。症见咳嗽喘逆，潮热盗汗等。

七宝美髯丹（又称美髯丹，来源于《医方集解》）

方药组成：何首乌、茯苓、牛膝、当归、枸杞子、菟丝子、补骨脂。

功效：补肝肾，强筋骨，益精气，暖丹田。

主治：适用于年老体弱、肝肾不足导致的头晕健忘、发鬓斑白或脱落、腰膝酸软、小便淋漓、大便秘结等症。还可以调节机体免疫力，促进体内蛋白质合成，降低血糖、血脂，抑制肿瘤生长等。

琼玉膏（《洪氏集验方》）

方药组成：人参、生地、茯苓、白蜜。

功效：滋阴润肺，益气补脾。

主治：适用于肺痨病。症见干咳少痰，咯血，咽燥，肌肉消瘦，气短乏力，舌红少苔，脉细数等。

案例分析

1. 中医诊断为腰痛（西医诊断为肾炎）。证型：肾虚型。

2. 治法：滋阴补肾。用补益法进行康复治疗，内治方药选用六味地黄丸。方药组成：熟地、山药、山茱萸、牡丹皮、泽泻、茯苓。

第四节　康复医学科常用外治方药

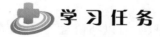 学习任务

1. 掌握康复医学科热敷疗法、熏蒸疗法、熏洗疗法、敷贴疗法、脐疗法、膏药疗法、药浴疗法的常用外治处方。

2. 熟悉康复医学科热敷疗法、熏蒸疗法、熏洗疗法、敷贴疗法、脐疗法、膏药疗法、药浴疗法的适用范围、用法等。

 案例引导

张某，女，54岁，2016年12月20日初诊。主诉：右肩周围疼痛40多天，

疼痛剧烈而影响睡眠。患者受凉后引起右肩部疼痛,穿衣困难,患肢不能上举、外展、后伸,只能下垂于体侧,常常于夜间睡眠时疼醒,需抱肩起床下地行走活动,以减轻疼痛,经口服药物、拔罐等治疗无效。

问题:

1. 按照中医辨证,该患者诊断为何病何证?

2. 对该患者可以采取哪些中药外治方法进行康复治疗? 如何操作?

康复医学科常用的中药外治方法有热敷疗法、熏蒸疗法、熏洗疗法、敷贴疗法、脐疗法、膏药疗法、药浴疗法等。

一、热敷疗法

热敷疗法常用的方药如下。

(一) 治疗颈椎病

方药:伸筋草、透骨草、附子、荆芥、防风、麻黄、桂枝、羌活、独活、路路通、千年健、红花、秦艽、防己、威灵仙各 30 g。

用法:将上药共研成粗末,装入长 15 cm、宽 10 cm 布袋里,每袋装 150 g,水煮 20~30 min,稍凉后将药袋置于患处或大椎穴热敷,每次 30 min,每日一次,2 个月为 1 个疗程。每袋药可以用 2~3 日。

(二) 治疗腰痛

方药:艾叶 60 g,醋 15 mL。

用法:将艾叶须去硬梗筋,炒至微焦。将醋频频洒在上面,趁热用布包裹,敷于腰部疼痛处。

(三) 治疗中风、口眼歪斜

方药:猪牙皂角 500 g,醋 250 mL,麝香适量。

用法:将猪牙皂角研末,加入米醋加热,边加热边搅动,大约 10 min 后搅成黄褐色糊状药膏。应用时取 7~8 层纱布做成的敷料块摊上药膏,膏药上撒少许麝香末,趁热(以不烫皮肤为宜)敷于患者面部的口眼歪斜处,以胶布固定,每天换一次。

(四) 治疗大便秘结

方药:葱白 50 g(连须洗净),生姜 30 g,食盐 15 g,淡豆豉 6 g。

用法:将上药混在一起捣烂制成药饼。将药饼放火上烘热,敷于脐上,用绷带固定。冷后烘热再敷,一般 12~24 h 气通即愈。

(五) 治疗二便不通

方药:皂角刺 1000 g。

用法:将上药捣碎蒸热,以布包热敷脐部,待凉后更换,连续热敷 9 次。

(六) 治疗风湿性关节炎

方药:花椒 10 g,辣椒 15 g,生姜 30 g。

171

用法:将上述三味中药压碎混合,用微火炒热,加入少量白酒再炒(勿令燃烧),敷于关节疼痛处,以菜叶或油纸包扎,绷带固定,隔日换药一次。

（七）治疗踝关节损伤

方药:红花 30 g,苏木 20 g,当归 15 g。

用法:将上药水煎熬至稍稠,用纱布包裹药渣敷贴患处,将药液淋于其上,药凉即换,每次 10～20 min,一日 2 次。

二、熏蒸疗法

熏蒸疗法常用的方药如下。

（一）治疗头痛

方药:当归 60 g,川芎 30 g,荆芥穗 120 g。

用法:上药加水煎汤熏头面部。

（二）治疗感冒

方药:紫苏 60 g。

用法:上药加水煎浓汤,熏蒸头面部。

（三）治疗踝关节扭伤

方药:松木锯末 500 g,陈醋 500 mL。

用法:上药加水 400 mL,煮沸后煎汤,将患侧足部置于药盆上,距离约 20 cm,再覆盖宽大毛巾,进行熏蒸 20～40 min,一日 1～2 次,5～7 日为 1 个疗程。

（四）治疗痔疮出血

方药:马齿苋 1 把。

用法:将马齿苋和米醋共煎沸,以药汤的热蒸汽熏蒸肛门,一日 1 次,每次 30 min,3 日为 1 个疗程。

（五）治疗痢疾

方药:乌梅 500 g。

用法:将乌梅加水煎汤放桶内,坐药桶上熏蒸肛门。

（六）治疗气虚痢疾

方药:防风、黄芪、枳壳各 30 g。

用法:将上述三味药加水煎汤放桶内,坐药桶上熏蒸肛门。

三、熏洗疗法

熏洗疗法常用的方药如下。

（一）治疗痹证疼痛

（1）方药 1:生川乌、生草乌、生南星、生半夏、艾叶各 30 g,生附子 15 g。

用法:将上述诸药加水 2000 mL,浸泡 1 h 后,以文火煎煮 45～60 min,取出药液,倒入盆中,先熏后洗患处,每次 30 min,一日 2 次。7 日为 1 个疗程。

功能:温经通络,祛风除湿,软坚散结。主治痛风性关节炎。(引自《外台汇要》)

(2)方药2:虎杖、桑枝、槐枝、桃枝、柳枝各250 g。

用法:将上述诸药加水煎煮后倒入桶内,先熏后洗患处。每次30~60 min,每日2次。

(3)方药3:羌活、独活、狗脊、威灵仙、松树针各60 g。

用法:将上述诸药加水煎煮后倒入桶内,趁热熏洗患处。每次30~60 min,每日1~2次。

(二)治疗骨折

(1)方药1:伸筋草、透骨草各30 g,泽兰、刘寄奴各15 g。

用法:将上述诸药加水煎煮45~60 min,取出药液,倒入盆中,先熏后洗患处,每次20~30 min,一日3次,每剂药可熏洗5~6日(为1个疗程)。

功能:活血散瘀止痛。主治骨折愈合后关节僵硬。

(2)方药2:当归、赤芍、透骨草、天仙藤、花蕊石各15 g,蒲公英、紫花地丁、苏木各12 g,白芨、没药、刘寄奴、生蒲黄、芙蓉叶各10 g,红花、茜草各6 g,桂枝5 g。

用法:将上药加清水5000 mL,煮沸20~30 min,过滤去渣,将药汁倒入盆内,趁热熏蒸患处。当药温降低时,可浸洗患处,或用两块毛巾交替浸湿敷患处,每次1~2 h,每日熏洗1~2次,每剂中药夏季用1~2日,春秋季用3~4日,冬季用5~6日。

功能:活血消瘀止痛。主治骨折后骨痂已形成者,以及软组织损伤所发生的局部瘀血肿胀疼痛。

(三)治疗扭挫伤

(1)方药1:伸筋草、透骨草各15 g,三棱、莪术、秦艽、五加皮、海桐皮各12 g,木瓜、牛膝、红花、苏木各9 g。

用法:将上述诸药加水煎煮45~60 min,取出药液,倒入盆中,先熏后洗患处,每次20~40 min,一日2次,5~7为1个疗程。

功能:活血化瘀,通络止痛。主治踝关节损伤。

(2)活血通络汤(方药2):乳香、没药、桃仁、红花、五倍子(碎)、黑豆各20 g,赤芍15 g,甘草15 g,白酒30 g。

用法:将上述诸药加清水3000 mL,浸泡1 h后,煎煮至1500 mL,取出药液,倒入盆中,加入白酒,先熏后洗患处,每次30 min,一日2次,7日为1个疗程。

功能:活血化瘀,通络止痛。主治外伤或急性腰扭伤导致的腰痛。

(3)活血止痛洗剂(方药3):艾叶、细辛、桂枝、炙川乌、炙草乌、甘松、伸筋草、海桐皮各10 g,川椒目30 g,红花9 g,茜草15 g。

用法:将上述诸药加水煎煮45~60 min,取出药液,倒入盆中,先熏后洗患处,每次20~40 min,一日2次,7日为1个疗程。

功能:活血化瘀止痛。主治外伤疼痛。

(四)治疗颈肩疾病

方药:炙乳香、炙没药、伸筋草、五加皮各12 g,当归、丹参、川乌、秦艽、路路通、桑枝、桂枝、骨碎补各9 g。

用法:将上述诸药加水煎煮45～60 min,取出药液,倒入盆中,先熏后洗患处,每次30 min,一日2次,7日为1个疗程。

功能:活血化瘀,舒筋通络,消肿止痛。主治痛风性关节痛、颈椎病、肩周炎。

(五)治疗腰痛

(1)方药1:艾叶40 g,当归60 g,金银花、黄柏、白芍、赤芍、地榆、土鳖虫各30 g,乳香、没药各15 g。

用法:将上述诸药加水煎煮45～60 min,取出药液,倒入盆中,先熏后洗患处,每次30 min,一日2次,7日为1个疗程。

功能:活血化瘀,通络止痛。主治急性腰扭伤。

(2)方药2:透骨草60 g,当归、防风、独活、桑寄生、狗脊、杜仲、牛膝、土鳖虫各30 g,蛤蚧4个。

用法:将上述诸药加水煎煮45～60 min,取出药液,倒入盆中,先熏后洗患处,每次30 min,一日2次,7日为1个疗程。

功能:祛风除湿通络,强腰肌,壮筋骨。主治腰椎骨质增生。

(六)治疗面神经麻痹(面瘫)

方药:艾叶、薄荷、荆芥、前胡各15 g。

用法:将上述诸药加清水1500 mL,煎煮沸后,取出药液,倒入盆中,趁热将头面部对准盆口,用方巾盖住头面部及脸盆,先熏蒸患侧头面部10 min,至自动汗出为度。当药液稍温后用毛巾蘸药水洗患处3 min,每晚睡前熏洗1次,一日2次,7日为1个疗程。

功能:祛风通络止痛。主治周围性面神经麻痹(面瘫)。

(七)治疗中风后遗症

(1)方药1:红花、黄芪、蔓荆子、马钱子各10 g。

用法:将上药加清水3500 mL,煎煮30 min,取出药液,倒入盆中。先熏后浸浴,并用毛巾擦洗患处。每次15～20 min,每日1剂,熏洗浸浴1次。15～30日为1个疗程。

(2)方药2:黄芪30 g,桃仁、红花、当归、赤芍、川芎、地龙、僵蚕各9 g,丹参15 g,蜈蚣3条。

用法:将上药共放入砂锅内,加入清水3000 mL,煮沸5～10 min,取出药液,倒入盆中,趁热熏蒸患侧手足部,当药液稍温后用毛巾蘸药液擦洗患处,每次熏蒸、擦洗30 min,每日1剂,早晚各熏蒸擦洗1次。

(八)治疗褥疮

方药:当归、肉桂各60 g,红花、干姜、花椒各30 g,细辛、樟脑各15 g。

用法:将上述药加入95%酒精1000 mL中,浸泡7日后密封备用。用时以棉花蘸药液在患处轻轻揉擦,每次10 min,每日2～3次,主治褥疮初起者。

(九)治疗癃闭

方药:黄芪200 g,木瓜30 g,葱白10根。

用法:将上药加清水2000 mL,煎煮至1500 mL,取出药液,倒入盆中。让患者趁热

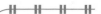

（以能忍受为度）熏蒸下阴，每次熏蒸 15～20 min，药液温后坐浴，6 h 后再如法熏蒸 1 次。

（十）治疗痛风

痛风宁：红花 15 g，王不留行 10 g，海桐皮、制大黄各 30 g，生半夏、马钱子、艾叶各 20 g，葱须 3 根。

用法：将上述诸药加清水 3500 mL，浸泡 1 h 后，煎煮 45～60 min，取出药液，倒入盆中，先熏后洗患处，每次 30 min，一日 2 次，7 日为一个疗程。

功能：祛风除湿，通络消肿，清热止痛。主治痛风性关节痛。

（十一）治疗糖尿病足

方药：丹参、桂枝、透骨草、泽兰、地龙、威灵仙、苏木各 30 g，红花、木瓜、炙乳香、炙没药各 15 g，川乌、草乌各 10 g。

用法：将上述药加水适量，煎煮 30 min，取出药液，倒入盆中，趁热熏洗患侧肢体，待药液温度适宜时再浸泡患肢，如果药液凉后，再加温如上法再用 1 次。每日 1 剂，早晚各 1 次。

（十二）下肢溃疡

方药：鲜枸杞根 250 g。

用法：将上药加水适量煎煮后，取出药液，倒入盆中，趁热先熏蒸溃疡面，药液温后反复清洗疮面。每日 1 次，每次 30 min。

（十三）治疗冻疮

方药：桂枝 30 g，川芎 12 g，吴茱萸 15 g，花椒 15 g。

用法：将上药加水适量煎煮后，取出药液，倒入盆中，趁热熏洗患肢局部，每日 2 次。具有温经散寒、消肿止痛的功效，适用于冻疮的治疗。创面破溃者，可取赤小豆 50 g 煎水熏洗患处，起到解毒利湿的功效。

四、敷贴疗法

敷贴疗法常用的方药如下。

（一）治疗咳嗽气喘

方药：生甘遂 20 g，白芥子 35 g，细辛 35 g，延胡索 20 g，肉桂 10 g。

用法：（1）将上述五药共研细末，备用。

（2）用时取适量药粉，用米醋或姜汁调成糊状，做成圆形药饼（约 6 g），摊在直径 5.5 cm 的脱敏胶布中央，药饼直径约 2 cm。

（3）将药饼分别贴在肺俞、心俞、膈俞三个对称的穴位上，用胶布固定。

（4）用药时间为：夏季初、中、末三伏的首日，每伏贴一次，每次成人贴 4～6 h，儿童 1～2 h；对药物不敏感者可适当延长时间，但以患者能忍受为度。

该方的使用后来逐渐演变成三伏贴。三伏贴是根据中医"内病外治"、"冬病夏治"的理论，在夏季的三伏时间用药，治疗秋冬常发的疾病，如：咳嗽、哮喘、"老慢支"、"老寒腿"、胃寒、宫冷等症。

（二）治疗癃闭

方药：葱白（连根），车前草。

用法：将适量的葱白（连根）、车前草干品，按 2：1 的比例研粉，共捣碎，装瓶备用。用时取特制的对口双"C"形（单个直径约 2.0 cm）穴位贴，再取适量本药粉，加入少许蜂蜜调和成糊状，以填满该穴位贴为准，分别贴于关元和中极穴，再用热水袋热敷，一日 2 次，每次 20～30 min，一日一贴，以 5 日为 1 个疗程，疗程中间休息 2 天。

（三）治疗中风口眼歪斜

（1）方药 1：白芥子、蜂蜜适量。

用法：白芥子研成细末，用蜂蜜调成膏状，取蚕豆大小，分别贴于患侧太阳穴、下关穴、地仓穴，有烧灼感时去掉。

（2）方药 2：蓖麻子仁。

用法：将上药捣碎成膏状，左侧面部患病贴右侧，右侧面部患病贴左侧，即正。

（四）治疗周围性面瘫

（1）方药 1：马钱子酒膏。

用法：马钱子 5～8 枚，用温水浸泡 3～5 日，去其皮毛晾干，锉为细末，加白酒适量调成稠糊状，装入小瓶密封备用，另取医用胶布，剪成一元硬币大小，将药膏均匀抹在中央，敷贴患侧相应穴位。如贴于下关、太阳、阳白等穴（随症选穴）。5～7 日换药 1 次。

（2）附乌散方药（方药 2）：熟附子、制川乌各 90 g，乳香 30 g。

用法：上药共同研末，分成 8～10 包，装瓶备用。用时，取上述药末 1 包，加生姜末 3 g 拌匀，用开水调成糊状。先用热生姜片擦患处，擦至局部充血，再将上述药抹在宽约 3 cm 的纱布上，敷于患侧（上至太阳穴，下至地仓穴），用胶布固定。再嘱咐患者用热水袋热敷。每日换药 1 次，直至痊愈为度。

功能：温经、散寒、通络。主治面神经麻痹。

（3）治㖞膏（方药 3）：猪牙皂、樟脑各 30 g，麝香 0.3 g。

用法：将猪牙皂研末，与樟脑、麝香同研和匀，加入适量香油，于睡前涂敷。先用温肥皂水洗净患侧面部，再将上述药敷于地仓至下关穴之间，宽度约 1 横指，用纱布固定。次日晨起后取下。每日换药 1 次，直至痊愈为度。

功能：祛风通络。主治面神经麻痹，口眼歪斜。

（五）治疗颈椎病

方药：三七 6 g，川芎 12 g，乳香、没药、血竭各 10 g，杜仲、天麻、白芷各 12 g，姜黄 15 g，川椒 6 g，麝香少许。

用法：将上述中药共研成细末，加入 150 mL 白酒，微火，调成糊状，或用米醋拌成糊状，摊在纱布上，将麝香抹在上面，敷于患处或大椎穴。每 3 天换药 1 次，10 次为 1 个疗程。

（六）治疗肩周疼痛

方药：当归、川芎、羌活、姜黄、白芷、防风、红花、续断、乳香、没药、木瓜、桂枝、细辛、透骨草、威灵仙各 10 g。

用法：将上药研成粗末，装入长方形棉袋内扎紧口，每次 2 袋，每袋洒上白酒 30 mL、水 20 mL，上笼屉蒸 35 min 后取出，交替敷于患处，每次敷 40 min，每天 2 次。2 袋药用 3 天为 1 个疗程。

（七）治疗高血压

方药：吴茱萸 20～30 g。

用法：将上药研成细末，用醋调成糊状，敷于两足心涌泉穴。睡前敷上，用纱布固定，次日起床时去掉。

（八）治疗踝关节损伤

方药：五倍子 50 g，栀子、大黄、生草乌、生南星各 30 g，乳香、没药、土鳖虫各 20 g，细辛 10 g。

用法：将上药共研细末，用时取适量药粉，加入米醋调成糊状，外敷患处，一日 1～2 次，10 次为 1 个疗程。

（九）治疗急性扭挫伤

方药：鲜生地、酒酿各适量。

用法：将上药共捣烂，炖热，敷于患处，每日换药 1 次。

五、脐疗法

脐疗法常用的方药如下。

（一）治疗失眠

方药：丹参、石菖蒲、远志、龙骨各 20 g。

用法：上药共研细末，储瓶备用。用时取药粉 2～3 g，加入适量白酒，调成膏状，贴敷于肚脐，然后覆盖纱布，用胶布固定。每晚换药 1 次，次日起床后取下。

（二）治疗腹泻

方药：黄连、吴茱萸、丁香、肉桂、苍术。

用法：上药等量研末，取适量填脐，以伤湿止痛膏固定。每日 1 次，3 次即愈。

（三）治疗便秘

方药：大黄。

用法：将大黄研成粉末，每次取 5 g，用适量白酒调成糊状，敷于脐部，用纱布敷盖固定。再用热水袋温敷 15 min 左右，每日换药 1 次。

（四）治疗功能性遗尿

方药：补骨脂、黄芪、桑螵蛸、麻黄。

用法：上药等量研细末，以生姜汁调成药饼状，取适量敷脐部，外敷纱布，以胶布固定。

（五）治疗胃寒

方药：附子、肉桂、炮姜、小茴香、丁香、木香、香附、吴茱萸各等份，麝香适量。

用法:将上述药(除麝香外)共研细末,储瓶备用。用时取药粉 5 g 左右,加入适量生姜汁调成软膏状。先将麝香(约 0.3 g)置于脐中,将铜钱大小的药丸敷于麝香之上,外加胶布固定。每日 1 次,10 日为 1 个疗程。

六、膏药疗法

膏药疗法常用的方药如下。

(一)止痛膏

方药:络石藤 1000 g,桑寄生 200 g,当归 40 g,独活、肉桂、全蝎、土鳖虫、黑附子各 20 g,乳香、没药各 30 g,干姜 15 g,冰片 6 g,桑枝 1 握。

用法:将上述药除了络石藤、当归、冰片、桑枝之外,其他中药混合略炒,然后加入冰片,研成细末,再将络石藤、当归、桑枝加水煎煮 2 次,取汁去渣。将 2 次煎煮药液合并熬浓,取出浓汁加入药末,调和为膏状。用时取药膏适量,分别贴敷于患处肩髃、曲池、天宗穴上。上盖纱布,用胶布固定。每日换药 1 次。

功能:温经散寒,通络止痛。主治肩周炎。

(二)舒筋止痛膏

方药:三七 10 g,川芎、乳香、没药、姜黄、杜仲、血竭、天麻、白芷各 15 g,川椒 5 g,麝香 2 g。

用法:将前 10 味药共研细末,放入 150 mL 白酒,用微火煎成糊状,或用米醋拌成糊状,摊在纱布上,并将麝香抹在上面,敷于患处。膏药风干后,可将药重新调成糊状再用,每日换药 1 次。每剂药可连用 3~5 次,15 次为 1 个疗程。

功能:舒筋、活血、止痛。主治各型颈椎病。

(三)风湿镇痛膏

方药:生川乌、防己等。

功能:镇痛,除寒湿。主治关节肌肉感受风寒湿邪引起的疼痛,及关节痛、风湿痹痛、肩痛、神经痛、腰背酸痛和骨质增生引起的各部位疼痛等。

(四)太乙保安膏

方药:羌活、独活、川乌、草乌、麻黄、桂枝、乌药、当归、防风、荆芥、高良姜、海风藤、僵蚕、闹羊花各 30 g。

用法:将上药用麻油 1500 mL 熬至药焦去药渣,下黄丹 200 g 收膏备用。用时将药膏贴敷患处。

功能:温经散寒,祛风通络,活血除湿。主治五劳七伤、风寒湿邪、筋骨疼痛、咳嗽痰喘、心痛、腰痛、痢疾、脚气、跌打损伤、阴毒、臁疮等。

(五)紫黄膏

方药:紫荆树根皮 1000 g,大黄 400 g,红花、儿茶各 100 g,无名异 200 g。

用法:将上药共研细末,用时取适量药粉,加入蜂蜜适量调匀成软膏备用。用时取药膏适量外敷患处,以纱布覆盖,胶布固定。每日或隔日换药 1 次,直至痊愈为度。

功能:活血化瘀,消肿止痛。主治跌打挤压伤所致皮下瘀血。

Note

七、药浴疗法

（一）治疗风湿痹痛

方药：羌活、独活、当归、五加皮各 80 g。

用法：上药共煎水，煎煮后洗浴。洗浴时，水温可略高（一般为 37～44 ℃），以皮肤可以忍受为度。

（二）治疗跌打损伤

海桐皮汤：海桐皮 6 g，透骨草 6 g，乳香 6 g，没药 6 g，当归 5 g，川椒 10 g，威灵仙 3 g，红花 3 g，川芎 3 g，白芷 3 g，防风 3 g，甘草 3 g。

用法：上药共煎水，趁热熏洗并浸浴全身，一日 1 次。

功能：行通经络，活血化瘀止痛。主治跌打损伤、瘀血、疼痛。

（三）治疗湿疹、漆疮

三黄洗剂：大黄、黄芩、黄柏各等份。

用法：上述药等分切片或研末，煎水去渣。趁温热浸洗患处，一日 1 次。

功能：清热止痒。主治急性皮肤病，如湿疹、漆疮等。症见皮肤潮红、肿胀、血疹等。

（四）治疗咳嗽气喘

方药：麻黄 30 g，细辛 30 g，桂枝 50 g，紫苏 100 g，葱头 150 g。

用法：上药共煎水洗浴，每日 1 次，洗浴时间控制在 5～15 min 内，浴后勿用清水冲洗，让药力继续发挥作用。体弱者不宜洗太久，免致汗出过多而变生他证。热咳者不宜使用，此法治疗风寒感冒有奇效。

（五）治疗痛风

方药：制乳香、制没药、当归各 20 g，牛膝、川芎、血竭、儿茶、乌梢蛇各 60 g，红花 30 g，川续断、狗脊、防风、独活、羌活各 100 g，鸡血藤 150 g。

用法：将上药加水煎汤，倒入温度适宜的洗澡水中，洗浴全身，每日 1 次，15～30 日为 1 个疗程。

（六）治疗肩周炎

防风姜黄煎剂：伸筋草 60 g，防风、姜黄、白芍、钩藤、甘草各 30 g。

用法：将上述药加清水 2000 mL，煮沸 20 min，取出药液，倒入盆中，以毛巾蘸药液擦洗患处，药液冷则加热，反复擦洗，每次约洗 30 min，每日 3 次，每剂药可洗用 2 日，10 日为 1 个疗程。

功能：活血通络，祛风除湿。主治各型肩周炎，症见肩关节肿胀疼痛、麻木、活动受限等。

（七）治疗痔疮

三黄坐浴汤：大黄、蒲公英、紫花地丁、赤芍各 20 g，芒硝（冲入）、金银花、黄柏各 15 g，红花、川黄连各 10 g。

用法:水煎坐浴,每日 1 剂,每次 15～30 min,每日 2～4 次。

功能:清热解毒,消肿散结,活血燥湿。主治外痔。

案例分析

1. 中医诊断为漏肩风(西医诊断为左侧肩关节周围炎)。证型:风寒湿滞型。

2. 治法:温经散寒,祛风胜湿,通络止痛。中药外治漏肩风康复治疗可选用以下方法。

(1)熏洗疗法治疗。

方药:炙乳香、炙没药、伸筋草、五加皮各 12 g,当归、丹参、川乌、秦艽、路路通、桑枝、桂枝、骨碎补各 9 g。

用法:将上述诸药加水煎煮 45～60 min,取出药液,倒入盆中,先熏后洗患处,每次 30 min,一日 2 次,注意水温在 50～60 ℃。

(2)敷贴疗法治疗。

方药:当归、川芎、羌活、姜黄、白芷、防风、红花、续断、乳香、没药、木瓜、桂枝、细辛、透骨草、威灵仙各 10 g。

用法:将上药研成粗末,装入长方形棉袋内扎紧口,每次 2 袋,每袋洒上白酒 30 mL、水 20 mL,上笼屉蒸 35 min 后取出,交替敷于患处,每次敷 40 min,每日 2 次。

(3)膏药疗法治疗——止痛膏。

方药:络石藤 1000 g,桑寄生 200 g,当归 40 g,独活、肉桂、全蝎、土鳖虫、黑附子各 20 g,乳香、没药各 30 g,干姜 15 g,冰片 6 g,桑枝 1 握。

用法:将上述药除了络石藤、当归、冰片、桑枝之外,其他中药混合略炒,然后加入冰片,研成细末,再将络石藤、当归、桑枝加水煎煮 2 次,取汁去渣。将 2 次煎煮药液合并熬浓,取出浓汁加入药末,调和为膏状。用时取药膏适量,分别贴敷于患处肩髃、曲池、天宗穴上。上盖纱布,用胶布固定。每日换药 1 次。

(4)药浴疗法治疗——防风姜黄煎剂。

方药:伸筋草 60 g,防风、姜黄、白芍、钩藤、甘草各 30 g。

用法:将上述药加清水 2000 mL,煮沸 20 min,取出药液,倒入盆中,以毛巾蘸药液擦洗患处,药液冷则加热,反复擦洗,每次约洗 30 min,每日 3 次,每剂药可用 2 日。

学习检测

选择题

1. 下列属于补气养血方药的是(　　　)。

A. 六味地黄丸　　　　　　　B. 八珍丸　　　　　　　C. 河车大造丸

D. 右归丸　　　　　　　　　E. 金匮肾气丸

2. 下列哪个不是补肾阴的方药?(　　　)

A. 六味地黄丸　　　　　　　B. 石斛夜光丸　　　　　C. 左归丸

D. 右归丸　　　　　　　　　E. 河车大造丸

3. 理气剂属于"八法"中的哪种？（　　）

A. 下法　　　　　B. 补法　　　　　C. 消法　　　　　D. 清法　　　　　E. 和法

4. 症见头痛日久不愈，痛如针刺而有定处，口唇紫暗，舌有瘀点，脉弦紧。应使用哪种方药进行康复治疗？（　　）

A. 血府逐瘀汤　　B. 复方丹参片　　C. 川芎茶调散　　D. 天麻钩藤饮　　E. 小活络丹

5. 症见一身面目俱黄，黄色鲜明，腹微满，口干渴，小便短赤，舌苔黄腻，脉沉数。应使用哪种方药进行康复治疗？（　　）

A. 五苓散　　　　B. 三仁汤　　　　C. 二妙丸　　　　D. 苓桂术甘汤　　E. 茵陈蒿汤

6. 因肺肾阴虚引起的咳喘，症见口干咽痛，燥咳，痰中带血，虚劳骨蒸，午后潮热，小便短赤等。应使用哪种方药进行康复治疗？（　　）

A. 百合固金汤　　　　　　B. 二陈汤　　　　　　　　C. 苏子降气汤

D. 涤痰汤　　　　　　　　E. 三子养亲汤

7. 属于血虚寒厥证，症见手足厥冷，口不渴，小腿麻木，舌淡苔白，脉沉细。应使用哪种方药进行康复治疗？（　　）

A. 补阳还五汤　　　　　　B. 八珍汤　　　　　　　　C. 血府逐瘀汤

D. 四逆汤　　　　　　　　E. 当归四逆汤

8. 康复医学科常用的中药外治方法不包括哪项？（　　）

A. 熏蒸疗法　　B. 熏洗疗法　　C. 敷贴疗法　　D. 膏药疗法　　E. 穴位注射

9. "三伏贴"应用的是哪种外治方法？（　　）

A. 敷贴疗法　　B. 热敷疗法　　C. 脐疗法　　　D. 膏药疗法　　E. 熏蒸疗法

10. 熏洗疗法的治疗一般每次控制在多长时间？（　　）

A. 5～10 min　　　　　　B. 10～15 min　　　　　　C. 15～30 min

D. 30～40 min　　　　　　E. 60 min 左右

（焦　磊　唐鼎丰）

第十二章　针灸推拿技术

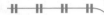
本节课件

第一节　毫针刺法

 学习任务

1. 掌握进针手法。
2. 掌握针刺的角度、方向与深度。
3. 熟悉常见针刺异常情况的处理与预防。

案例引导

　　某实习医师在针灸科实习时，用3寸的中长针，用指切进针法给同学的足三里穴进针，结果进针很困难，而且同学感觉很痛，拒绝再次针刺。

　　问题：

　　1. 为什么这名实习医师进针时很困难？有何不妥？

　　2. 常用的进针手法有几种？适应证有哪些？

　　3. 常用的行针手法有几种？

　　针刺法简称刺法，是指用不同的针具及手法刺激人体腧穴，以激发经气，疏通经络，行气活血，调整阴阳，防病治病的方法。毫针刺法是临床最为常用的针刺法之一，本节内容主要介绍毫针刺法的基本知识。

一、毫针介绍

　　1. 毫针的构造　毫针由金属制作而成，以不锈钢为制针材料者最常用。还有用银质、金质制作的针。毫针包括针尖、针身、针根、针柄、针尾5个部分（图12-1）。

　　2. 毫针的规格　有0.5寸（15 mm）至4.5寸（115 mm）9种长度和26号（直径0.45 mm）至35号（直径0.22 mm）10种粗细之分。一般临床以直径为28～30号

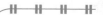

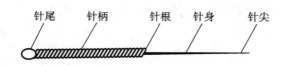

图 12-1　毫针构造图

（0.32～0.38 mm）和长度为 1～3 寸（25～75 mm）者最为常用（表 12-1，表 12-2）。

表 12-1　毫针的长短规格

长度/寸	0.5	1.0	1.5	2.0	2.5	3.0	3.5	4.0	4.5
长度/mm	15	25	40	50	65	75	90	100	115

表 12-2　毫针的粗细规格

号数/号	26	27	28	29	30	31	32	33	34	35
直径/mm	0.45	0.42	0.38	0.34	0.32	0.30	0.28	0.26	0.24	0.22

3. 毫针的检查　针是治病的工具，在使用前，需进行毫针的检查。针尖要端正不偏，无毛钩，光洁度高，尖中带圆，圆而不钝，形如"松针"，针身要光滑挺直，圆正匀称，坚韧而富有弹性；针根要牢固，无剥蚀、伤痕；针柄的金属丝要缠绕均匀，牢固而不松脱或断丝，其长短、粗细要适中，便于持针、运针和减轻痛苦。

4. 毫针的保藏　除了一次性应用的毫针外，每一位患者反复使用的针具都应注意保养。藏针的器具有针盒、针管和针夹等。

二、针刺练习

针刺练习，主要是对指力和手法的锻炼。指力是指医者持针之手进针操作的力度。良好的指力是掌握针刺手法的基础，熟练的手法是运用针刺治病的条件。

针刺的练习，一般分三步进行：

1. 指力练习　指力是指医生持针之手的力度和使力达针尖的技巧。指力的练习可在纸垫或棉团上进行。

（1）纸垫练针法：可选用质地疏松的软纸，折叠成长 8～10 cm、宽 6～8 cm，厚 4～8 cm 的纸垫，用线缚紧后，持毫针在纸垫上练习。练针时，左手拿纸垫，右手以拇、食、中三指持针柄，以捻转手法向下垂直刺入纸垫，然后行捻转手法。

（2）棉团练针法：用棉花作衬，外用布将棉花包紧包实，用线封口扎紧，做成直径 6～7 cm 的棉团练针，方法同纸垫练针法。

2. 手法练习　针刺手法练习是在指力练习的基础上进行的，常用有以下几种：

（1）速刺练习：以左手拇、食指爪切，右手持针，使针尖迅速刺入 2～3 mm，应掌握进针速度。

（2）提插练习：以右手拇、食、中指持针，刺入后，在原处做上下提插的动作。注意提插的深浅适宜，针体垂直无偏斜。

（3）捻转练习：以右手拇、食、中指持针，刺入后，拇指与食、中指向前、向后在原处不动地来回捻转。注意捻转的角度均匀，快慢自如，运针灵活。

3. 自身练习　通过纸垫、棉团等物体练针，掌握了一定的指力和手法后，可在自己

Note

身上练习,亲身体会指力的强弱、针刺的感觉、行针的手法等。

三、针刺准备

1. 毫针的选择　多选不锈钢所制针具。应根据患者的性别、年龄、形体的肥瘦、体质的强弱、病情的虚实、病变部位的表里深浅和腧穴所在的部位,选择长、短、粗、细适宜的毫针。

2. 消毒　针刺治病要有严格的无菌观念,切实做好消毒工作。针刺前的消毒范围应包括针具器械、医者的双手、患者的施术部位、治疗室内等。

1)针具器械的消毒　方法很多,以高压蒸汽灭菌法为佳。

(1)高压蒸汽灭菌法。

(2)药液浸泡消毒法:针具选75%酒精浸泡30~60 min;亦可用器械消毒液,如"84"消毒液浸泡。针盘、针管、针盒、镊子等,可用戊二醛溶液(保尔康)浸泡10~20 min。

(3)煮沸消毒法:将毫针等器具用纱布包扎后,放在盛有清水的消毒煮锅内,进行煮沸。一般在水沸后再煮15~20 min,可达消毒目的。

2)医者手指的消毒　先用肥皂水将手洗干净,再用75%酒精棉球擦拭。

3)针刺部位的消毒　用75%酒精消毒,或选用2%碘酊涂擦,稍干后,再用75%酒精脱碘。

4)治疗室的消毒　包括治疗台上的床垫、枕巾、毛毯、垫席等物品,要按时换洗晾晒。治疗室应定期消毒净化,保持空气流通、环境卫生洁净。

3. 体位的选择　针刺时患者选择适宜的体位,对于腧穴的正确定位、针刺的施术操作、持久的留针以及防止晕针、滞针、弯针甚至折针等都有重要的意义。如病重体弱或精神紧张的患者,采用坐位易使患者感到疲劳,往往易发晕针。临床上针刺的常用体位主要有以下几种:

1)仰卧位　适宜于取头、面、胸、腹部腧穴和上下肢部分腧穴。

2)侧卧位　适宜于取身体侧面少阳经腧穴和上、下肢部分腧穴。

3)俯卧位　适宜于取头、项、脊背、腰骶部腧穴和下肢背侧及上肢部分腧穴。

4)仰靠坐位　适宜于取前头、颜面和颈前等部位的腧穴。

5)俯伏坐位　适宜于取头后和项、背部的腧穴。

6)侧伏坐位　适宜于取头部的一侧、面颊及耳前后部位的腧穴。

四、进针

1. 进针手法　进针时,一般应双手协同操作,紧密配合。右手持针,靠拇、食、中指夹持针柄,其状如持笔,故右手称为"刺手"。左手爪切按压所刺部位或辅助针身,故称左手为"押手"。

刺手的作用是掌握针具,施行手法操作。

押手的作用主要是固定腧穴的位置,夹持针身,协助刺手进针,使针身有所依附,保持针身垂直,力达针点,以利进针,减少刺痛和协助调节,控制针感。

具体的进针手法,临床常用的有以下几种:

1）单手进针法　只用单手将毫针刺入腧穴的方法（图 12-2）。以右手拇、食指夹持针柄，中指指端靠近穴位，指腹抵靠针尖和针身下端，当拇、食指向下用力时，中指随之屈曲，针尖迅速刺入腧穴。此法适用于短针的进针。

2）双手进针法

（1）指切进针法（图 12-3）：指切进针法又称爪切进针法，用左手拇、食二指的指甲掐切腧穴皮肤，右手持针，针尖紧靠左手指甲缘迅速刺入。此法适用于短针的进针。

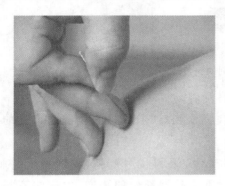
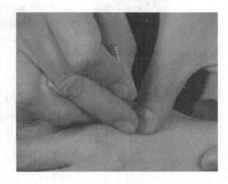

图 12-2　单手进针法　　　　　　　图 12-3　指切进针法

（2）夹持进针法：夹持进针法或称骈指进针法，即用严格消毒的左手拇、食二指持消毒干棉球夹住针身下端，将针尖固定在所刺腧穴的皮肤表面位置，右手捻动针柄，将针刺入腧穴。此法适用于长针的进针。

（3）舒张进针法：用左手拇、食二指将所刺腧穴部位皮肤撑开绷紧，右手持针刺入。此法主要用于皮肤松弛部位的腧穴。

（4）提捏进针法：用左手拇、食二指将欲刺腧穴两旁的皮肤捏起，右手持针，从捏起的上端将针刺入。此法主要用于皮肉浅薄部位的腧穴，如印堂穴等。

2. 针刺的角度、方向和深度　针刺的角度和深度，是毫针刺入皮下后的具体操作要求。

1）角度　针刺的角度是指进针时针身与皮肤表面所形成的夹角。它是根据腧穴所在的位置和医者针刺时所要达到的目的结合起来而确定的。一般分为以下 3 种角度：

（1）直刺：呈 90°垂直刺入。适于人体大部分腧穴。

（2）斜刺：呈 45°左右倾斜刺入。适于肌肉浅薄处或内有重要脏器，或不宜直刺、深刺的腧穴。

（3）平刺：横刺、沿皮刺。呈 15°左右或沿皮以更小的角度刺入。适于皮薄肉少部位的腧穴，如头部腧穴等。（图 12-4）

2）方向　方向又称针向，是指进针时和进针后针尖所对准的方向或部位。一般根据经脉循行的方向、腧穴的部位特点和治疗的需要而定。

3）深度　针刺的深度是指针身刺入人体内的深浅。

（1）年龄：年老体弱、气血衰退，小儿娇嫩（稚阴稚阳），均不宜深刺；中青年身强体壮者，可适当深刺。

（2）体质：对形瘦体弱者，宜相应浅刺；形盛体强者，宜深刺。

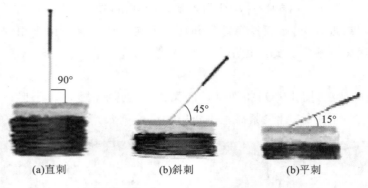

(a)直刺 (b)斜刺 (b)平刺

图 12-4　针刺的角度

（3）病情：阳证、新病宜浅刺；阴证、久病宜深刺。

（4）部位：头面、胸腹及皮薄肉少处的腧穴宜浅刺；四肢、臀、腹及肌肉丰处的腧穴宜深刺。

针刺的角度和深度关系极为密切。一般来说，深刺多用直刺，浅刺多用斜刺、平刺。对天突、风府、哑门等穴以及眼区、胸背和重要脏器部位的腧穴，尤应注意掌握好针刺角度和深度。

五、行针与得气

1. 行针　将针刺入穴位后，为了使患者产生针刺感应，或进一步调整针感的强弱，以及使针感向某一方向扩散、传导而采取的操作方法，称为"行针"，亦称"运针"。常用行针手法有以下两种。

（1）提插法：将针刺入腧穴一定深度后，施以上提下插的操作手法。使针由浅层向下刺入深层的操作谓之"插"，从深层向上升退至浅层的操作谓之"提"，如此反复地做上下纵向运动就构成了提插法。

对于提插幅度的大小、层次的变化、频率的快慢和操作时间的长短，应根据患者的体质、病情、腧穴部位和针刺目的等灵活掌握。使用提插法时的指力一定要均匀一致，幅度不宜过大，一般以 3～5 分为宜，频率不宜过快，每分钟 60 次左右，保持针身垂直，不改变针刺角度、方向。通常认为行针时提插的幅度大、频率快，刺激量就大；反之，提插的幅度小、频率慢，刺激量就小。

（2）捻转法：捻转法即将针刺入腧穴一定深度后，施向前向后捻转动作使针在腧穴内反复前后来回旋转的行针手法。使用捻转法时，指力要均匀，角度要适当，一般应掌握在 180°左右，不能单向捻针，否则针身易被肌纤维等缠绕，引起局部疼痛和导致滞针而使出针困难。一般认为捻转角度大、频率快，其刺激量就大；捻转角度小、频率慢，其刺激量则小。

2. 得气　将针刺入腧穴后所产生的经气感应，又称针感。经气感应产生时，操作者会感到针下有沉紧感，同时在针刺部位有酸、麻、重、胀等感觉，这种感觉可沿着一定的部位向一定的方向扩散传导。

3. 针刺补泻　针刺补泻是根据《灵枢·经脉》中"盛则泻之，虚则补之，热则疾之，寒则留之，陷下则灸之"这一针灸治病的基本原则而确立的不同的治疗方法。补法，泛

Note

指能鼓舞正气,使低下的功能恢复正常的针刺方法;泻法,泛指能疏泄邪气,使亢进的功能恢复正常的针刺方法。常用的针刺补泻手法如下。

(1)捻转补泻:以捻转时用力的方向,或捻转的角度、频率、力度、时间分补泻的手法。

针刺得气后,在得气处拇指向前左转时用力重、速度快,拇指向后右转时用力轻、速度慢者为补法;在得气处拇指向后右转时用力重、速度快,拇指向前左转时用力轻、速度慢者为泻法。或者针下得气后,捻转角度小、频率慢、用力轻、时间短者为补法;反之,捻转角度大、频率快、用力重、时间长者为泻法。

(2)提插补泻:以提插时用力的方向、力度、频率分补泻的手法。

针下得气后,先浅后深,重插轻提,提插幅度小,频率慢,操作时间短,以下插用力为主的是补法;先深后浅,轻插重提,提插幅度大,频率快,操作时间长,以上提用力为主的是泻法。

(3)疾徐补泻:以掌握进针、出针以及行针的快慢分补泻的手法。

进针时徐徐刺入,少捻转,疾速出针为补法;反之,进针时疾速刺入,多捻转,徐徐出针的为泻法。

(4)迎随补泻:以针刺方向与经脉循行方向是否一致分补泻的手法。进针时针尖顺着经脉循行方向刺入为补法;针尖迎着经脉循行方向刺入为泻法。

(5)呼吸补泻:将针刺手法与患者呼吸相结合分补泻的手法。患者呼气时进针、转针,吸气时退针、出针为补法;患者吸气时进针、转针,呼气时退针、出针为泻法。

(6)开合补泻:以出针时是否按压针孔分补泻的手法。出针后迅速按压针孔为补法;出针时摇大针孔而不按压为泻法。

(7)平补平泻:进针得气后行均匀的提插、捻转。适用于虚实不明显或虚实夹杂的病证。

六、留针与出针

1. 留针　针刺得气,施行补泻后将针留置在穴内。其目的是为了加强针刺的作用和便于继续行针施术。留针与否及留针时间的长短,应根据患者病情而定,一般病证施术完毕后即可出针或留针 $10\sim20$ min,但对某些特殊病证可按医嘱延长留针时间,老人、小儿、危重病证不宜久留针。

2. 出针　出针又称起针、拔针。在施行针刺手法或留针达到预定针刺目的和治疗要求后,即可出针。

出针的方法:一般是以左手拇、食指两指持消毒干棉球轻轻按压于针刺部位,右手持针做轻微的小幅度捻转,并随势将针缓慢提至皮下(不可单手用力过猛),静留片刻,然后出针。出针时,依补泻的不同要求,分别采取"疾出"或"徐出"以及"疾按针孔"或"摇大针孔"的方法出针。

出针后,除特殊需要外,都要用消毒棉球按压针孔片刻,以防出血或针孔疼痛。当针退出后,要仔细察看针孔是否出血,询问针刺部位有无不适感,检查核对针数有否遗漏,还应注意有无晕针延迟反应现象。

七、针刺异常情况的处理和预防

针刺治疗虽然比较安全，但如操作不慎，疏忽大意，或犯刺禁，或针刺手法不当，或对人体解剖部位缺乏全面的了解，在临床上有时也会出现一些不应有的异常情况。常见者有以下几种：

1. 晕针　晕针是针刺过程中患者发生的晕厥现象，这是可以避免的，医者应该注意预防。

（1）原因：患者体质虚弱，精神紧张，或疲劳、饥饿、大汗、大泻、大出血之后或体位不当，或医者在针刺时手法过重，而致针刺时或留针过程中发生此现象。

（2）症状：患者突然出现精神疲倦，头晕目眩，面色苍白，恶心欲吐，多汗，心慌，四肢发冷，血压下降，脉象沉细；或神志昏迷，仆倒在地，唇甲青紫，二便失禁，脉微细欲绝。

（3）处理：立即停止针刺，将针全部起出。使患者平卧，注意保暖，轻者仰卧片刻，饮温开水或糖水后，即可恢复正常。重者在上述处理基础上，可刺人中、素髎、内关、足三里，灸百会、关元、气海等穴，即可恢复。若仍不省人事，呼吸细微，脉细弱者，可考虑配合其他治疗或采取急救措施。

（4）预防：对于晕针应注重预防。如初次接受针刺治疗或精神过度紧张、身体虚弱者，应先做好解释，消除对针刺的顾虑，同时选择舒适持久的体位，最好采用卧位。选穴宜少，手法要轻。若饥饿、疲劳、大渴时，应令进食、休息、饮水后少时再予针刺。医者在针刺治疗过程中，要精神专一，随时注意观察患者的神色，询问患者的感觉。一旦有不适等晕针先兆，应及早采取处理措施，防患于未然。

2. 滞针　滞针是指在行针时或留针后医者感觉针下涩滞，捻转、提插、出针均感困难而患者则感觉剧痛的现象。

（1）原因：患者精神紧张，当针刺入腧穴后，患者局部肌肉强烈收缩；或行针手法不当，向单一方向捻转太过，以致肌肉组织缠绕针体而成滞针。若留针时间过长，有时也可出现滞针。

（2）现象：针在体内，捻转不动，提插、出针均感困难，若勉强捻转、提插时，则患者痛不可忍。

（3）处理：若患者精神紧张，局部肌肉过度收缩时，可稍延长留针时间，或于滞针腧穴附近进行循按或扣弹针柄，或在附近再刺一针，以宣散气血，而缓解肌肉的紧张。若行针不当，或单向捻转而致者，可向相反方向将针捻回，并用刮柄、弹柄法，使缠绕的肌纤维回释，即可消除滞针。

（4）预防：对精神紧张者，应先做好解释工作，消除患者的顾虑。注意行针的操作手法和避免单向捻转，若用搓法时，应注意与提插法的配合，则可避免肌纤维缠绕针身而防止滞针的发生。

3. 弯针　弯针是指进针时或将针刺入腧穴后，针身在体内形成弯曲。

（1）原因：医生进针手法不熟练，用力过猛、过速，以致针尖碰到坚硬的组织器官或患者在针刺或留针时移动体位，或因针柄受到某种外力压迫、碰击等，均可造成弯针。

（2）现象：针柄改变了进针或刺入留针时的方向和角度，提插、捻转及出针均感困

Note

难,而患者感到疼痛。

(3)处理:出现弯针后,不得再行提插、捻转等手法。如针柄轻微弯曲,应慢慢将针起出。若弯曲角度过大时,应顺着弯曲方向将针起出。若由患者移动体位所致,应使患者慢慢恢复原来体位,局部肌肉放松后,再将针缓缓起出。切忌强行拔针,以免将针体折断,留在体内。

(4)预防:医者进针手法要熟练,指力要均匀,并要避免进针过速、过猛。选择适当体位,在留针过程中,嘱患者不要随意更动体位,注意保护针刺部位,针柄不得受外物硬碰和压迫。

4. 断针　断针又称折针,是指针体折断在人体内。若能术前做好针具的检修和施术时加以应有的注意,是可以避免的。

(1)原因:针具质量欠佳,针身或针根有损伤剥蚀,进针前失于检查;针刺时将针身全部刺入腧穴,行针时强力提插、捻转,肌肉猛烈收缩;留针时患者随意变更体位,或弯针、滞针未能进行及时正确处理等,均可造成断针。

(2)现象:行针时或出针后发现针身折断,其断端部分针身尚露于皮肤外或断端全部没入皮肤之下。

(3)处理:医者态度必须从容镇静,嘱患者切勿改变原有体位,以防断针向肌肉深部陷入。若残端部分针身显露于体外,可用手指或镊子将针起出。若断端与皮肤相平或稍凹陷于体内者,可用左手拇、食两指垂直向下挤压针孔两旁,使断针暴露于体外,右手持镊子将针取出。若断针完全深入皮下或肌肉深层时,应在 X 线下定位,手术取出。

(4)预防:为了防止断针,应认真仔细地检查针具,对不符合质量要求的针具应剔出不用;避免过猛、过强地行针;在行针或留针时,应嘱患者不要随意更换体位。针刺时更不宜将针身全部刺入腧穴,应留部分针身在体外,以便于针根折断时取针。在进针、行针过程中,如发现弯针,应立即出针,切不可强行刺入、行针。对于滞针等亦应及时正确地处理,不可强行硬拔。

5. 血肿　血肿是指针刺部位出现皮下出血而引起的肿痛。

(1)原因:由于针尖弯曲带钩,使皮肉受损,或刺伤血管所致。

(2)现象:出针后,针刺部位肿胀疼痛,继则皮肤呈现青紫色。

(3)处理:若微量的皮下出血而局部小块青紫,一般不必处理,可以自行消退。若局部肿胀疼痛较剧,青紫面积大而且影响到活动功能,可先做冷敷止血后,再做热敷或在局部轻轻揉按,以促使局部瘀血消散吸收。

(4)预防:仔细检查针具,熟悉人体解剖部位,避开血管针刺,出针时立即用消毒干棉球按压针孔。

案例分析

1. 该实习医师针刺时采用的进针手法有误,故进针时困难,使用 3 寸的中长针应采用夹持进针法;该实习医师采用的指切进针法适于短针进针。

2. 常用的进针手法有 4 种:①指切进针法:适于短针进针。②夹持进针法:适于长针进针。③提捏进针法:适于皮肤浅表部位的进针。④舒张进针法:适于皮肤松弛或有皱纹部位的进针。

3. 常用的行针手法有 2 种：①提插法；②捻转法。

学习检测

选择题

A₁/A₂ 型题

1. 针刺皮肉浅薄的部位，最宜采用何种进针手法？（　　）

A. 单手进针法　　　　　　　　　　　　　　　B. 提捏进针法

C. 指切进针法　　　　　　　　　　　　　　　D. 夹持进针法

E. 舒张进针法

2. 针后遗留感的处理及预防不包括下列哪项？（　　）

A. 在局部按揉　　　　　　　　　　　　　　　B. 用艾条施灸

C. 在附近再针刺一针　　　　　　　　　　　　D. 避免留针时间过长

E. 避免手法过重

3. 下列晕针的处理方法，错误的是（　　）。

A. 患者平卧，头部垫高　　　　B. 注意通风，保暖

C. 饮温开水　　　　　　　　　D. 指掐或针刺水沟、内关、足三里等穴

E. 可灸百会、关元、气海

4. 针刺廉泉、通里，宜采用的体位是（　　）。

A. 仰卧位　　　　B. 侧卧位　　　　C. 俯卧位　　　　D. 仰靠坐位　　　　E. 俯伏坐位

X 型题

5. 属于行针基本手法的是（　　）。

A. 提插法　　　　B. 刮法　　　　C. 震颤法　　　　D. 捻转法　　　　E. 循法

6. 决定针刺补泻效果的主要因素有（　　）。

A. 针刺补泻手法　　　　　　　　　　　　　　B. 人体本身的机能状态

C. 腧穴的特性　　　　　　　　　　　　　　　D. 毫针的粗细长短

E. 针刺时的时令节气

（朱宝利　闫凌云）

第二节　灸　　法

学习任务

1. 掌握艾灸的适用范围、禁忌及操作方法。

2. 熟悉其他灸法。

本节课件

Note

患者李某,女,32岁,教师。患者近一年来大便溏泻,水谷不化,饮食减少,肠鸣腹痛,胃脘部胀闷不舒,面色萎黄,疲倦乏力,怕冷,饮食不堪或受寒后症状加重,舌质淡,苔白,脉细弱。

　　问题:

　　1. 按照中医辨证,患者为何病何证?

　　2. 能否使用艾灸治疗? 如何操作?

　　灸法是将用艾绒为主要材料制成的艾炷或艾条点燃以后,在人体的穴位或特定部位熏灼,给人体以温热性刺激以达到预防或治疗疾病的一种疗法,也是针灸学的一个重要组成部分。《灵枢·官能》篇指出"针所不为,灸之所宜"。《医学入门》也说,凡病"药之不及,针之不到,必须灸之"。均说明灸法可以弥补针刺之不足。

一、艾灸材料

　　艾绒是施灸时所用的主要材料,是将干燥的艾叶(菊科植物艾蒿的叶)捣碎,去除杂质,制成纤维状的物质。根据加工的程度,艾绒有粗细之分,细艾绒的纤维短,杂质少,可塑性大,可制成较小的艾炷,多用于直接灸法;粗艾绒的纤维长,杂质稍多,制成的艾炷较大,多用于间接灸法。

二、艾灸的适用范围及禁忌

(一) 适用范围

　　艾灸的适用范围比较广泛,尤其对慢性虚弱性及风寒湿邪为患的病证为宜。

　　(1) 艾灸有温经通络、行气活血、祛湿散寒的作用。可用来治疗风寒湿邪为患的病证及气血虚引起的眩晕、贫血、乳少、闭经等证。

　　(2) 艾灸有温补中气,回阳固脱的作用。可用于治久泻、久痢、遗尿、崩漏、脱肛、阴挺及寒厥等。

　　(3) 艾灸有消瘀散结的作用。对于乳痈初起、瘰疬、疔肿未化脓者,有一定疗效。

　　(4) 常灸关元、气海、足三里等腧穴,可鼓舞人体正气,增强抗病能力,起防病保健的作用。

　　(5) 隔姜灸有解表散寒、温中止呕的作用,可用于外感表证、虚寒性呕吐、泄泻、腹痛等。

　　(6) 隔蒜灸有清热、解毒、杀虫的作用。可用于疔肿疮疡、毒虫咬伤,对哮喘、脐风、肺痨、瘰疬等也有一定疗效。

　　(7) 隔附子饼灸有温肾壮阳作用。可用于命门火衰而致的遗精、阳痿、早泄等。

　　(8) 隔盐灸有温中散寒、扶阳固脱的作用。可用于虚寒性呕吐、泄泻、腹痛、虚脱、

191

产后血晕等。

（9）温针灸具有针刺和艾灸的双重作用，一般针刺和艾灸的共同适应证均可运用。

（二）禁忌

（1）凡实证、热证及阴虚发热、大量出血、中风闭证及肝阳上亢者一般不宜用灸法。

（2）颜面五官和大血管的部位不宜施瘢痕灸。

（3）孕妇的腹部和腰骶部不宜施灸。

三、操作方法

（一）艾炷灸

将纯净的艾绒放在平板上，用手指搓捏成圆锥形状，称为艾炷（图 12-5）。每燃烧一个艾炷称为 1 壮。艾炷灸分为直接灸和间接灸两类。

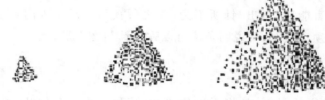

图 12-5 艾炷

1. 直接灸 将艾炷直接放在皮肤上施灸称直接灸。根据灸后有无烧伤痕，分为瘢痕灸和无瘢痕灸。

（1）无瘢痕灸：先在施灸部位涂抹少量凡士林，将艾炷置于穴位上点燃，当艾炷燃到约 2/5，患者感到灼痛时，即更换艾炷再灸，一般灸 3～7 壮，使局部皮肤充血起红晕为度。

（2）瘢痕灸：瘢痕灸又称"化脓灸"，施灸前用大蒜捣汁涂敷施灸部位后，放置艾炷施灸。每炷必须燃尽方可继续加炷施灸，一般灸 5～10 壮。因施灸时疼痛较剧，灸后产生化脓并留有瘢痕，所以灸前必须征得患者的同意。对施灸中的疼痛，可用手在施灸部周围轻轻拍打，以缓解灼疼。在正常情况下，灸后 1 周左右，施术部位化脓（称"灸疮"），5～6 周后，灸疮自行痊愈，结痂脱落，留下瘢痕。

2. 间接灸 又称隔物灸，即艾炷不直接接触皮肤，而用生姜、盐等物质隔开放在皮肤上施灸的方法。

（1）隔姜灸：将鲜生姜切成 0.2～0.3 cm 厚的薄片，中间以针刺数孔，置于施术处，上面再放艾炷灸之（图 12-6），一般每穴灸 5～7 壮。

（2）隔蒜灸：将独头大蒜切成约 0.5 cm 厚的薄片，中心刺数孔，置于施术处，上面再放艾炷灸之，一般每穴灸 5～7 壮。

（3）隔盐灸：用食盐填敷于脐部，上置大艾炷连续施灸，至证候改善为止。

（4）隔附子饼灸：用附子粉末和酒，做成硬币大的附子饼，中间以针刺数孔，置于施术处，上面放艾炷灸之，一般每穴灸 5～7 壮。

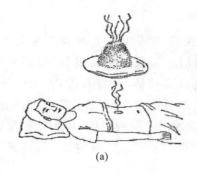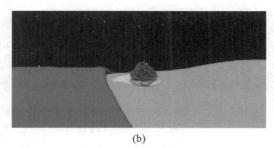

(a)　　　　　　　　　　　　　　　　(b)

图 12-6　隔姜灸

（二）艾条灸

艾条是取艾绒平铺在质地柔软疏松而又坚韧的桑皮纸上，将其卷成直径约 1.5 cm 的圆柱形封口而成。也有在艾绒中掺入其他药物粉末的，称药条。艾条灸有悬起灸和实按灸两种。

1. 悬起灸　将点燃的艾条悬于施灸部位，距皮肤约 3 cm，灸 15～20 min，至皮肤温热红晕又不烧伤为度。可分为温和灸、雀啄灸、回旋灸。

（1）温和灸：将艾条的一端点燃，对准施灸处，距皮肤 2～3 cm 进行熏烤，使患者局部有温热感而无灼痛。一般每处灸 15 min 左右，至皮肤稍起红晕为度。

（2）雀啄灸：艾条燃着的一端，与施灸处不固定距离，而是像鸟雀啄食一样，上下移动来施灸。

（3）回旋灸：艾条燃着的一端，与施灸处保持一定的距离，但位置不固定，而是均匀地向左右方向移动或反复旋转施灸（图 12-7）。

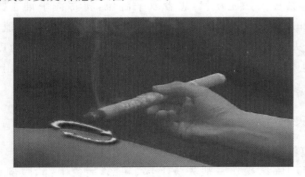

图 12-7　回旋灸

2. 实按灸　先在施灸部位垫上数层布或纸，点燃艾条一端，趁热按于施灸部位上，使热力透达深部。由于用途不同，艾绒里掺入的药物处方各异，又分为太乙神针、雷火神针等。

（三）温针灸

温针灸是针刺与艾灸结合使用的一种方法，适用于既需要留针又必须施灸的疾病。方法：先针刺得气后，将毫针留在适当深度，再将艾绒捏在针柄上点燃直到艾绒燃完为止；或在针柄上穿置一段长 1～2 cm 的艾条，点燃施灸，使热力通过针身传入体内，达到治疗的目的。

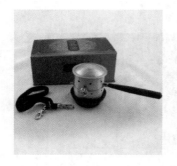

图 12-8　温灸器

（四）温灸器灸

用温灸器施灸的方法叫温灸器灸。温灸器（图12-8）是一种专门用于施灸的金属器具，底部及筒壁有数个小孔，筒壁安有长柄，上部有盖，可随时取下。内部有一小筒，用于装艾绒和药物。操作时，先将艾绒及药物放入温灸器的小筒内点燃，用手持柄将温灸器置于穴位或治疗部位上方来回熨烫，至局部发红为止。

（五）其他灸法

除了艾灸法，还有不用艾火而是通过蒸汽来疗疾的熏灸以及采用其他施灸材料来施灸的灸法，比较常用的如天灸、灯火灸、长蛇灸等。

1. 天灸　天灸又叫自灸，又称药物灸、发疱灸，是将对皮肤有刺激性的药物，涂敷于穴位或患处，使局部充血、起疱。所用药物多是单味中药，也有用复方，其常用的有白芥子灸、蒜泥灸、斑蝥灸等。如白芥子灸是将白芥子研成细末，用水调和，敷贴于腧穴或患处。利用其较强的刺激作用，敷贴后促使发疱，借以达到治疗目的。一般可用于治疗关节痹痛、口眼歪斜，或配合其他药物治疗哮喘等症。

2. 灯火灸　灯火灸又名灯草灸、油捻灸、十三元宵火，也称神灯照，是民间沿用已久的简便灸法。方法是用一根灯心草，以麻油浸之，燃着后用快速动作对准穴位，猛一接触，听到"叭"的一声迅速离开，如无爆焠之声可重复1次。具有疏风解表、行气化痰、清神止搐等作用。多用于治疗小儿疹腮、脐风、胃痛、腹痛和痧胀等病证。

3. 长蛇灸　因在施灸时需沿脊椎铺敷药物，形状似长蛇，故名长蛇灸。操作方法：取大蒜500 g左右，去皮捣如泥膏状，患者取平卧位，将蒜泥平铺于大椎穴至腰俞穴之间的脊柱上，宽2 cm，厚0.5 cm，周围用绵皮纸封固，不使蒜泥漫流；然后用中艾炷在大椎穴及腰俞穴点火施灸，不计壮数，灸至患者口鼻内觉有蒜味为度；灸毕，用温水渗湿绵皮纸周围，除去蒜泥，由于蒜泥和火热的共同刺激，脊柱往往出现水疱，灸后宜休息一段时间。此法多用以治疗虚劳顽痹等证。

四、注意事项

（1）施灸时，应注意安全，防止艾绒脱落，烧损皮肤或衣物。

（2）施灸的程度：临床操作一般先灸上部、胸部，后灸下部、腹部；先灸头身，后灸四肢。但在特殊情况下，必须灵活运用，不可拘泥。

（3）灸后的处理：施灸后，局部皮肤出现微红灼热的，属正常现象，无须处理，很快即可自行消失。如因施灸过量，时间过长，局部出现小水疱，只要注意不擦破，可任其自然吸收。如水疱较大，可用消毒毫针刺破水疱，放出水液，或用注射器抽出水液，再涂以龙胆紫，并以纱布包裹。如行化脓灸者，灸疱化脓期间，要注意适当休息，保持局部清洁，防止污染，可用敷料保护灸疱，待其自然愈合。

Note

案 例 分 析

1. 患者大便溏泻近一年，泻下水谷不化，伴有饮食减少，肠鸣腹痛，胃脘部胀闷不

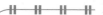

舒,且面色萎黄,疲倦乏力,怕冷,饮食不堪或受寒后症状加重,舌质淡,苔白,脉细弱。此为腹泻(脾阳虚证)。

2. 可在神阙以隔盐灸或隔姜灸治疗,具有温中散寒、扶阳固脱的作用。

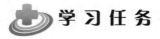

学 习 检 测

选择题

1. 不适合艾灸治疗的病证是( )。

A. 胃痛　　　　B. 咳嗽　　　　C. 皮肤溃疡　　　D. 风湿痹　　　E. 落枕

2. 隔盐灸适用于下列哪些病证?( )

A. 痢疾　　　　B. 虚脱　　　　C. 感冒　　　　D. 头晕　　　　E. 呕吐

3. 以下适用于隔盐灸的穴位有( )。

A. 神堂　　　　B. 神道　　　　C. 神庭　　　　D. 神阙　　　　E. 神门

4. 瘢痕灸属于( )。

A. 直接灸　　　B. 间接灸　　　C. 艾条灸　　　D. 温针灸　　　E. 雷火针

5. 阴挺、脱肛首选灸治下列何穴治疗?( )

A. 腰阳关　　　B. 命门　　　　C. 至阳　　　　D. 肾俞　　　　E. 百会

知识链接

大量临床研究表明,艾灸法的治疗作用是通过多方面的综合因素实现的,近年一些学者从不同角度进行了实验,取得了一些进展。如用艾条灸治856名患者,灸感出现率达85%;病情愈重、愈急,感传现象也随之减轻减弱,在感传线与感传区出现温度升高与痛阈提高,且灸感走向与腧穴位置、疾病部位有关,表明艾灸是通过腧穴经络而起作用的。

(张志明　闫凌云)

第三节　拔　罐　法

学 习 任 务

1. 掌握拔罐法的适用范围、禁忌及操作方法。

2. 熟悉其他拔罐法。

案 例 引 导

　　患者王某,男,41岁,工人。患者近一个月来因加班工作,于昨日起忽然感觉左、右两侧腰部酸痛,难以久立,该患者无其他内科疾病,其舌质淡苔白,脉沉。

　　问题1:该患者为何病何证?

　　问题2:能否使用拔罐法治疗? 如何操作?

一、拔罐法的概念

　　拔罐法是以罐为工具,利用燃火、抽气等方法使之产生负压并吸附于体表,造成局部充血、瘀血,进而达到通经活络、行气活血、消肿止痛、祛风散寒等作用的疗法。

二、拔罐法使用的工具

　　拔罐法所使用的材料,在古代,有以兽角为工具,又被称为"角法"。现代则通常多用竹筒、陶瓷或玻璃等制成。

　　1. 竹罐　多选取坚固的细毛竹,截成竹筒,长6～9 cm,一端留节为底,一端为罐口。罐口径为3～6 cm。竹罐的特点是轻巧,价廉,不易破碎,吸附稳,能吸收药液,且取材容易,制作简便。缺点是易爆裂漏气,且不透明,难以观察罐内皮肤的变化。

　　2. 陶罐　陶罐为陶土烧制,罐口平滑厚实,形若缸状,规格不一,有"小缸"、"瓷鼓"等称谓。陶罐的优点是宜于高温消毒,适于多个部位,吸力强。缺点是不透明,难于观察罐内情况,易碎,目前多不常用。

　　3. 玻璃罐　采用耐热质硬的透明玻璃制成,中央呈球形,肚大口小,口边微厚而略向外翻,大小规格不同。玻璃罐优点是质地透明,可以看到罐内皮肤的瘀血、出血等情况,便于掌握拔罐治疗的时间,并且容易消毒。缺点是容易破碎。玻璃罐是目前最常用的罐具之一。

三、拔罐法的适用范围及禁忌

(一) 适用范围

　　拔罐法可以促使经络通畅、气血旺盛,具有活血行气、止痛、消肿、散寒、除湿、散结、退热等作用。适用于外感风寒、咳嗽、气喘、头痛眩晕、目赤肿痛、风寒湿痹、腰背痛、关节酸痛、软组织损伤、腹痛、消化不良、大便泄泻、月经病等。

(二) 禁忌

　　拔罐部位局部有皮肤损伤,或皮肤病,或皮肤高度过敏者;有出血性疾病;有高热、昏迷、抽搐等急性病;急性外伤骨折;严重的水肿;眼、耳、鼻、口五官孔窍部;心尖区、体表大动脉搏动处；妊娠妇女的腹部、腰骶部、乳房部、前后阴部；精神紧张、疲劳、饮酒后，以及过饥、过饱、烦渴时。

四、操作方法

（一）留罐法

留罐法，又称坐罐法，是指将罐吸拔在应拔部位后，并留置一段时间的拔罐方法。一般的留置时间是 5～10 min，它适用于拔罐治疗的绝大部分病证，是最常用的拔罐方法。根据使用罐的数量，又分为单罐和多罐。

【操作步骤】

（1）准备好相应的材料：如罐子、棉球、止血钳、95％酒精、酒精灯、打火机等。

（2）摆好患者的体位并选择适宜的拔罐部位。

（3）用止血钳夹 1 个 95％酒精棉球，点燃后在罐内绕 1～3 圈后抽出，然后迅速将罐子扣在应拔的部位上，留置 5～10 min 后取下。

【注意事项】

（1）选择适当体位，拔罐的区域要尽量选择肌肉丰满、皮肤平滑、无毛发的部位，并根据所需拔罐部位，选取不同规格的罐具。如果患者皮肤干燥，可先将皮肤湿润后再进行拔罐。

（2）患者在初次接受治疗时，应先选用小罐，轻刺激。

（3）拔罐前，先摆好患者的体位，当罐子吸住后应避免移动体位。若使用多罐疗法时，罐与罐之间应保留一定距离，不宜排列过近。

（4）起罐后，局部潮红瘙痒不可以乱抓，经数小时或数日后，可消散。若起罐后局部皮肤出现水疱，轻者防止擦破，待其自然吸收即可；水疱较大时，可在水疱根部用消毒针刺破放水，然后敷以消毒纱布预防感染。

（5）若患者精神紧张、饥饿、体位不当，或拔罐吸力过大，可能会突然出现面色苍白、恶心欲吐、多汗、心慌、四肢发冷、脉沉细等症状，甚则神志昏迷，唇甲青紫，二便失禁，此为晕罐，应立即起罐，使患者平卧并注意保暖，轻者休息片刻，饮温开水或糖水即可恢复；若仍不缓解者，应按急症处理并及时就医。

（6）拔罐和起罐时均应保持室内温暖，避开风口，防止受凉。

（二）闪罐法

闪罐法是将罐子扣在应拔的部位上，并反复多次地拔起，对皮肤形成反复的紧、松的物理刺激，多适用于治疗肌萎缩，局部皮肤麻木酸痛或一些较虚弱的病证。

【操作步骤】

（1）准备好相应的材料：如罐子、棉球、止血钳、95％酒精、酒精灯、打火机等。

（2）摆好患者的体位并选择适宜拔罐的部位。

（3）用止血钳夹 1 个 95％酒精棉球，点燃后在罐内绕 1～3 圈后抽出，然后迅速将罐子扣在应拔的部位上，然后又立即取下，再迅速拔住，反复多次地拔上起下。

【注意事项】

（1）施罐手法要纯熟，动作要轻快。

（2）以皮肤出现红润、充血，甚或瘀血为度。

（3）采用闪罐法注意操作时罐口应始终向下，并将棉球送入罐底，棉球经过罐口时动作要快，要避免罐口反复加热以致烫伤皮肤。操作者应随时掌握罐体温度，如感觉罐体过热，可更换另一个罐继续操作。

（三）走罐法

走罐法是指将罐吸附于体表部位后，并操作罐子进行来回运动。它是将单罐的负压吸力与走罐时的摩擦力共为合力，作用于人体体表，多用于经络循行部位的大面积操作。因其操作面积较广，故可以较好地起到通调脏腑经络的效果。

【操作步骤】

（1）准备好相应的材料：如罐子、棉球、止血钳、95％酒精、酒精灯、打火机、凡士林等。

（2）摆好患者的体位，暴露局部皮肤，取穴定位，常规消毒后在罐口或皮肤上涂少许凡士林润滑皮肤。然后选择适宜的拔罐部位。

（3）用止血钳夹1个95％酒精棉球，点燃后在罐内绕1～3圈后抽出，然后迅速将罐子扣在应拔的部位上，以一手握住罐子，另一手扶住并拉紧皮肤，在相应的部位，往返推动至所拔部位的皮肤红润、充血，甚至瘀血时，将罐起下。

【注意事项】

（1）本疗法应用于面积较大与肌肉丰厚之部位。

（2）推罐时，要求动作缓慢，用力均匀。

（3）走罐法宜选用口径较大的罐子，罐口要求圆厚、平滑。

（4）掌握拔罐吸力，控制走罐频率。

（5）密切观察罐痕。按需走罐至局部皮肤出现淡红色，或红色，或深红，或微紫。一般以重吸、快走、时间较长、肤色出现深红或微紫程度为强刺激，多适用于实证病例及背腰、四肢部位的走罐；以轻吸、缓走、时间较短、肤色出现淡红或红色为轻刺激，多适用于虚证病例及胸、腹部位的走罐。

（四）其他拔罐法

1. 水吸拔罐法　此法是利用沸水排出空气，形成负压使之吸附在皮肤上的方法。一般采用竹罐，首先将竹罐放在锅中加水煮沸，然后用镊子将罐口朝下取出，并迅速用凉毛巾扪紧罐口，然后扣拔在相应的皮肤部位上。

2. 抽吸拔罐法　此法是将抽气罐紧扣在相应部位上，并用抽气筒通过橡皮塞抽出罐内空气即可。

案例分析

患者体力劳动较多，现左右两侧腰部酸痛明显，舌质淡苔白，脉沉。其为慢性腰肌劳损，可施以留罐法，具有行气、活血、止痛的作用。

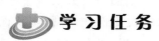 **学 习 检 测**

选择题

1. 拔罐法古称( )。

A.吸附法　　　　B.针灸　　　　C.角法　　　　D.砭石　　　　E.拔火罐

2. 不适合拔罐法治疗的病证是( )。

A.腹痛　　　　B.感冒　　　　C.皮肤溃疡　　　　D.风湿痹　　　　E.腰背痛

3. 以下不属于拔罐法的作用的是( )。

A.止痛　　　　B.行气　　　　C.活血　　　　D.补益气血　　　　E.祛风散寒

4. 下列哪项不属于拔罐法的适用范围?( )

A.皮肤溃疡　　　　B.痛经　　　　C.感冒　　　　D.胃脘痛　　　　E.腰背痛

（唐鼎丰　闫凌云）

本节课件

第四节　推 拿 疗 法

 学 习 任 务

1. 掌握推拿的适用范围、禁忌及操作方法。
2. 熟悉其他推拿手法。

案 例 引 导

　　患者李某,男,52岁,主诉:颈肩部酸痛伴左上肢麻木半年,加重10天。患者半年前无明显诱因出现颈部僵硬不适,疼痛,双肩酸痛,伴左上肢麻木。10天前左上肢麻木加重,服用活血化瘀药物(具体不详)无明显缓解。检查颈部活动度受限,双肩肌肉紧张,头偏向右侧,左上肢麻木,双上肢肌力正常,腱反射减弱,臂丛牵拉试验阳性,压顶试验阳性,舌质紫暗,苔白,脉弦细。结合影像学检查,诊断为颈椎病(神经根型)。

　　问题:如何为患者进行推拿治疗?

　　推拿,古称按摩、按跷等,是以中医基础理论为指导,医者运用各种手法或借助器械所产生的作用力直接作用于患者体表的特定部位或穴位,以调节机体的生理、病理

Note

状态,从而达到防病治病目的的一种治疗方法。它是我国人民在长期与疾病做斗争的实践中不断认识、发展和充实起来的一门学科,具有悠久的历史和丰富的内容,是祖国医学中的一个重要组成部分。

一、推拿疗法的作用原理

(一)舒筋活络,解痉止痛

推拿按摩是解除肌肉紧张和治疗肌腱及韧带损伤等疾病的有效方法。它不但能减轻损伤的症状,而且能医治损伤的根源,因为通过推拿的手法,能加强局部的血液循环,使局部温度升高,以改善局部的代谢功能。另外,通过适当的手法刺激,可使局部组织的疼痛阈得以提高,从而降低对疼痛的敏感度;最后,将紧张或痉挛的肌肉、肌腱被动拉长,从而解除病灶以达到治疗的目的。

(二)理筋正骨,整形复位

过于强大的外力,使骨、关节脱位而导致肌腱、韧带滑脱,或肌肉痉挛及软组织损伤。医生运用推拿按摩中的牵引、归合复位的手法,可使脱位的关节整复,错开的骨缝合拢。用压、迫、提、圈晃等手法,使滑脱的肌腱、韧带理正,嵌顿的滑膜退出。用戳点的手法解除肌肉痉挛,修复拉伤的肌肉,以消除局部的疼痛和病理状态,使损伤的组织得以修复。

(三)剥离粘连,疏通狭窄

肌肉、肌腱、韧带和软组织的急性损伤,如果治疗不及时、不彻底,均会形成慢性劳损。这些都可因局部出血、水肿、机化而产生粘连,从而引起慢性疼痛和局部运动受限。慢性劳损再遭受风、寒、湿的侵袭,该处的肌腱、腱鞘就会肿胀、充血、鞘内渗液,久而久之,便出现纤维化、鞘壁增厚等现象,并使肌腱被束缚于腱鞘内而影响关节的屈伸活动。运用推拿按摩的弹拨、点拨及对关节的圈晃、拔伸、牵引被动运动手法,起到松解粘连、消肿止痛、滑利关节、解除弹响等作用,以利于劳损组织的功能恢复。

(四)改善代谢过程,消除机体疲劳

保健按摩可以促使毛细血管扩张,改善血液循环,消除堆积在肌肉、组织内的代谢产物,从而改善局部的营养供应,通过调节体内代谢达到消除疲劳的目的。另外,在保健按摩中,通过一些轻的手法作用于人体的头、颈及四肢的肌肉,以改善局部组织的代谢和使传入中枢神经系统的信息逐渐减少,同时还对大脑皮质的活动起抑制作用,从而提高人体的睡眠质量,达到消除疲劳、恢复体能的目的。

(五)扶正祛邪,增强体质

中医经典著作《黄帝内经》中曾指出"正气存内,邪不可干"。大量事实已证明,将推拿手法作用于机体,就可使周身气血流畅,阴阳调和,脏腑机能旺盛,经络疏通,可以达到扶正祛邪的作用。在实践中,我们观察到经常按摩面部等穴位可预防感冒,经常搓、推脊柱两侧,可增强机体的抗病能力,这就是推拿按摩的保健作用。

Note

二、推拿疗法的适应证、禁忌证及注意事项

（一）适应证

推拿治疗疾病的范围非常广泛，它涉及伤、内、外、妇、儿、五官等各科的许多疾病，尤其在伤科中应用最广，疗效突出，如直接、间接暴力导致软组织损伤、各种扭挫伤、骨折后遗症等，也常用于腰椎间盘突出症、腰肌劳损、颈椎病、肩周炎、腰膝退行性病变等的治疗。此外，也是保健、美容的主要技术。

（二）禁忌证

推拿虽治疗范围广泛，副作用小，但也有一些疾病或一些情况不适宜推拿治疗，现将推拿的禁忌证介绍如下：

（1）诊断尚不明确的急性脊柱损伤或伴有脊髓损伤症状者。

（2）急性软组织损伤早期局部肿胀和瘀血严重者。

（3）传染性疾病及急性炎症，如急性肝炎、结核病、化脓性关节炎及急性风湿性关节炎等。

（4）严重的心、肺疾病及身体极度衰弱经不起推拿者。

（5）各种恶性肿瘤。

（6）有出血倾向或血液病患者。如白血病、再生障碍性贫血、血友病等。

（7）治疗部位有皮肤破损或皮肤病者。如烧伤、烫伤、各种溃疡性皮肤病等。

（8）未愈合的骨折、脱位在固定期间，局部不宜推拿。

（9）孕妇及产后不久，不宜在腹部和腰骶部推拿。

（10）醉酒、患精神疾病等不能和医生合作者。

（三）注意事项

1. 辨证施法，严格操作　首先要诊断明确，辨证无误，根据病情需要选择相应的治疗手法。各种手法必须严格按操作步骤进行，做到心中有数。

2. 治疗时要全神贯注　在治疗时态度要严肃认真，精力集中，认真操作，不可马虎或与旁人闲谈；并密切观察患者在治疗中的反应。

3. 手法力量要轻重适宜　手法力量是否得当，对治疗效果有直接影响，治疗时即使选择的手法是正确的，但由于没有掌握好手法的强度，也不能取得良好的效果。一般来说，急性损伤手法宜轻，慢性劳损手法可重一些。对慢性劳损患者，第一、二次的治疗手法宜轻，以后手法可重些。在每次的治疗中，一般来说开始手法要轻，根据病情需要逐渐加重，治疗结束前，再次施用轻柔手法。手法的轻重程度，要根据患者的病情、体质和耐受程度而定，要避免手法过重，防止加重原有的损伤。

4. 患者体位要安置得当　推拿前要把患者安置在合适的体位上，使患者坐卧舒适，治疗部位肌肉放松。

5. 医生要随时调整自己的姿势　一个合适的位置与步态、姿势有利于医生的发力和持久操作，随着操作手法的变换，体位也应随时调整。

6. 医生双手要保持清洁　医生必须勤剪指甲，保持双手清洁。冬天治疗时，双手要保持温暖，以免治疗部位受到凉的刺激而引起肌肉紧张；同时可选择性地应用按摩

介质。

三、推拿疗法的基本要求

推拿手法的优劣、熟练程度及如何适当地运用,对治疗效果有直接的影响。因此,推拿医生必须熟练地掌握推拿手法及其临床应用。历代推拿医家经过长期的临床实践,积累了丰富的经验,对推拿手法提出了持久、有力、均匀、柔和而达到深透的基本要求。

(1)持久是指手法能按要求持续运用一定时间,保持动作力量的连贯性,不能断断续续。

(2)有力是指手法必须具备一定的力量,这种力量不是固定不变的,而是根据患者的体质、病证、部位等不同情况而增减。

(3)均匀是指手法动作要有节奏,用力要平稳,速度不能时快时慢,幅度不可时大时小,用力不能时轻时重。

(4)柔和是指手法动作的温柔灵活及力量的缓和,使手法轻而不浮,重而不滞。

以上四个方面是密切相关、相辅相成、互相深透的,持久才能使手法逐渐深透有力,均匀协调而熟练的动作才能使手法更趋柔和,而力量和技巧的恰当结合则使手法既有力,又柔和,从而达到"刚柔相兼"的程度。要使手法达到持久、有力、均匀和柔和,刚柔相济的程度,必须经过较长时间的刻苦练习和临床实践,才能由生到熟,熟能生巧,乃至得心应手,运用自如。做到《医宗金鉴·正骨心法要旨》所说的"一旦临证,机触于外,巧生于内,手随心转,法从手出。"

四、常用基本推拿手法

推拿手法在我国历代中医文献中都有详细的记载,内容非常丰富,为了便于学术交流和对手法的学习研究,使手法动作和名称逐步得到统一,在保持原有手法动作的基础上,根据各种手法动作的形态,将其归纳为摆动类、摩擦类、挤压类、叩击类、运动关节类五类手法,每类各由数种手法组成。

(一)摆动类手法

1. 揉法 用手掌大鱼际、掌根部分或手指罗纹面吸附于治疗部位或穴位上,做轻缓柔和的环形摆动,称为揉法(图 12-9)。操作时要协调有节律,频率为 120~160 次/分,带动皮下组织一起运动,皮肤表面不能有摩擦;适用于全身各部位。能活血化瘀,消肿止痛。

2. 擦法 由腕关节的屈伸运动和前臂的旋内旋外运动复合而成的一种手法。操作者手指自然弯曲,用手背近小指侧部分吸定治疗部位,通过腕关节做连续的屈伸运动,带动前臂的旋内旋外,使小鱼际及掌背在治疗部位持续不断地来回滚动(图 12-10)。频率为 120~160 次/分。肩关节要自然下垂,肘关节屈曲,吸定点为小指掌指关节背侧,要贴近体表,不能拖动、辗动或跳动。适用于颈项部、肩背部及四肢部等肌肉丰厚的部位。能促进血液循环,消除肌肉疲劳。

(二)摩擦类手法

1. 推法 手指、掌或肘着力于一定部位上进行单方向的直线推动,称为推法(图

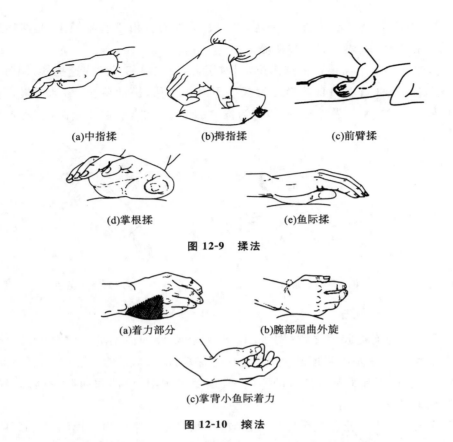

(a)中指揉　　　　　(b)拇指揉　　　　　(c)前臂揉

(d)掌根揉　　　　　(e)鱼际揉

图 12-9　揉法

(a)着力部分　　　　　(b)腕部屈曲外旋

(c)掌背小鱼际着力

图 12-10　擦法

12-11）。可分为指推、掌推、拳推等，适用于全身，轻推多用于推拿开始或结束时以及换用手法时，重推常用于按摩过程中；能理筋整复，缓解痉挛，加速血液与淋巴液的回流，提高肌肉的兴奋性。

2. 擦法　用手掌的大小鱼际或全掌、掌根附着于一定的部位，进行直线往返摩擦，称为擦法（图 12-12）。术者腕关节伸直，肩部放松，肘关节自然下垂并内收，手指自然伸开，整个掌指贴在治疗部位，以肩关节为支点，上臂带动手掌做前后或上下移动，操作时向下的力不宜过大，用力要稳，往返距离要长，如拉锯状，频率为 100～120 次/分。适用于全身各部。可使皮肤及深部组织产生温热感，具有温经通络的作用。

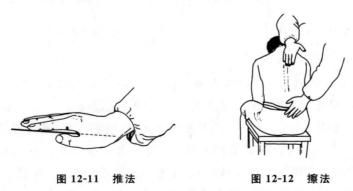

图 12-11　推法　　　　　图 12-12　擦法

3. 摩法　术者用手指或手掌面轻放于体表治疗部位，做环形而有节奏的摩动，称为摩法（图 12-13）。摩法可分为指摩法和掌摩法，掌摩法以掌心、掌根部分为着力点，随腕关节连同前臂做环旋运动,频率为120次/分左右。由于刺激轻柔,是胸腹部常用手法,具有和中理气、调节胃肠蠕动等作用。

4. 搓法 用双手面挟住一定部位,相对用力,做方向相反的快速搓揉,同时做上下往返移动,称搓法(图12-14)。操作时双手用力要对称,搓动要快,移动要慢。适用于腰背、胁肋与四肢,尤其是上肢,一般作为推拿的结束手法,能调和气血,舒筋通络。

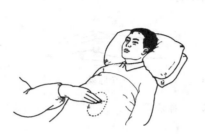

图 12-13 摩法

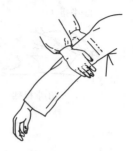

图 12-14 搓法

(三) 挤压类手法

1. 拿法 捏而提起谓之拿(图12-15)。动作要缓和而连贯,用劲要由轻到重,再由重到轻,由于拿法刺激强度较大,拿捏时间宜短,次数宜少(5～10次),拿后应配合使用揉、摩法,以缓和强刺激带来的不适,常使用于颈项、肩部和四肢,有解表发汗、提神开窍、缓解痉挛等作用。

2. 捏法 用大拇指与其余四指夹住肢体,相对用力挤压称为捏法(图12-16)。有三指捏和五指捏,在做相对用力挤压时要循序而下,均匀而有节律性。本法适用于头部、颈项部、四肢及背脊,具有舒通经络、行气活血的作用。

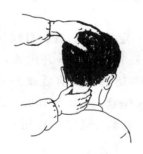

图 12-15 拿法

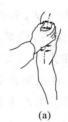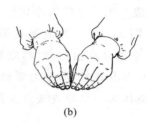

(a)　　　　　(b)

图 12-16 捏法

小儿捏脊如图12-17所示。

3. 掐法 用拇指指端或指甲缘着力,切取一定的部位或穴位,持续或间断用力,称为掐法。以拇指掐法为常用,操作时垂直用力按压,掌握在4～5次,不宜反复长时间使用,常用于头面部及手足穴位,类似于针刺急救,能缓解痉挛,开窍醒脑。

4. 按法 手指、掌或肢体其他部分着力,按压在被按摩部位或穴位上,称为按法(图12-18)。常用的有指按法和掌按法;按法操作时,按压的方向要垂直,且不做移动,用力要由轻到重,稳而持续,使刺激充分透达组织深部,操作结束时逐渐减压。适用于全身各部,尤其以经穴及压痛点部位常用。有放松肌肉、开通闭塞、缓急止痛的作用。

5. 点法 以指端为着力点,直压于穴位或特定部位,使治疗点产生酸胀感,称为点

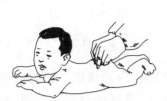

图 12-17　小儿捏脊

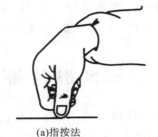

(a)指按法

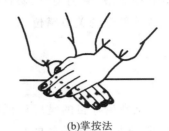

(b)掌按法

图 12-18　按法

法。点法分拇指点和屈指点,点法与按法的区别是点法的接触面积小,用力更集中,刺激量更大。常用于骨缝处的穴位,能开通闭塞,活血止痛,调节脏腑功能。

（四）叩击类手法

1．拍法　用虚掌拍打体表,称拍法（图 12-19）。操作时手指自然并拢成空心掌,掌心向下,两手有节奏地进行上下交替平稳地拍打患部。适用于肩背、腰背及下肢,缓慢拍打用于运动后消除疲劳,用力、大频率、快的则用于运动前提高兴奋性。

2．叩法　两手握空拳,用拳的尺侧面进行上下交替叩打（图 12-20）。常用于腰背部。

3．击法　两手的手指伸直,五指并拢,用手的尺侧面进行上下交替切击（图 12-21）。常用于腰臀及四肢,有壮阳散寒、疏通经络的作用。

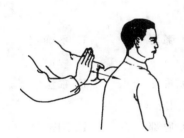

图 12-19　拍法

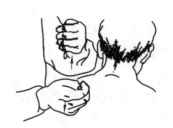

图 12-20　叩法

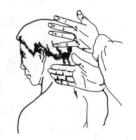

图 12-21　击法

（五）运动关节类手法

1．抖法　用单手或双手握住患肢远端,做小幅度的上下连续颤动,使振动波沿肢体远端的关节肌肉呈波浪形传向肢体近端,使关节有松动力感,称为抖法。动作要连续均匀,频率由慢到快,再由快到慢,抖动的幅度要小,频率要快,用力不要过大。抖法可用于四肢,以上肢为常用,也常作为结束手法,有滑利关节,顺理筋脉,解除粘连,消除疲劳的作用。

2．拉伸法　医者一手握住关节远端肢体,另一手握住关节近端肢体,在关节的生理范围内做被动运动,称为拉伸法。常用的有肩、肘、腕、髋、膝、踝等关节的运拉法。适用于四肢关节和颈、腰部,常在按摩结束时使用。有防止或松解关节粘连,改善关节运动功能和矫正小关节的微细解剖位置改变等作用。

3．扳法　扳法是用双手或借助身体其他部位（如膝部）或在助手协助下,同时用力向相反方向扳动治疗部位,使关节产生突然伸展、屈曲或者旋转的一种被动运动。具

Note

有舒筋活络、滑利关节、松解粘连、整复错位等作用,常用于颈项部、胸背部、腰部及肩关节等部位的关节错位、关节扭伤、小关节紊乱、关节功能障碍等病证的治疗与康复。

案例分析

推拿治疗目的是舒筋活络、活血止痛、理筋整复。治疗部位为颈项部、后枕部、肩胛部、上肢,即颈项部的足太阳膀胱经、手足少阳经、手阳明经、督脉循行路线的肌肉。选取的穴位主要有风池、风府、(颈部)夹脊、肩井、大椎、天宗等。主要手法为擦法、揉法、点按法、拨法、推法、拿法、擦法等。

学习检测

选择题

1. 推法与擦法的区别在于( )。

A. 前者为横向运动,后者为纵向运动

B. 前者用于四肢,后者用于腰背

C. 前者用手掌,后者用肘

D. 前者速度快,后者速度慢

E. 以上都不是

2. 擦法的运动形式是( )。

A. 单向直线　　　B. 往返直线　　　C. 环形　　　　D. 弧形　　　　E. 不确定

3. 下列手法最常用于上肢的是( )。

A. 搓法　　　　　B. 擦法　　　　　C. 摩法　　　　D. 推法　　　　E. 拿法

4. 拿法可以作为一种复合手法,以下哪个部位一般不用?( )

A. 颈项部　　　B. 上肢　　　　C. 下肢　　　　D. 肩部　　　　E. 胸部

5. 推拿时必须透热的手法是( )。

A. 搓法　　　　　B. 擦法　　　　　C. 摩法　　　　D. 推法　　　　E. 拿法

(何 静 闫凌云)

主要参考文献

ZHUYAOCANKAOWENXIAN

［1］　陈可冀.中国传统康复医学［M］.北京：人民卫生出版社，1988.

［2］　贾一江，庞国明，府强.当代中药外治临床大全［M］.北京：中国中医药出版社，1991.

［3］　张俊庭.古今外治灵验单方全书［M］.北京：中国古籍出版社，1993.

［4］　许健鹏，高文柱.中国传统康复治疗学［M］.北京：华夏出版社，2005.

［5］　程爵棠，程功文.熏洗疗法治百病［M］.北京：人民军医出版社，2002.

［6］　陈立典.传统康复方法学［M］.北京：人民卫生出版社，2013.

［7］　黄学英.常见疾病康复学［M］.北京：中国中医药出版社，2006.

［8］　曾棠埭.中医学概论［M］.上海：上海科学技术出版社，2010.

［9］　许济群.方剂学［M］.上海：上海科学技术出版社，2017.

［10］　陈之罡，李惠兰.中国传统康复治疗学［M］.北京：华夏出版社，2013.

［11］　樊巧玲.中医学概论［M］.北京：中国中医药出版社，2010.

［12］　高思华，王键.中医基础理论［M］.3版.北京：人民卫生出版社，2016.